中国膳食与养生研究

汪妮妮 陆 青 著

吉林科学技术出版社

图书在版编目（CIP）数据

中国膳食与养生研究 / 汪妮妮，陆青著 . -- 长春：吉林科学技术出版社，2023.3

ISBN 978-7-5744-0196-9

Ⅰ．①中… Ⅱ．①汪… ②陆… Ⅲ．①食物养生—中国 Ⅳ．① R247.1

中国国家版本馆 CIP 数据核字（2023）第 058390 号

中国膳食与养生研究

著　　者	汪妮妮　陆　青
出 版 人	宛　霞
责任编辑	李　超
封面设计	树人教育
制　　版	树人教育
幅面尺寸	185mm×260mm
开　　本	16
字　　数	280 千字
印　　张	12.75
版　　次	2023 年 3 月第 1 版
印　　次	2023 年 3 月第 1 次印刷
出　　版	吉林科学技术出版社
发　　行	吉林科学技术出版社
地　　址	长春市南关区福祉大路 5788 号出版大厦 A 座
邮　　编	130118
发行部电话 / 传真	0431—81629529　　81629530　　81629531
	81629532　　81629533　　81629534
储运部电话	0431—86059116
编辑部电话	0431—81629520
印　　刷	廊坊市印艺阁数字科技有限公司
书　　号	ISBN 978-7-5744-0196-9
定　　价	80.00 元

版权所有　翻印必究　举报电话：0431—81629508

前　言

中国传统饮食文化植根于博大精深的中医药学理论，深受中国古代哲学思想的影响，其建立在阴阳五行学说、藏象学说和四气五味学说等中医理论基础之上，并强调食物的禁忌原则；其食物搭配与烹调以气味和合为核心，并且注重饮食活动的科学规律性，强调因异制宜、辨证施膳。

随着社会的迅速发展，人们肩头上的压力也越加沉重，"加班族""熬夜族"屡见不鲜，再加上生活环境不断恶化，现代人的健康问题也在一次次地经受着考验。需要关注的是，近年来高血压、高脂血、糖尿病等慢性常见病的发病率也在不断上升。同时，患病人群也逐渐走向低龄化，从中老年人到白领族，慢性常见病严重危害着现代人的健康。如何调理身体，使身体保持健康就成为现代人的头等大事了。是通过吃西药达到防治效果，还是用中医疗法慢慢调理？有没有一种简单的方法，既能达到防治慢性常见病的效果，又能起到调理身体的作用呢？俗话说得好："药疗不如食疗，药补不如食补。"食疗养生就是满足现代人既想简单，又想达到防病治病目的的养生方法。

本书针对中国膳食与养生进行分析和研究，首先概述了中国饮食的传统模式以及中国传统膳食结构的模板，然后分析了食物与人体免疫力、营养素与消化吸收以及营养学观念的转变，然后探讨了饮食文化与膳食改革以及不同群体的食疗养生，最后重点对安顺地方特色菜肴进行详细的介绍和举例。

本书在编写过程中参考、引用了有关文献和资料，在此向相关作者表示诚挚的谢意。本书作者虽竭尽全力，但因水平有限，不妥之处在所难免，恳请广大读者批评指正。

目　录

第一章　概　论 ·· 1

    第一节　中国饮食的传统模式 ·· 1

    第二节　《黄帝内经》——中国传统膳食结构的模板 ······························ 3

第二章　食物与人体免疫力 ·· 4

    第一节　促进和抑制现代慢性病的食物营养素 ···································· 5

    第二节　自由基和抗氧化营养素 ·· 6

    第三节　酸性食物、碱性食物与体质 ·· 26

    第四节　食物酶 ·· 34

    第五节　食物钾钠比 ·· 41

第三章　营养素与消化吸收 ··· 49

    第一节　营养概述 ·· 49

    第二节　宏量营养素及其消化吸收 ·· 52

    第三节　矿物质 ·· 63

    第四节　维生素 ·· 67

    第五节　水 ··· 68

    第六节　保健食品与营养素补充剂 ·· 72

第四章　转变营养学观念 ·· 79

    第一节　蛋白质迷信之———动物蛋白最营养 ·································· 79

    第二节　蛋白质迷信之二——高蛋白等于高营养 ······························ 80

    第三节　正确认识感病遗传性问题 ·· 82

    第四节　摄取良好的膳食营养提升人体免疫系统功能 ·························· 84

第五节　良好的膳食营养能挽救我们的生命 ················· 91

第五章　饮食文化与膳食改革　108

第一节　素食和营养 ················· 108
第二节　用时空发展观来看膳食模式 ················· 110
第三节　慢性病与其病因之间的关联性 ················· 111
第四节　如何看动物性食物营养的两面性 ················· 111
第五节　人类肠道结构类似草食动物 ················· 112
第六节　饮食文化与膳食改革 ················· 113

第六章　不同群体的食疗养生　115

第一节　孩子饮食养生重在摄入营养 ················· 115
第二节　女人饮食要注重固养气血 ················· 126
第三节　男人饮食养生就是养阳气 ················· 137
第四节　老年人饮食养生固守精气神 ················· 148

第七章　安顺地方特色菜肴介绍　156

第一节　安顺概况 ················· 156
第二节　旧州特色美食 ················· 157
第三节　西秀区小吃 ················· 161
第四节　安顺经济技术开发区美食小吃 ················· 165
第五节　镇宁布依族苗族自治县特色美食 ················· 166
第六节　普定县（区）特色美食 ················· 173
第七节　平坝县特色美食 ················· 180
第八节　关岭县特色美食 ················· 186
第九节　紫云县特色美食 ················· 192

参考文献　197

第一章 概 论

第一节 中国饮食的传统模式

由于地域和文化的差异,世界各地的膳食模式多种多样。通常把世界上所有的膳食模式分为四大类。

第一类为动植物食物平衡的膳食结构。

这一类型以日本人的膳食结构为代表,膳食中动植物性食物的比例较为合理,谷物类食物的消费量略多于动物性食物,但是相差不大,其中动物蛋白占摄入总蛋白的42.8%以上。植物性食物中膳食纤维和动物性食物中钙、铁、锌、维生素A等都比较充足。总体上,膳食结构中蛋白质、脂肪和碳水化合物提供的能量比例合理。

由于日本属于岛国,所以海产品的消费量占到食物总量的一半。大量海洋鱼类的摄入还能保证优质脂肪酸的供应,避免了营养缺乏病的发生。虽然动物性食物高于一些亚洲国家,不过每天能量摄入总量依然低于欧美国家。

2015年日本女性的平均寿命达86.83岁,男性为80.50岁,平均寿命高达84岁,超中国大陆近10岁,已连续20年排名世界第一。日本人的健康长寿与他们的膳食结构以及对健康的重视态度有关,这种膳食结构值得全世界人民学习。

第二类是以动物性食物为主的膳食结构。大部分欧美发达国家都属于这种膳食结构。这一类型膳食结构的特点是高能量、高脂肪、高蛋白质、低纤维,谷物类食物消费量较小,动物性食物和糖的消费量很大,每日摄入的能量非常高。这类膳食结构的人群因营养过剩而导致并引发的疾病困扰,如心脏病、脑血管病和恶性肿瘤是西方人死亡的主要原因,尤其是心脏病死亡率明显高于发展中国家。

第三类是地中海膳食结构。地中海地区的国家,如希腊、意大利等,都属于这类膳食结构。这一类型的膳食富含植物性食物,包含水果、蔬菜、薯类、谷类、豆类、坚果等,并且食物加工程度低,新鲜度高,一般以食用当季和当地产的食物为主。

在地中海地区,主要的食用油是橄榄油,每周食用适量的鱼、禽、蛋,而猪、牛、羊等红肉食用量较少,所以摄入的饱和脂肪酸比例较低。另外,每天食用适量的奶酪及酸奶，每日的餐后食用一些新鲜水果，并且多数人有饮用红酒的习惯。地中海地区的居民心脑血管疾病的发生率很低，好多地区的人都十分羡慕这种膳食结构，全世界都非常推崇这种膳食结构。

第四类是以植物性食物为主的膳食结构。这类膳食以植物性食物为主、动物性食物为辅，大多数发展中国家的膳食都属于此类型，主要特点是谷物消费量大，动物性食物消费量小。动物性蛋白质占蛋白质消费总量的比例很小，能量也主要由植物性食物提供。

中国居民的传统膳食属于以植物性食物为主的膳食结构。由于这种膳食结构会导致蛋白质、脂肪摄入量低，铁、钙、维生素 A 摄入较少，所以长期以来广受人们诟病。过去普遍认为中国人的体质较弱、劳动生产率低，新中国成立之前"东亚病夫"称号的产生就与这种膳食结构有关。

2005 年，被称为"世界营养学界的爱因斯坦"的柯林·坎贝尔教授写了《救命饮食：中国健康调查报告》，在这本书中他十分推崇中国农村的饮食模式。1983—1989 年间，坎贝尔教授和其他的研究者在中国的 24 个省、市、自治区的 69 个县开展了 3 次关于膳食、生活方式与疾病死亡率的流行病学研究。通过研究得出了令人震惊的结论：动物蛋白质能显著增加癌症、心脏病、糖尿病、多发性硬化病、肾结石、骨质疏松症、高血压、老年痴呆症等患病概率。2015 年 10 月，世界卫生组织下属的国际癌症研究机构（IARC）已经把加工肉制品和红肉列为"致癌物"。

中国居民的传统膳食以植物性食物为主，谷类、薯类和蔬菜的摄入量较高，肉类的摄入量比较低。南方的居民多以大米为主食，北方以小麦粉为主，大多爱吃面条、馒头、饼等面食。谷物和蔬菜中的膳食纤维含量丰富，因此中国人的膳食纤维摄入量相对较高。传统的膳食中，普通居民的肉类摄入量很少，在一些农村地区，过去只有在逢年过节的时候吃几顿肉，平时几乎不吃肉。中国人比较爱吃豆制品，豆制品的种类很多，主要以豆腐为主。

然而，随着经济的发展和城市化的推进，中国几千年来一直延续的传统饮食模式正在遭受着严重的破坏：人们吃的肉食越来越多，吃的传统主粮越来越少，快餐正在城市中广为流行，越来越多的年轻人喜欢这类膳食。饮食模式快速化的趋势还在不断加剧，传统的健康饮食结构正在被现代中国人所抛弃。

坎贝尔教授认为以植物性食物为主的饮食最有利于健康，多吃粮食、蔬菜和水果，少吃畜禽肉和蛋奶最能有效地预防和控制慢性疾病。这确实颠覆了传统的营养学知识，也呼唤着中国传统膳食的回归。

第二节 《黄帝内经》——中国传统膳食结构的模板

中国有一本古老的指导饮食与治病的书籍——《黄帝内经》，这本书几千年来一直影响着中国人的饮食与医疗。

虽然书的名字叫"黄帝内经"，但是并非真的由轩辕黄帝所著。据考证，其成书的大概年代为战国时期，真实作者是谁，现在已无法得知。至于《黄帝内经》为什么加上"黄帝"的名号，这可能是因为书里的知识始于轩辕黄帝，内容是成书之前两千年间人们观察与总结自然及人类自身的结果。

《黄帝内经》不仅是一部医学巨著，还是一部养生宝典。书中不仅讲了怎样治病，还讲了吃什么东西。书中讲"五谷为养、五果为助、五畜为益、五菜为充"，这是两千多年前中国日常膳食模式的真实写照，它反映了各种食物种类在古人膳食中的比例。从谷类、水果、畜禽肉、蔬菜四大类食材出现的顺序，也可以看出每种食材在古人膳食中的地位。

中国先祖认为，谷物是人们赖以生存的根本，是可以养活人类的最主要的食物。五谷被看作是各种食物中最重要的一部分，每顿饭都离不开主食。水果是谷物主食很好的辅助品，可以补充谷物中缺少的一些微量营养素，有了水果的辅助，即使只吃谷物，人体也不至于发生营养缺乏病。五畜是有条件的人才能吃得起的，在以农耕为主要生产方式的地区，畜牧业不够发达，所以古人认为在条件允许的情况下，吃点畜禽肉食很有好处。

"五菜为充"是说蔬菜只是用来充饥的食物。在发生饥荒的年月，蔬菜经常用来代替粮食允饥，俗称"糠菜半年粮"。这与现代营养学中提倡的多吃蔬菜不是一回事，现代人把多吃蔬菜当作健康的饮食方式。其实从两三千年前的饮食方式考虑，蔬菜被当作充饥食物是合理的。当时的谷物加工没有现在这么精细，膳食纤维含量丰富，而且当时食用的肉也没有现在这么多，不需要蔬菜提供额外的膳食纤维。至于蔬菜中的维生素C、维生素A等一些微量营养素，可以通过"五果为助"中的水果来补充。

本书以五谷、五果、五畜、五菜为主体，分别介绍这几类食材的营养构成、该类食物的营养特点以及对人体健康的益处。另外，在每部分中还加入了该类食材中可能存在的食品安全风险。

食品安全是现代人最为关注的问题，这也是笔者这些年来一直所从事的工作。根据多年来在食品检测工作中获得的经验与数据，详细分析了这四大类食物中可能存在的天然毒素、农药残留、重金属污染、真菌毒素、致病细菌以及其他化学致癌物等风险。

第二章　食物与人体免疫力

身体健康，不生病，老而不衰，最根本的原因是有个强健的免疫系统。如果你患了血管病、糖尿病等现代慢性病，目前还没有什么药品能真正治好你的病，帮你除病根，那就只能寄希望于强化、提高你的免疫系统功能，因为任何药物都无法取代你自身的免疫系统功能。

一位敢说真话、解剖中国第一例艾滋病病人尸体的纪小龙医生，是多年从事病理解剖学研究的教授，自称是医生的医生。他说，面对病人，医生永远是无奈的，因为他每天都面临着失败，他说美、英两国医生误诊率分别为40%和50%；医学只能解决1/3的病，我能给自己打20分就很不错了；最好的保健就是顺其自然，尽可能不吃药——他相信90%的病自己会转好的。

医生给病人治病的化学药品本身就是攻击人体使人生病的化学自由基，都有严重的毒副作用，长期服用对人体有大害。据世界卫生组织调查，全世界病人有1/3死于不合理用药。服用西药更普遍的隐患是慢性中毒，长期吃药有大害。例如处方药他汀类降胆固醇药物，会使服药者记忆力下降和丧失，会导致思考模糊和学习困难，还会增加糖尿病和心脏病风险。高血压和降压药同是人体的健康杀手，不用药则危及生命，短期用药似有疗效，长期用药则损伤心、脑、肝、肾，病与药双方对战，最终受害者是患者本人。慢性胃炎患者要服用铋剂类药物，时间长了会造成重金属铋在体内的累积，并大量沉积于脑部和肾脏，从而引起尿毒症和记忆力丧失、头痛、失眠、精神异常等症状。

人不是因为遇到细菌、病毒和致癌毒素而生病的，而是因为免疫系统失调、有缺陷、功能差才会生病。人体必须不断武装自己的免疫系统，强化其功能。癌症是基因错误引发的疾病，而人体自身具有发现并修补或抵御以及改变细胞突变的能力。免疫系统对心脑血管疾病、糖尿病、关节炎等常见病都能有效防治。

膳食营养素的作用有两个方面，良好的膳食营养给人体免疫系统提供武器，尤其是植物化学素（Phytochemicals）类抗氧化物质是最得力的武器，能强化免疫功能，战胜疾病和衰变。而错误膳食的作用则相反，会降低和破坏免疫系统功能。人的一生天天吃喝，天天都在影响自己的免疫系统，是保护它还是破坏它，都由自己选择决定。但是，请不要忘记，保护和强化身体免疫系统功能是一个人的终生战斗。

第一节　促进和抑制现代慢性病的食物营养素

人们对各种慢性病的易感性是不同的，两个人吃同样的食物，甲容易发胖，而乙不容易发胖，那么甲的遗传物质中可能含有肥胖症易感基因，乙可能没有。

慢性病易感基因是患病的遗传基础，而易感基因是否表达、发病或不发病则取决于机体内外环境条件。人的一生，天天摄取膳食营养，供机体新陈代谢、生长发育和生活耗用，一日三餐，一年1000多餐，还有零食小吃。因此，一个人的日常膳食营养对机体新陈代谢、细胞生化功能、免疫力强弱和疾病的发生发展具有极其强大的作用。

地球上不同地区居住的人群以及同一地区不同年代的人们，由于膳食结构不同和变化，现代慢性病和老年病的发病趋势和患病率有明显差异。有大量研究数据表明，动物性食物摄取量高的地区，人群现代慢性病和老年病患病率也高，这些病有心脑血管疾病、癌症、糖尿病、肥胖症、自体免疫疾病、肾病、骨病、眼病、脑功能障碍等；而植物性食物摄取量高的地区，人群的发病趋势则相反。这是客观事实，不但有大量的流行病学科研数据证明，而且人人都能看到、体察到。

20世纪八九十年代，坎贝尔等科学家在中国健康调查中一共获得8000多组具有统计学意义的相关性参数，许多关系都指向同一个发现：动物性食物摄入量最多的人群，慢性病最多。即使摄入动物性蛋白质的数通相对较少，也会造成不良的后果。而那些以植物性食物为主的人群，身体最健康，容易避免慢性疾病的发生，这些结论不容忽视。从最早有关动物蛋白质细胞学生物效应的动物实验研究，到大规模的人群膳食模式和流行病调查，结果都是一致的，都证明以动物性食物为主的膳食和以植物性食物为主的膳食对人体健康产生的效应是截然不同的。

膳食对慢性病形成和发展的影响是多年累积的结果，如动脉血管硬化最早可从少年儿童开始（血管内壁沉淀物斑点附着），若干年后发病。许多人体内会有细胞突变，十几年、几十年后则可能出现癌细胞团病灶。在这个过程中，动物性膳食是激发和促进慢性病形成和扩展的最重要因素，而天然的植物性膳食则会抑制慢性病的形成和扩展。如两个同是嗜烟嗜酒的人，那个多吃动物性食物的人可能因发生肺癌或食管癌而短命，而另一个以天然的植物性食物为主的人则可能多年没事，虽然他们体内都携带对这类现代病的易感基因。

天然植物性食物为主的膳食对人体防病保健的作用有其广度和深度。不同地区有不同种类的植物性食物组合，但它们具有共同的保健效果，同时，对发病机制不同的慢性病种（如心脏病和癌症的病因和病理过程是完全不同的）都有功效，这是以植物性食物为主的膳食对健康有益作用的广度。反过来说，动物性食物的"坏"作用也同样如此，吃牛肉或猪肉，吃鸡蛋或喝牛奶，都会促使我们患上类似的疾病。深度的意思是以植物性食物为主的膳食有利于抑制或延缓，甚至能使某些疾病易感基因停止表达，使病情逆转，恢复健康。如对于同是吸烟的人，以植物性食物为主的膳食能抵消烟雾毒素，可以不生肺癌。对于心脏病，以植物性食物为主的膳食可以逆转原来的心脏病进程，甚至在某些情况下还能治愈已经发生的心脏病。植物性食物还能够逆转 90%~95% 的 2 型糖尿病。所以，人体有对于某种疾病的易感基因并不可怕，它是在人群中普遍存在的，关键是它表达还是不表达，可怕的是表达。

第二节　自由基和抗氧化营养素

一、自由基——人体疾病和早衰的元凶

（一）什么是自由基

多数非专业人士不知道自由基是什么？自由基是一个化学名词，是指化学性质非常不稳定，容易与其他物质发生氧化反应的一类物质。在有机化学中，任何包含一个未成对电子的原子、原子团、分子或离子均称为自由基，也称游离基。由原子形成分子时，化学键中电子必须成对出现，因此自由基就到处夺取其他物质的一个电子，使自己形成稳定的物质。在化学中把这种现象称为"氧化"。

随着生命科学和医学的发展，对许多基本生命现象或疾病机理的探讨都已深入到分子水平和细胞水平。自由基医学和自由基生物学已成为一个非常热门的研究领域。研究发现，生物体的一些生理、病理过程均与自由基反应有关，如体内某些正常的物质代谢过程中，有自由基中间产物的形成；在白细胞吞噬和杀灭病原微生物时，有自由基的形成和发挥作用；在衰老、中毒和恶性肿瘤的发生发展及治疗过程中，自由基也起着相当重要的作用。

世界上的物质（包括人体）都是由分子组成的，分子是由原子构成，原子又是由原子核和核外电子组成。整个原子是中性的，两个原子组成分子时各出一个电子，成为共价键。如果共价键中配对的电子因故缺一个或多一个，原来完整的分子就成了残缺不全的碎片，化学上称这个碎片为自由基。现在较为一致的定义是：任何包含一个未成对电子的原子、原子团、分子或离子均称为自由基。

当一个稳定原子的原有结构被外力打破，而导致这个原子失去一个电子时，一个自由基就产生了，于是它就会马上去寻找能与自己结合的另一半。它很活泼，很容易与其他物质发生化学反应。当它在与其他物质结合的过程中得到或失去一个电子时，就会恢

复平衡，变成稳定结构。人体内的自由基分为氧自由基和非氧自由基，主要是氧自由基，大约占自由基总量的95%。氧自由基（Oxygen Free Radical，OFR）包括超氧阴离子自由基（O_2^-）、过氧化氢自由基（HO_2）、羟自由基（OH）、一氧化氮自由基（NO）、二氧化氮自由基（NO_2）、单线态氧（O_2）、氢过氧基、烷过氧基、烷氧基和过氧亚硝酸盐等，统称为活性氧，都是人体内最为重要的自由基。此外还有脂质的氧自由基，如脂质过氧化自由基（LO_2）、脂质烃氧自由基（LO）、脂质过氧化氢（$LOOH$）等。

这种电子得失的活动对人类可能是有益的也可能是有害的。受控的自由基对人体是有益的，体内活性氧自由基具有一定的功能，如免疫、能量和信号传递等。但当人体中的自由基超过一定的量，并失去控制时，这种自由基就会给我们的生命带来伤害，导致人体正常细胞和组织的损坏，从而引起多种疾病。自由基是一把双刃剑。

从化学反应的角度来看，自由基具有三个显著特点，即反应性强、具有顺磁性和寿命短。多数自由基反应性很强，寿命很短，如羟基自由基的寿命只有6~10s。在所有分子成键过程中，电子都是倾向配对的，自由基中的未成对电子也有配对的倾向，因此大多数自由基都很活泼，反应性极强，容易反应生成稳定分子。这一重要性质导致自由基极易进攻细胞、蛋白质、酶和核酸等，这也正是自由基容易造成机体损害的直接原因。

人之所以会老化、体力衰退、皮肤失去光泽及弹性，除了年龄是无法抗拒的因素外，主要原因就是体内自由基过多，年轻时体内有较好的中和系统来排除多余的自由基，降低它所造成的伤害；然而随着年龄的增长，人体修复自由基的能力也随之下降；若未能及时补充抗氧化物，细胞开始受到损伤，于是就产生了疾病。越来越多的证据显示，体内自由基堆积越多，人的寿命越短。

（二）人体内自由基的来源

体内的自由基既可以是内源性的，也可以是外源性的。内源性自由基是人体生命活动中多种生化反应的中间代谢产物，酶催化反应是产生自由基的重要途径，非酶氧化还原反应也会产生自由基。外源性自由基是由环境中的高温、辐射、光解、化学药物、空气（如烟囱冒烟和汽车尾气）和水体中化学污染物质等引起的。因此，导致人体内自由基增多的原因很多，目前已经知道的有太阳紫外线、宇宙射线及各种放射性物质辐射，体内代谢紊乱，吸烟，高温油炸、煎炒、烧烤食品，微波炉加工食品，腌制食品，食品添加剂，农药残留，化学药品，化妆品，创伤，感染，缺血和炎症反应等。不健康的生活方式和饮食习惯（高热量膳食），造成的严重后果之一就是体内产生大量代谢废物——自由基。自由基的堆积，打破了抗氧化物质与自由基二者的平衡。工作压力大、精神紧张或忧郁，也会使身体清除自由基的能力下降，使自由基的数量增加。

具体来讲，体内自由基主要有以下几种来源：

（1）组织细胞的新陈代谢。氧在维系生命中的地位十分重要，人一旦缺氧几分钟就会死亡。氧通过血液循环运往全身，以满足细胞呼吸之用，但在此时有 2%~3% 的氧被酶催化形成氧自由基，它们在人体内随处可见，到处游离，活跃且富有攻击性，就像氧化作用腐蚀金属一样。

（2）体液酸化。体液酸化是肠道系统异常发酵的主要原因，而肠道系统异常发酵又产生人体 90% 的自由基，故体液酸化与自由基之间有密切关系。

（3）巨噬细胞的吞噬作用。当细菌、病毒等异物侵入人体时，人体会动员其防御系统（主要是白细胞和巨噬细胞）吞噬异物。

（4）紫外线。紫外线照射时会产生氧化性极强的活性氧自由基，严重危及人体健康。紫外线照射在皮肤表面时也会产生自由基，或会引起皮肤癌，使皮肤生成褐斑、皱纹等。

（5）放射线。放射线产生的活性氧自由基能引起细胞障碍，是损伤细胞核遗传物质 DNA 的元凶。运用放射方法治疗癌症、杀死癌细胞就是利用这一机制。同样，利用放射线（如 X 光）做身体检查时也会对人体造成伤害。

（6）化学物质。农药、医药品（尤其是抗癌药）、加工食品、合成洗衣粉等化学物质进入人体后在体内会产生大量活性氧。农药被吸入鼻中或作物上残留的部分被食用者摄入体内渐渐积累后，也会引起畸形和癌症等多种疾病。

（7）空气、水体等环境污染。包括工业、农业、汽车尾气和生活垃圾等污染物是自由基的重要来源。自由基的种类繁多，其中最重要的是 OH 自由基，其次是 HO_2 自由基。

（8）吸烟。一支燃烧的香烟就是一个微型化工厂，可产生几千种物质，其中包括大量自由基。吸烟产生的自由基，一是来源于烟雾中的自由基；二是来源于烟雾刺激肺泡巨噬细胞、中性粒细胞产生的氧自由基。这些自由基导致脂质过氧化，损害生物膜，对细胞有较大的破坏作用，最终引起肺癌等多种疾病。

（9）脂质过氧化。油脂氧化（酸败的食用油、高温油）产生过氧化脂质，是一个产生自由基和自由基参与的链式反应。

（10）精神和工作压力。压力会使血液循环不良，呈现缺氧状态，刺激自由基的发生；而当血液循环恢复畅通时，也会产生自由基。因此，一旦血液循环不良，就会有第二次产生自由基的可能。

此外，自由基的来源还有各种辐射、高温、内外伤缺血、服化学药品、暴饮暴食、憋尿、生活不规律（特别是熬夜）、过度兴奋和过量运动等。

（三）自由基对人体的致病机理

人体内的自由基主要是活性氧自由基。自由基的作用具有两面性，它是我们身体传递能量的搬运工，机体用自由基清除废物、消灭入侵的病原体，在这种场合自由基是人体健康的助手；但是当自由基产生过多而不能被及时地清除时，它就会攻击机体内的生命大分子物质及各种细胞器，造成机体在分子水平、细胞水平及组织器官水平的各种损伤，加速机体的衰老进程并诱发各种疾病，在这种场合自由基就变成了人体健康的大敌。

青年期人体内超氧化物歧化酶（SOD）等抗氧化酶丰富，因此，产生自由基和清除多余自由基的生理过程能保持平衡，而当人过中年、生活方式不良和体弱多病时，分泌抗氧化酶的能力变差或酶活性降低，会导致自由基过量堆积，使人体多病，加速衰老。

人类在20世纪60年代才开始认识到自由基是比细菌和病毒更凶险、更隐蔽和更具攻击力的"敌人"。国际抗癌基金会主席和国际自由基学会创始人斯来特（Trevor Fslater）通过自己多年的深入研究并结合最新科学研究成果证明，影响人体健康长寿的因素中，85%来自自由基的侵蚀和伤害；自由基过量产生或人体自身清除自由基能力下降，会导致多种疾病的发生和恶化。自由基对人体的损害主要有三个方面：①破坏细胞膜；②使血清抗蛋白酶失去活性；③损伤基因（DNA），导致细胞突变。

自由基对人体的攻击首先是从细胞膜开始的，细胞膜极易遭受自由基的攻击。一旦被自由基夺走了电子，细胞膜的流动性和通透性就会发生改变，致使细胞结构和功能改变，进而导致多种疾病。氧自由基引起多不饱和脂肪酸（PUFA）过氧化有一个特点，即氧化为连锁反应。被夺走电子的PUFA分子，摇身一变成为新的自由基，又去攻击其他分子。如此不断循环，使许多PUFA分子过氧化。这种连锁反应很难自动终止，除非加入氧自由基捕捉剂（抗氧化物质如酚类化合物等，主要提供电子或氢原子给自由基）方可终止反应。更为严重的是自由基对基因的攻击，会破坏基因的分子结构，导致基因突变，从而引起整个生命发生系统性的混乱，如发生恶性肿瘤等严重疾病。

科学研究的结果证明，氧自由基几乎与人类大部分常见疾病有关，或者说200多种疾病与自由基攻击发生的脂质过氧化损伤有关。大量资料已经证明，炎症、肿瘤、衰老、血液病以及心、肝、肺、肾和皮肤等多种疑难病症的发生机制与体内自由基产生过多或清除自由基能力下降有着密切的关系。自由基也是过敏性体质的根源。在过敏性鼻炎的发生过程中，过敏介质起着直接的作用，致敏原是过敏病症发生的必要条件，而大量自由基的存在是过敏病发生的根源。

自由基与衰老——自由基攻击生物膜多为不饱和脂肪酸、DNA、蛋白质和其他生物大分子引发的氧化损伤是导致机体老化及许多老年病的主要因素。自由基导致生命大分子的交联聚合和脂褐素的累积，是衰老的一个基本因素。脂褐素（Lipofuscin）不溶于水，在细胞内大量堆积，形成老年斑，这是衰老的一种表象。脂质的过氧化导致皮肤衰老、骨质再生能力减弱、老花眼和白内障等。自由基导致器官组织细胞的破坏与减少，是机体衰老的症状之一。

自由基与色斑——自由基使胶原蛋白和弹性蛋白分解，皮肤松弛，出现皱纹，同时也氧化皮下不饱和脂肪酸，形成脂褐素，使皮肤出现晒斑、黄褐斑、老年斑等。

自由基与眼病——老年性眼睛衰老（特别是白内障）与自由基反应有关。自由基在眼部系统堆积，会对晶状体产生直接的损伤破坏，使晶体浑浊发生白内障，自由基致使视网膜病变，发生青光眼、眼角炎等严重疾病。

自由基与关节炎——自由基攻击细胞，使细胞膜破裂，细胞液渗透细胞间隙，从而引发关节炎、风湿、类风湿病。

自由基与老年痴呆——自由基侵蚀大脑细胞及神经细胞，使神经元细胞数量减少和神经细胞丧失功能，引起感觉与记忆力下降、动作迟钝及智力障碍，引发老年痴呆症。

自由基与帕金森病（Parkinson's Disease）自由基破坏脑部细胞，使得神经传导物质多巴胺（Dopamine）缺乏，导致帕金森病。多巴胺是和运动有关的神经传导物质，缺乏多巴胺，会造成手部不自主颤抖、肌肉麻痹、动作迟缓等临床症状。

自由基与皮肤弹性和血管通透性——自由基作用于人体内酶系统，导致胶原蛋白酶和硬弹性蛋白酶的释放。这些酶作用于皮肤中的胶原蛋白和硬弹性蛋白，使这两种蛋白产生过度交联并降解，结果使皮肤失去弹性，出现皱纹及褒泡。类似的作用也使体内毛细血管脆性增加，血管容易破裂，导致静脉曲张、水肿等与血管通透性升高有关的疾病发生。

自由基与心脑血管疾病——自由基攻击动脉血管壁和血清中的不饱和脂肪酸，使之发生氧化反应而生成过氧化脂质，过氧化脂质在血管壁沉积，导致动脉硬化，这是心脑血管疾病的主因。动脉硬化的程度与硬化斑中脂质过氧化程度呈正相关，血管内壁的蜡样物质就是脂质发生过氧化反应的直接证明。真正形成动脉瓣状硬化的是被自由基氧化的低密度脂蛋白在血管壁沉积。细胞膜被自由基氧化引起血小板凝集，这是脑血栓、心肌梗死形成的第一步。粥样硬化症随年龄增大而增多，这与老年人动脉壁不饱和脂肪酸含量高、血清中 Fe^{2+} 和 Cu^{2+} 含量高有直接的关系。过氧化物丙二醛促使弹性蛋白发生交联，破坏了其正常的结构与功能，其应有的弹性与水结合能力丧失，最终产生了动脉硬化症，并进一步诱发冠心病等其他心脑血管疾病。

自由基与缺血后再灌注损伤——缺血所引起的组织损伤是致死性疾病的主要原因，诸如冠状动脉硬化与中风。但有许多证据说明仅仅缺血还不足以导致组织损伤，而是在缺血一段时间后又突然恢复供血（再灌注）时才出现损伤。缺血组织再灌注时造成的微血管和实质器官的损伤主要是由活性氧自由基引起的，这已在多种器官中得到证明。在创伤性休克、外科手术、器官移植、烧伤、冻伤和血栓等血液循环障碍时，都会出现缺血后再灌注损伤。

自由基与糖尿病——胰脏中的 β 细胞会分泌胰岛素，帮助血液中的葡萄糖进入细胞中，转换成组织运作所需要的能量，或将多余的糖分储存在肝、肌肉或脂肪细胞中。一旦 β 细胞被自由基氧化，自由基攻击积累到一定量时，β 细胞即失去分泌胰岛素的能力而发生糖尿病。同时，自由基能促进四氧嘧啶诱发胰岛素依赖型糖尿病。

自由基与癌症——自由基能使 DNA、RNA 发生突变，产生肿瘤或癌变。致癌物质必须在体内经过代谢活化，形成自由基并攻击 DNA 才能致癌。癌症的诱发阶段与自由基关系密切，自由基作用于脂质产生的过氧化产物既能致癌又能致突变，致癌和致突变在分子水平上的机理是相同的。在癌症的促进阶段，促癌能力与其产生自由基的能力相平行。许多抗癌剂如放化疗药物也是通过自由基去杀死癌细胞的。在化疗过程中，由于药物的毒性导致细胞内产生大量的自由基，这往往会引起骨髓损伤、白细胞减少，致使化疗减慢、药量减少或被迫停止化疗。若有自由基清除剂（抗氧化物质），则可防止骨髓进一步受氧自由基的破坏，加速骨髓和白细胞量的恢复，有利于化疗的继续。

自由基与免疫系统——自由基侵蚀免疫系统，使免疫力下降或丧失，引发自体免疫性疾病、过敏、普通感冒、流感及各种疾病。

自由基与炎症——发炎过程与自由基有密切关系。自由基可激发人体释放各种炎症因子，导致各种非菌性炎症。自由基诱发关节炎的原因在于导致了透明质酸的降解，因为透明质酸是高黏度关节润滑液的主要成分。当有病毒或细菌入侵身体时，白细胞会制造大量的自由基来消灭外来的病菌，但是过量的自由基除了吞噬病毒和细菌外，也进攻白细胞本身，造成其大量死亡，结果引起溶酶体酶的大量释放而进一步杀伤或杀死组织细胞，如造成骨骼、软骨的破坏而导致炎症和关节炎。

自由基与肺气肿——肺气肿的特点是细支气管和肺泡管被破坏，肺泡间隔面积缩小以及血液与肺之间气体交换量减少等，这些病变起因于肺巨噬细胞受到自由基侵袭，释放了蛋白水解酶类（如弹性蛋白酶）而导致对肺组织的损伤破坏。

吸烟很容易引起肺气肿，原因在于香烟烟雾（自由基）诱导肺部巨噬细胞的集聚与激活。吸烟者肺支气管肺泡洗出液中的嗜中性白细胞内水解蛋白酶活性高于不吸烟者，洗出液中白细胞产生的 O_2 含量也远高于不吸烟者，由此可见，香烟及其他污染物可诱发肺气肿。

自由基与胃肠病——自由基破坏胃肠细胞及黏膜，释放组胺类物质，引发胃炎、便秘、肠炎、溃疡等胃肠疾病。

自由基与静脉曲张——自由基堆积使血管通透性改变，血液中有液体渗出，人体部位出现水肿和静脉曲张等静脉病变。

以下列举的是与自由基有密切关系的人体各系统疾病：

在神经系统，早老性痴呆症、帕金森病（震颤麻痹）、癫痫等疾病都有氧自由基的参与。

在循环系统，心力衰竭、冠状动脉粥样硬化性心脏病、心肌病、原发性高血压、病毒性心肌炎、血栓的形成，心肌缺血再灌注损伤等的发病过程中氧自由基起着重要作用。

在消化系统，胃炎、消化性溃疡、胃癌、溃疡性结肠炎、肝硬化、原发性肝癌、急性胰腺炎、胆石病等疾病都有自由基的参与。

在泌尿系统，原发性肾小球疾病，慢性肾小球肾炎，肾病综合征，急、慢性肾功能不全，慢性前列腺炎等疾病都有自由基的参与。

在代谢内分泌系统，糖尿病、肝豆状核变性、类风湿关节炎、红斑狼疮等疾病都有自由基的参与。

在呼吸系统，上呼吸道感染、鼻炎、支气管哮喘、呼吸衰竭、肺水肿、肺炎等疾病都有自由基的参与。

在外科系统，肺癌、食管癌、胸部创伤等疾病都有自由基的参与。

在五官科，复发性口腔溃疡、牙髓炎、口腔鳞癌、喉癌、突发性耳聋、老年性白内障等疾病都有自由基的参与。

在妇科，流产、胎膜早破、子宫内膜异位症、妊娠高血压综合征、宫颈癌、子宫内膜癌等疾病都有自由基的参与。

在免疫反应的炎症中，巨噬细胞呼吸爆发释放大量氧自由基。

皮肤上的色斑形成，角质层增生、粗糙等衰老现象的发生等，也无不与自由基、脂质过氧化有着密切关系。

二、抗氧化营养素，植物化学素——人体的健康卫士

（一）防御氧化与抗氧化失衡

在长期的进化过程中，生命有机体内必然会产生一些物质能清除这些自由基，它们就是抗氧化物质，即自由基清除剂。人体内可以合成一些内源性抗氧化物质，如尿酸、泛醌、谷胱甘肽、硫辛酸、褪黑素和超氧化物歧化酶（Super Oxide Dismiitase，SOD）等抗氧化酶。然而，随着年龄的增长，特别是劣化的生存环境和不良的生活方式，使得多数人群的机体内自由基数量增加和产生自由基清除剂的能力下降，致使氧化与抗氧化失衡，即"氧化应激"（Oxidative Stress，OS），从而削弱了人体对自由基损害的防御能力，加速了生命的衰老，并引发一系列病变。此时，为了抵抗自由基对身体的损害，必须从体外摄取抗氧化物质，从而达到防病抗病和延缓衰老的目的。从食物中获得天然抗氧化营养素是人体抗氧化物质的主要来源，这些物质包括植物化学素、抗氧化维生素（如维生素E、维生素C）和组成抗氧化酶的活性元素锌、铜、锰、硒、铁等，其中植物化学素是天然抗氧化物非常重要的组成部分。对抗"氧化应激"有两条路，一是防——保持健康的生活方式；二是控——摄入富含抗氧化营养素的膳食。

（二）抗氧化机理和抗氧化体系——抗氧化酶、植物化学素、抗氧化维生素和活性元素

清除自由基就是抗氧化。如何清除自由基？所谓清除，其实就是使人体内活跃的自由基变成没有氧化功能的物质。其原理很简单，就是自由基清除剂给自由基加一个电子，或是将自由基不配对的电子夺过来，使自由基变成稳定状态的物质，中止其链式氧化反

应。这就是自由基清除剂的抗氧化功能。在这个过程中，自由基稳定了，而自由基清除剂本身由于其特殊的分子结构，电子是单个排列的，可以给出电子去中和自由基，而自身不会变成引发链反应的有害物质，仍然保持稳定状态。所有抗氧化物质有一个共同的特点，有着很容易被自由基夺走的电子，而它们在失去电子（或得到一个电子）后会成为一种稳定的物质，对人体没有伤害。

健康人体内有个较强势的抗氧化体系。其中抗氧化物质主要有两大类，一是抗氧化酶类，主要包括超氧化物歧化酶（SOD）、过氧化氢酶（CAT）、过氧化物酶（POx）、谷胱甘肽过氧化物酶（GSH-Px）和辅酶Q10等，人体抗氧化酶主要是内源性抗氧化物质；二是非酶类抗氧化物质，主要有功能性植物化学素（类胡萝卜素、类黄酮等多种）、抗氧化维生素（C、E、A等）和若干活性元素（硒、锌、铜、锰和铁等），此类抗氧化物质是外源的，可从食物中获得，所以称为抗氧化营养素。

人过青年之后，身体分泌抗氧化酶的能力显著降低，从食物中获取补充抗氧化营养素来清除多余自由基以维持体内氧化与抗氧化代谢平衡就显得尤为重要。抗氧化酶、植物化学素和抗氧化维生素可终止自由基链反应，清除自由基，而金属元素在参与抗氧化酶合成和激发抗氧化酶活性中发挥作用。在我们的膳食中，天然的维生素和植物化学素等多种抗氧化营养素是综合发挥作用的，我们吃了一餐蔬菜、水果和完整谷豆籽粒等食物，就获得了无数种植物化学素和若干维生素、矿物质元素。关于维生素C、E等的保健知识已普及多年，很多人，包括许多医生学者，当讲到保健食物时必谈维生素C，而对植物化学素却知之甚少。实际上，众多植物化学素是强大的自由基清除剂，对现代人的健康非常重要，被誉为21世纪人类健康的保护神。

（三）植物抗氧化物质（植物化学素）的起源——植物为自己建造的防护罩

植物有一个非常显著的特性，就是有着各种各样鲜艳的颜色。红色、绿色、黄色、紫色、橙色的果蔬，不仅看上去十分诱人，吃起来也非常健康。在果蔬诱人的颜色和健康价值之间，存在着紧密的联系，但以前很少有人注意到这种联系。实际上，在颜色和健康之间存在的这种联系背后有着很精妙的科学原理。

植株、果实和种子是有颜色的,这种颜色来自一类被称为"抗氧化剂"的化学物质——植物化学素。这种化学物质只在植物中产生，动物只有摄入了这些含抗氧化剂的植物后，抗氧化剂才会出现在动物体内。而且抗氧化剂在动物体内的储备量是很低的。

不管是从颜色的角度来说，还是从化学的角度来说，活的植物都是大自然的代表。植物吸收太阳的能量，通过光合作用将其转化为生物体的一部分。在这个过程中，太阳的能量和水（H_2O）首先被转化为单糖，然后转化为更复杂的碳水化合物、蛋白质和脂肪。

这个复杂的过程由分子之间的电子交换所驱动，通过这个复杂的过程，光合作用为植物体内那些消耗能量的活动提供了能量。电子是能量转换的媒介，发生光合作用的位点有点像一个核发电机，从太阳能中转化而来的电能，在电场中传递，这种能量必须加以小心地控制。如果电子从正常的代谢程序中逃逸出来，就会形成自由基。而自由基会对植物体造成巨大的伤害，这有点像核电站发生放射性材料泄漏一样，其中自由基就好像是这种放射性材料，而这种泄漏会给周围的地区带来巨大的威胁。

植物是怎样控制这样复杂的过程，保护机体不受溢出的电子和自由基的破坏呢？植物在可能产生高度活性物质和具有潜在危险的地方竖起一面由抗氧化剂组成的防护罩。它们是一些低分子量的生物活性物质，植物的次级代谢产物。这个防护罩的作用是中和、吸收体系当中溢出的电子。

抗氧化剂通常是有颜色的，因为吸收多余电子的化学反应本身会产生可见的颜色。这类抗氧化剂中有些被称为类胡萝卜素，这一族化合物中含有几百种化合物，颜色各异，例如 β-胡萝卜素和叶黄素的黄色（如万寿菊、南瓜），番茄红素的红色（番茄、西瓜），或者是隐黄素的橙色（橙子、橘子、葡萄柚）。其他的抗氧化剂可能是无色的，包括维生素C和维生素E。这些抗氧化物质在植物体的各个部位发挥作用，保护植物不受自由基的伤害。

植物为自己建造的抗氧化防护罩或称生命防护墙，是生命的保护神，具有神奇的功效，抵抗自然灾害和病虫侵袭，保护生命传宗接代。高纬草原上生长的一年生小草幼苗，能度过严冬，来年返青继续生长，开花结果。在干旱荒漠中生长的多年生植物，长年接受阳光紫外线照射，可以安然度过几百年、几千年。高寒山峰上的不老松、干旱沙漠中的仙人掌，是植物中抗逆延年的突出代表。

我们面临的困难是我们自身并没有植物那种防护性的盾牌，仅靠自己是不行的，不能保护自身不受自由基的伤害。因为我们没有植物那种光合反应的技能，不能制造抗氧化剂。但幸运的是，植物中的抗氧化物质能在人体内发挥同样的作用，这就是自然界的伟大奇妙之处。这些植物用抗氧化剂建造了防护罩，同时，将它们的颜色变得非常诱人，然后我们就会被这些植物所吸引，将它们摄入体内，建造自己的防护体系——就像一个国家的国防军、公安系统和消防队。我们用多种植物为自身建造了一个强有力的生命防护罩——生命防护墙，借助植物产生的抗氧化物质保护我们自身免受自由基的攻击伤害。不管我们把它看作是上帝的杰作、大自然进化的结果，还是偶然的巧合，我们都不得不承认，这是自然界神奇哲学的体现。

（四）植物化学素的概念和种类

1. 植物化学素的概念

植物化学素，简称植化素，亦称植物化学物，植物次级代谢产物，是天然抗氧化物质的重要成分，在人体抗氧化体系中占有重要的位置，资源丰富，抗病保健功效好。植物初级代谢产物是指在植物生命过程中，获得能量的代谢过程所产生的营养物质，主要是碳水化合物（糖类）、蛋白质和脂肪。而植化素是植物次级代谢产生的多种低分子量的末端产物，通过降解或合成产生不再对代谢起作用的化合物（少数例外，如β-胡萝卜素在动物和人体内可转化成维生素A）。

植物化学素是植物体维持其与周围环境因素（包括紫外线）相互作用的生命活性分子，具有多种功能，如调节植物生长，形成植物色素，保护植物体不受紫外线、环境污染物、杂草、昆虫及微生物伤害，清除自由基，抵抗理化生态因子对植物体的伤害等。

从化学结构上讲，这些次级代谢产物种类众多，估计天然存在的植化素总数有6万~10万种，但在植物体内的含量很低。就混合膳食而言，一个人每天摄入多种植化素的总量约为1.5g，而以植物性膳食为主的人会高一些。

在正常饮食条件下，几乎所有天然植化素成分对人体都是无害的（除少数例外，如马铃薯中的龙葵素），而且许多过去认为对健康不利的植化素也可能存在各种促进健康的作用，例如过去一直认为各种甘蓝菜中存在的蛋白酶抑制剂和芥子油苷（硫代葡萄糖苷）是有害健康的，然而现在却发现它们有明显的抗氧化和抑制肿瘤的作用。在过去的二十几年中，人们对多吃蔬菜水果有益于健康的认识逐渐加深。大量的流行病学调查结果证明，蔬菜和水果中含有一些生物活性物质，它们具有保护人体和预防诸如心血管病和癌症等慢性疾病的作用，因此又重新引起了营养学家对植化素的重视和兴趣。

2. 植物化学素的种类

植物化学素可按其化学结构分为类胡萝卜素、类黄酮（多酚）、有机硫化合物、植物固醇、皂苷等，或按其生物活性分为抗氧化物、植物雌激素、蛋白酶抑制剂等。以下介绍几种主要的植化素。

（1）类胡萝卜素（Carotenoids）：类异戊二烯化合物，通常指40碳的碳氢化合物（胡萝卜素类）和它们的氧化衍生物（叶黄素类）两大类色素物质的总称。类胡萝卜素分子中最重要的部分是决定生物功能和颜色的共轭双键系统。植物中的类胡萝卜素存在于叶绿体和有色体膜上。绝大多数类胡萝卜素呈绚丽的黄色、橙色或红色。保健价值较高的六种类胡萝卜素成分是番茄红素（Lycopene）、β-胡萝卜素、胡萝卜素、叶黄素（Lutein）、β-隐黄素和玉米黄素，均在蔬菜水果中广泛存在。根据其极性基团的存在与否将类胡萝卜素分成无氧（Oxygen-free）和含氧（Oxygen-containing，叶黄素类）两种类型，在自然界中有700多种。因个人膳食组合不同，人类血清中含有不同比例的类胡萝卜素，主要以无氧型类胡萝卜素的形式存在，如β-胡萝卜素、α-胡萝卜素和番茄红素，而有氧型的叶黄素、玉米黄素和β-隐黄素也有少量存在。叶黄素与玉米黄素在人眼组织中浓度很高，特别在晶体和视网膜的黄斑部，对眼睛健康极为重要。人类血清中，β-胡萝卜素占各种类胡萝卜素总量的15%~30%。无氧型和有氧型类胡萝卜素的区别主要表现在它们对热的稳定性不同，如β-胡萝卜素是热稳定型的，而叶黄素（主要存在于绿色蔬菜中，如菠菜和羽衣甘蓝中含量丰富）则对热敏感（嫩菠菜叶最好生吃）。类胡萝卜素是脂溶性的。

类胡萝卜素中，胡萝卜素的含量最多、分布最广。β-胡萝卜素是维生素A的前体，在人体内β-胡萝卜素可转化为维生素A，所以多摄入β-胡萝卜素能显著提高体内维生素A的水平。维生素A也称视黄醇，对人的眼睛有非常重要的保健作用。

植物类胡萝卜素存在于各种黄色质体或其他有色质体内，如秋季的黄叶，黄色、橙色或红色的果实和块根。叶绿体内除含有叶绿素外，也含有类胡萝卜素。富含类胡萝卜素的食品有黄绿蔬菜、黄色水果、胡萝卜、南瓜、木瓜、杧果、菠菜、羽衣甘蓝、豌豆苗、红心甘薯、甜椒和香瓜等。类胡萝卜素含量（mg/100g）高的几种植物有：螺旋藻干粉38810、枸杞子9750、野苋菜7510、蒲公英7350和绿花椰菜7210。黄色、黄褐色的小麦、玉米等谷物种子和全粉中也含有较多的类胡萝卜素及类黄酮等物质。红色蔬果的番茄红素含M（mg/kg）较高，红番茄（西红柿）50~120、番石榴54、红葡萄柚34、西瓜23~72、木瓜20~53。有报道称，有一种新选育的番茄组合中番茄红素含量高达189mg/kg。番茄红素是类胡萝卜素中最强的抗氧化物，具有很强的生物活性，据研究，抑制"坏"胆固醇氧化的强度依次为番茄红素＞维生素E＞α-胡萝卜素＞β-隐黄质＞玉米黄素＝β-胡萝卜素＞叶黄素。番茄红素的保健功效好，哈佛大学医学院对48000名男性的研究表明，每周吃两次番茄制品，患前列腺癌的概率可减少34%。番茄是意大利料理最常用的原料，同时意大利也是全欧洲男性前列腺癌发生率最低的国家。

类胡萝卜素是完整植物性食物中广泛存在和具有对人体多种保健作用的抗氧化营养素，是大脑、眼睛、关节、动脉等器官不可或缺的物质。类胡萝卜素可延缓人体衰老，强化免疫系统功能和抗突变；具有抑制化学物致癌、预防癌症的作用；番茄红素防癌功效好，对晚期前列腺癌仍具有显著抑制作用；调节血脂，阻止低密度脂蛋白的氧化损伤，预防心脑血管疾病；可增强生殖系统、泌尿系统和呼吸道系统的功能，可预防白内障、促进眼睛健康；可抗辐射，补充番茄红素可显著减轻紫外线对皮肤的过氧化损伤。番茄红素是类胡萝卜素中最强的抗氧化物，能防护人体内大分子免受氧化而防止癌症与动脉硬化。叶黄素和玉米黄素具有独特的护眼功能，能吸收蓝光，减少对视网膜的光化学损害，又因其具有抗氧化功能，能限制活性氧穿入膜的程度，减少氧化应激所引起的损伤，故可防止或减轻老年性黄斑变性和白内障的发生，常吃富含叶黄素的菠菜和羽衣甘蓝对预防眼底病变和白内障有益。

从21世纪初开始，类胡萝卜素受到医学界空前的关注，原因是很多流行病学的调查表明，在膳食中经常摄取丰富类胡萝卜素的人群，患动脉硬化、某些癌症以及退行性眼疾等疾病的机会都明显低于摄取较少类胡萝卜素的人群，很多动物实验也证明了这一点。

（2）植物多酚（Polyphenols），类黄酮（Flavonoids）：多酚是分子中具有多个羟基酚类成分的总称，种类很多，科学界已经分离鉴定出8000多种，主要为类黄酮和酚酸（包括羟基肉桂酸）等9植物多酚，又称植物单宁（Vegetable Tannins），在自然界中的储量非常丰富，其含量仅次于纤维素、半纤维素和木质素。多酚存在于植物体的皮、根、叶、壳、果肉及完整籽粒中。类黄酮是一大类植物化学素，是多苯化合物，具有C6-C3-C6基本结构，可分成几类，主要有黄酮类（Flavones）、黄酮醇（Flavonols）、黄烷醇（Flavanols）即儿茶素（Catechins）、黄烷酮（Flavanones）、异黄酮（Isoflavones）、原花色素（Oligomeric Proanthocyanidins，简称OPCs）、花青素（花色素Anthocyanidins）、槲皮素（Quercetins）等，广泛存在于水果、蔬菜、谷物、根茎、树皮、花卉、茶叶和红酒中，有4000多种。类黄酮物质具有抗氧化、抗癌、抗血管增生、消炎、抗变应性和抗病毒等多种功效。

天然食物中，最常见的类黄酮物质为槲皮素（亦称栎皮酮）及其衍生物芦丁（Rutin，芸香苷）。槲皮素在荞麦、洋葱、芦笋、茶叶、红酒、水果等食物中含量较高，苦荞皮的芦丁含量高达30%。芹菜苷元是类黄酮中常见的物质，分布于蔬菜、柑橘类水果中。二氢黄酮类中的代表性物质为橘皮素，主要分布于柑橘类水果。很多中草药的活性成分是类黄酮化合物，如芦丁（芸香苷）、杜果苷、青兰苷、双氢青兰苷、橙皮苷和黄芩苷等。类黄酮在豆科植物中也相当丰富。

芦笋类黄酮。芦笋（Asparagus，石刁柏、龙须菜）是百合科天门冬属石刁柏的嫩茎，世界十大名菜之一，有"蔬菜之王"和"防癌蔬菜"的美誉，芦丁含量高。芦笋类黄酮包括芦丁、香橼素、槲皮素、山柰素、香叶木素等，其中芦丁所占比率最高。芦丁（Rutin，芸香苷）是类黄酮物质的重要成分。有报道称，鲜芦笋中黄酮含量为400~700mg/kg，其中芦丁含量占总黄酮的55%~98%。绿芦笋黄酮含量高于白芦笋，其中绿芦笋头部黄酮含量是白芦笋头部黄酮含量的10倍之多。芦笋黄酮大多集中在皮层，从整体来看，细茎芦笋类黄酮含量高于粗茎芦笋。芦笋含有"使细胞生长正常化"的物质，芦笋提取物可以促使癌细胞DNA双链断裂，可以防癌，是目前世界上最为有效的防癌保健食品之一。芦笋是一种传统的药食同用植物，具有抗氧化、抗肿瘤、降血脂、免疫调节、抗衰老、抗真菌等多种生物活性，在《神农本草经》中被列为"上品之上"，长期食用，可延年益寿。据专家研究，芦笋对高血压、心脏病、心动过速、疲劳、水肿、膀胱炎、排尿困难等病症均有较好的疗效，此外还利小便，镇静安神，对痛风、肾结石、肾炎、水肿等都有很好的防治作用。现在中国已成为全球第一的芦笋种植大国和出口大国。

许多人都知道茶多酚、葡萄多酚（红酒多酚）、银杏素（银杏叶黄铜）、松针黄铜（或松树皮黄铜）和大豆异黄酮（SI）等抗氧化营养素。银杏叶（Ginkgo Biloba）含160多种成分，其中主要的生理活性成分是类黄酮和银杏萜内酯，有25种，银杏黄酮糖苷生物活性较强。银杏素（银杏叶黄酮）最重要的功能是在细胞遭受自由基破坏之后，重新恢复细胞膜的完整。银杏叶黄酮应该成为每个人生活中的重要"伙伴"。银杏素已广泛应用于治疗脑血管病，它可扩张血管、阻止血液过分黏稠及血小板沉积，改善血液循环，增加脑供血和供氧量，恢复和提高记忆力，给衰老的大脑以新生，预防脑中风，延缓早老性痴呆症的发生。有关银杏抗衰老的研究在德国和法国的影响甚大，这两个国家有数以千万计的人用银杏与衰老做斗争并取得了成功。在德国，每年医生要开出500万张含有银杏的处方用以防治一些衰老的症状，包括记忆力衰退。银杏树被称为挽救大脑的植物。松针黄酮的功效不亚于银杏黄酮，松针茶是多功能的健身防病、延年益寿食品。

葡萄多酚（Red Wine Polyphenols）也称红酒多酚。葡萄多酚活性物质能溶于水，易溶于甲醇、乙醇等有机溶剂。它广泛存在于葡萄籽、葡萄皮与葡萄汁中。这类多酚由表儿茶酸等酚酸类、黄烷醇类、花色素苷类、黄酮醇类和缩聚单宁等物质组成，其中以花色素苷的含量最为丰富，可以达到80%~85%，其他成分如儿茶素和表儿茶素的含量次之，大约为5%。葡萄多酚中各种成分含量的差异，使其颜色呈深玫瑰色至浅棕红色不等。在葡萄籽与葡萄皮中，葡萄多酚的含量较高，有资料表明，红葡萄的果皮中，多酚含量可达25%~50%，种子中多酚含量则可达50%~70%。红葡萄含有大量的多酚物质，其萃取物有明显的抗氧化功效，在经发酵成为葡萄酒后，多酚含量更有提高，成分更稳定，抗氧化能力提升。红酒中的多酚化合物超过50种，是目前所发现抗氧化物种类最多、抗氧化范围最广的饮品。吃红葡萄，不吐皮，限量喝红酒，保健功效好。

茶多酚（Tea Polyphenols，TP）是茶叶中儿茶素类、丙酮类、酚酸类和花色素类化合物的总称，具有很强的抗氧化作用和生理活性，主要表现在抗光敏、抗辐射、护肤、降血压、降血脂、抑制血糖上升、改善胃肠道功能、抑菌、抗溃疡、抑制病毒活性、解毒、阻断致癌物的形成积累、抑制肿瘤、抗突变、抗疲劳、抗衰老、增强机体免疫力等方面。

儿茶素属于黄烷醇类物质，广泛存在于植物界，如茶叶、银杏、罗布麻、槟榔等，以茶叶含量最高。儿茶素是茶多酚的主体成分，占茶多酚总量的60%~80%，占茶叶干重的12%~24%。槲皮素与儿茶素可作为最常见的类黄酮代表性化合物，它的抗氧化作用也是最强的，对人体有多种保健功效。儿茶素的抗氧化力是维生素C的40~100倍。绿茶对增强机体免疫力、防癌、防衰老都有很好的功效，常喝绿茶还能降低血糖、血脂、血压，预防心脑血管疾病，服用绿茶粉保健功效更好。

花青素，又称花色素，是自然界一类广泛存在于植物中的水溶性天然色素，属于酚类化合物中的类黄酮物质。花青素是一种水溶性色素，可以随着细胞液的酸碱改变颜色。细胞液呈酸性则偏红，细胞液呈碱性则偏蓝。花青素是植物花瓣中的主要呈色物质，常见于花、果实的组织中及茎叶的表皮细胞与下表皮层。颜色从红到蓝，在紫色蔬菜内也有。自然界有超过300种不同的花青素。花青素多与糖结合以苷的形式（花色素苷）存在，多见于有色水果和浆果，如蓝莓、红莓、草莓、葡萄、血橙、樱桃、茄子皮、桑葚、山楂、紫苏、紫甘薯、红球甘蓝（红包菜）、紫玉淮山、紫胡萝卜、胭脂萝卜、越橘、酸果蔓、黑枸杞、接骨木红和黑加仑、黑（红）米、牵牛花等植物的组织中，深色蔬果含量较高。这些花青素主要包含飞燕草素、矢车菊素、牵牛花色素、芍药花色素。花青素是一种强有力的抗氧化剂，可为人体带来多种益处，如增强血管弹性、改善循环系统、抗突变、抑制炎症和过敏、增进皮肤的光滑度、改善关节的柔韧性、保护脑细胞和视力等。

蓝莓（Blueberries）花青素。含花青素的果品中，蓝莓保健功效尤为突出，在欧美特别受推崇，被称为"西方骄子"（在中国与之相对应的是东方骄子——枸杞）或"世界浆果之王"。蓝莓所含的花青素、有机锗、有机硒、熊果苷、氨基酸、果酸等多种营养素是许多植物所无法比拟的，尤其是由16种生物类黄酮组成的花青素，有比一般植物花青素更优越的生理活性。蓝莓果实中含有丰富的花青素，能清除自由基，并具有抗生素、抗视力退化及抗动脉硬化和血栓形成的作用。欧美日科学家研究指出，经常食用蓝莓可明显地增强视力，消除眼睛疲劳；营养皮肤；延缓脑神经衰老；对由糖尿病引起的毛细血管病有治疗作用；增强心脏功能；预防老年痴呆。正是由于蓝莓的营养及药用功能，使得国际粮农组织将其列为人类五大健康食品之一（苹果、杏、香蕉、黑莓、蓝莓）。

酚酸（Phenolicacids）主要有香豆酸、咖啡酸、阿魏酸、绿原酸、迷迭香酸、丹酚酸和紫草酸等。酚酸存在于稻种皮层、洋葱根茎叶和萝卜根以及杜仲、莱菔子、泽兰、丹参、紫草、莳萝等植物中。它们多具有抗炎、抗病毒、抗菌、止痛和促进血液循环等作用。酚酸还包括鞣花酸，存在于覆盆子、蓝莓、草莓、樱桃、猕猴桃、石榴、五倍子、飞扬草、千屈菜等果蔬中，有抗突变、抗癌、降血脂、防治心脏疾病、减少肝囊肿、促进伤口愈合、抗菌及抗病毒和美白、祛斑等功效。覆盆子（红莓、树莓等）是当今发现的鞣花酸含量最高的食物。临床实验证明，覆盆子中的鞣花酸很容易被人体吸收，很安全，能引起结肠、宫颈、乳腺和胰脏的癌细胞调亡，食用覆盆子是一种抑制某些癌症的最有效的自然疗法。覆盆子、五倍子和石榴皮提取物鞣花酸是兼具有效性、安全性、稳定性和易吸收性的祛斑美白保健品，是当今新宠。

多酚类物质对人体的抗氧化作用最强，具有抗菌消炎、抗病毒、抗癌防癌、抗过敏、保护脑神经、降血压、降血脂、促进血液循环、防治心脑血管疾病、增强免疫力和抗衰老等多种保健功能。富含类黄酮的天然植物性食物是人类最得力的健康卫士。类黄酮、类胡萝卜素、硫苷（异硫氰酸盐等）和多糖，是我们现代人必须天天摄取的抗氧化营养素，其主要食物来源是多种蔬果和坚果种子。

（3）芥子油苷（Glucosinolates，GS），简称硫苷，又称硫代葡萄糖苷，是一类含氮、硫的植物次生代谢产物，是植物有机硫化合物中的一大类。所有硫苷类化合物都具有相同的基本结构，包括含糖基团、硫酸盐基团和可变的非糖侧链（R）各一个。根据R的不同，可将其分成脂肪族、芳香族和吲哚族三类。当植物组织受到机械损伤或者昆虫侵害时，促使硫苷与芥子酶（葡萄糖硫苷酶）发生水解反应，生成异硫氰酸盐、硫氰酸脂和腈类等降解产物。硫苷与这些降解产物具有多种生物学功能，有时要靠它的降解产物异硫氰酸盐等来发挥生理功效。硫苷及其降解产物能参与植物的防卫反应，起抗虫、抗病等作用。

硫苷主要存在于十字花科植物中，如青花菜（绿花椰菜）、羽衣甘蓝、抱子甘蓝、包头菜（普通甘蓝）、白花菜、油菜、芥菜、芜菁、白菜和萝卜等，所有的十字花科植物都能合成硫苷。成熟的木瓜果肉中含有苯甲基异硫氰酸盐4mg/kg，种子中含量比果肉中多700倍，高达2910mg/kg。

硫苷的降解产物具有典型的芥末、辣根和花椰菜的味道，被植物用作杀虫剂和抵御食草动物，是人类从蔬菜中获取的重要功能性物质。

异硫氰酸盐（Isothiocyanates）是重要的硫苷类化合物。动物实验表明，异硫氰酸盐可抑制肿瘤细胞分化和诱发肿瘤细胞凋亡，能阻止动物的肺、乳腺、食管、肝、小肠、结肠和膀胱等组织癌症的发生，是预防肺癌、肠癌、与荷尔蒙有关的癌症和亚硝酸胺所诱发癌症（如胃癌等）的功能性抗氧化营养素。深色的绿花椰菜、绿花椰菜幼株、羽衣甘蓝和油菜薹等是富含异硫氰酸盐的十字花科蔬菜中最具代表性品种，是现代人餐桌上不可缺少的食物。吸烟者多吃富含异硫氰酸盐的十字花科蔬菜，可大大降低患肺癌的危险性。

（4）葱蒜类植物中的硫化物，是有机硫化物（Sulphides）的另一大类。此类硫化物存在于包括大蒜在内的所有球茎状植物中。大蒜和洋葱是含硫化物特别丰富的蔬菜。大蒜中的主要活性物质是二烯丙基三硫化物、二烯丙基二硫化物以及甲基烯丙基二硫化物等的混合物，称为大蒜素，其中基本物质是蒜苷。当大蒜结构受损时，蒜苷在蒜苷酶（也称蒜氨酸酶）的作用下形成大蒜素（大蒜辣素）。新鲜大蒜中大蒜素的含量高达4g/kg。

大蒜素（AUicin，二烯丙基硫代亚磺酸酯）是一种植物杀菌素，它具有很强的广谱抗菌和抗病毒作用。在磺胺、抗生素出现之前，大蒜曾广泛用于防治急性胃肠道传染病以及白喉、肺结核、流感和脊髓灰质炎。大蒜素可以阻断人体内致癌物亚硝胺的合成和抑制肿瘤细胞生长，常吃大蒜可以预防胃癌，尤其对预防结肠癌最有效。每周至少吃一次大蒜的妇女患结肠癌的可能性比从不吃大蒜的妇女低50%。大蒜素还具有增强机体免疫力、保肝护肝、降血脂、降血糖、降胆固醇、抗凝血、减少脑血栓和冠心病发生等多种生物学作用，因而有机硫化物具有广泛的防病治病作用。白菜中也含有硫化物，但由于缺少蒜氨酸酶而不能形成具有生物活性的硫化物代谢产物。

（5）皂苷（Saponirus，旧称皂甙），是苷元为三萜或螺旋留烷类化合物的一类糖苷，是具有苦味的化合物，可与蛋白质和脂类结合形成复合物，是广泛分布于植物体内的重要生物活性物质。许多含皂苷的植物作为食物有很长的历史，如大豆、豌豆、燕麦、大蒜、马铃薯、洋葱、薯蓣等。豆科植物中含量较丰富，如大豆皂苷为五环三萜类皂苷，具有抗氧化、抗癌抗突变、抗血栓、抗病毒和免疫调节等多种功能。许多中草药，如人参、远志、桔梗、甘草、知母和柴胡等的主要有效成分都含有皂苷。人参、西洋参和三七系五加科人参是药材中的三种重要代表，其主要有效成分均为达玛烷型人参皂苷。

皂苷具有多种药理作用，如抗氧化、清除自由基、免疫调节、抗菌、抗病毒、抗炎、解热、中枢神经调节（镇静）、抗肿瘤、降脂减肥、抗凝血、调节血压、预防血栓形成、防治心脑血管疾病和抗肝损害、保护内脏器官等生物活性。

由于植物中的皂苷成分非常复杂，单一成分较难分离，很多皂苷的明确构效关系还很难确定。根据皂苷的功效和作用，可将含皂苷的常用中草药归类如下：

滋补强壮功能：人参、刺五加、绞股蓝、珠子参、山药、黄精、黄芩、麦冬、玉竹、山茱萸、牛膝。

镇静安眠：大枣、酸枣仁、百合、远志、合欢皮。

调节血糖：刺五加、木鳖子、悆木、远志。

抗溃疡：甘草、绞股蓝、金盏花、三七。

抗炎：甘草、积雪草、金盏花。

免疫调节：人参、刺五加、黄芪、悆木、金盏花。

调节血脂：人参、悆木、金盏花、葫芦巴、薤白。

保肝：柴胡。

（6）植物固醇，亦称植物甾醇，是一种化学结构与脊椎动物体内的胆固醇类似的物质。植物固醇与胆固醇的区别是前者增加了一个侧链。

植物固醇具有抗氧化作用，可预防油脂氧化，不仅对防治心脏病有好处，还可抑制癌细胞分化，刺激癌细胞死亡，能防治前列腺肥大，抑制乳腺增生，调节免疫，预防多种慢性病。

植物固醇是胆固醇的克星，其作用机制主要是抑制胆固醇的吸收，不会导致动脉粥样硬化，反而对人体健康大有益处。研究表明，植物固醇在肠道内可以与胆固醇竞争，能阻断人体对食物胆固醇的吸收和减少来自自身肝脏的胆固醇的再吸收，可有效降低高脂血症患者血液中的总胆固醇和"坏"胆固醇含量，而不影响血液中的"好"胆固醇，对高血脂患者有很好的降脂效果。人们在日常膳食中植物固醇摄入量越多，患心血管疾病的风险就相对越低。很多国际组织和学者都建议多摄入植物固醇含量高的食物，以减少冠心病等慢性病的发生。

所有植物性食物——谷豆籽粒、蔬菜、水果等都含有植物固醇，但含量较高的是植物油类、豆类、坚果种子。植物固醇在籽粒胚芽中含量高，在米糠油和玉米胚芽油中的含量最高，并且面粉中的含量高于大米中的、粗粮中的高于细粮中的、糙米中的高于白米中的，而面粉的食量依次为全麦粉 > 标准粉 > 富强粉 > 饺子粉，米面加工越精细，植物固醇含量越低。

（7）萜类化合物（Terpenoids）是一类天然的烃类物质，其分子中具有异戊二烯（C5H8）的基本单位。故凡由异戊二烯衍生的化合物，其分子式符合（C5H8）通式的均称为萜类化合物或异戊二烯类化合物（Isopenoids）。按异戊二烯单位的多少，可将常见萜类化合物分为单萜、倍半萜、二萜、二倍半萜、三萜、四萜和多萜。

萜类化合物是挥发油（香精油）的主要成分，从植物的花、果、叶、茎、根中得到有挥发性和香味的油状物，具有抗氧化、抗肿瘤、抗病毒、抗炎、抗菌、增强免疫力，以及祛痰、止咳、祛风、发汗、驱虫、镇痛等生物活性。

单萜类（Monoterpenoids 或 Monoterpenes）：单萜类化合物是指分子中含有两个分子异戊二烯单位的萜烯及其衍生物。单萜类化合物广泛存在于蔬菜、水果及其他植物挥发油中。芳香类植物中所含的植物化学素主要是单萜类物质，如薄荷中的薄荷醇、香菜籽中的香芹酮和柑橘油中的柠檬油精，药食两用的紫苏叶、高良姜、姜、益智仁、丁香、薄荷、小茴香、八角茴香、砂仁、肉桂以及其他调香料中均有单萜类化合物。

萜类化合物种类繁多，可涉及不同种类的植物化学素，自然界已经发现约22000种，是构成植物挥发油、树脂和色素等的主要成分，如松脂、玫瑰油、桉叶油等都含有多种萜类化合物。挥发油又称香精，主要分布于松科、柏科、马兜铃科、木兰科、樟科、芸香科、蔷薇科、瑞香科、桃金娘科、伞形科、唇形科、菊科及姜科等植物中。挥发油所含成分复杂，主要由萜类（单萜、倍半萜）、芳香族化合物和脂肪族化合物组成。松柏林的空气中充满了萜类挥发物，对改善人居环境、休闲疗养和健康旅游非常有益。

萜类化学成分穿透皮肤的速率是水的100倍、盐的1000倍。萜类化合物被人体吸收后，有刺激作用，可促进免疫蛋白增加，有效调节植物神经平衡，可增强人体的抵抗力，达到杀菌、抗肿瘤、降血压、活血化瘀、驱虫、抗炎、镇痛、解热、利尿、祛痰、止咳和局部麻醉等健身强体的生理功效，尤其是对治疗呼吸道疾病的效果十分显著。据调查，在干燥无林处，每立方米空气中约含有400万个细菌，而在林荫道中只约含60万个，在森林中则只有几十个了。人们吸入松柏树散发的香气后，血压下降，抑郁情绪得到缓解，免疫力有所提高。在动物实验中发现，许多单萜化合物具有良好的抗癌活性，如对皮肤癌、肝癌、肺癌和胰腺癌均表现出较强的抑制作用，能抑制白血病的活性，可显著降低乳腺癌的发病率。有些国家开展森林疗法，让癌症病人到松柏树林中去休闲疗养，多数患者精神状态都有改善，有的还消除了化疗引起的恶心呕吐反应。

（8）植酸（Phytic Acid），简称IP6，又称肌醇六磷酸酯（Inositol Hexakisphosphate），是存在于谷类和豆类食物中富含磷的一种有机化合物。由于它的化学结构与葡萄糖相似，因此也有学者将其归于糖类。植酸存在于天然的全谷食物中，如完整籽粒的糙米、燕麦、玉米、小麦及青豆等，主要存在于种子的胚芽和皮层中。据测定，糙米的植酸含量是精白米的4.56倍，主食糙米好处很多。米糠粉在北美被列为高级保健品。

植酸有很强的抗氧化能力，具有预防肾结石、降胆固醇、降血脂、防动脉硬化、保护心肌细胞和预防心脏病的功效，其抗癌、调节免疫功能的生物学活性已被证实。动物实验、体外实验以及人体临床观察的结果表明，IP6提取物的防癌抑癌（肝癌、皮肤癌、前列腺癌、肺癌）效果十分显著。多项资料显示，植酸IP6对肺癌、肝癌、胃癌、乳腺癌、结肠癌、直肠癌、前列腺癌、睾丸癌、卵巢癌、皮肤癌、肉瘤、胰腺癌、喉癌、脑癌、膀胱癌、何杰金氏病、非何杰金氏淋巴瘤、黑色素瘤等恶性肿瘤等均有抑制作用，能抑制癌细胞生长和缩小肿瘤体积。IP6有天然"癌症杀手"之称。日本利用米糠开发出了IP6抗癌保健药品。美国FDA已确认IP6的功效，美国开发出多种产品，已有一定的市场规模。糙米和亚麻籽是防癌抑癌的得力助手，宜天天吃。

（9）植物雌激素（Phyto-oestrogens），是具有双酮环结构的生物活性物质，其结构与哺乳动物体内雌激素非常近似，可结合到人体内雌激素受体上，并能发挥类似于内源性雌激素作用的成分。植物性雌激素的种类较多，且普遍存在于植物中，已知植物雌激素有五类：异黄酮、木酚素（别名：木脂素、木聚素）、香豆雌酚、二苯乙烯和真菌类植物雌激素，每类中有若干种，已发现的约有400种。富含异黄酮类的植物主要是豆类，在亚麻籽、油菜籽、水果和蔬菜中含有较多的木酚素，而香豆雌酚则大量存在于苜蓿及一部分豆类中。二苯乙烯类是常用中草药的主要活性成分。在人类的饮食中，植物性雌激素主要来自豆类及豆制品。目前研究最多的是大豆异黄酮（SI）和亚麻木酚素，是我们食物中最常见的植物雌激素。

植物雌激素是女性雌激素水平的调节器，依据内源性雌激素含量的不同，植物雌激素可发挥雌激素和抗雌激素两种作用，即对雌激素有双向平衡作用。一是在女性育龄期，植物雌激素可降低女性内源雌激素水平，预防因雌激素水平过高而诱发的乳腺癌等生殖系统癌症；二是在女性更年期，由于植物雌激素具有雌激素样作用，可提高女性雌激素的总体水平，缓解和消除女性因雌激素水平过低而引起的更年期综合征。女人一生都应与大豆和豆制品结盟，此外也要注意常吃富含木酚素的食物，木酚素的分布要广泛得多，如亚麻籽（木酚素）、芝麻（芝麻酚）、葵花籽、洋葱、谷类、扁豆，以及茴香等食物。我们餐桌上应天天有豆制品、亚麻籽和黑芝麻制品等类食物。

葛根（Arrowroot）是很好的保健食品。葛根是豆科藤本植物葛（归葛藤属PuemriaDC，亦称野葛、粉葛）的干燥根，含有多种异黄酮成分，总含量可高达15%，它的异黄酮活性比大豆高出许多，葛根异黄酮除有雌激素样作用外，还具有降血糖、降血脂、降血压、强心、解毒、抗癌、抗衰老等多方面的保健功效，有的老中医把葛根当补品终身服用。另外，亚麻籽富含木酚素，对预防男性前列腺癌等性器官癌症有也非常有帮助。

植物雌激素属于多酚类物质，因而同时具有该类植物化学素的多种保健功效，除抗乳腺癌、子宫癌、前列腺癌和防治女性更年期综合征外，还有抗氧化、抑制"坏"胆固醇的氧化、扩张冠状血管和脑血管、降低血压、调节血脂、防治心脏病、降低血糖、防治糖尿病和骨质疏松症、保护肾脏和肝脏、保护神经、抗菌消炎、抗溶血、调节机体免疫和抗辐射等作用。

（10）蛋白酶抑制剂（Protease Inhibitors，PI），又称蛋白酶按捺剂，泛指具有抑制胰蛋白酶活性作用的一类物质。蛋白酶抑制剂种类繁多，已发现有四大类：丝氨酸蛋白酶抑制剂、巯基蛋白酶抑制剂（半胱氨酸蛋白酶抑制剂）、金属蛋白酶抑制剂和天冬氨酸蛋白酶抑制剂。目前发现的蛋白酶抑制剂主要是蛋白质和多肽。蛋白酶抑制剂在植物中分布甚广，在植物的贮藏器官，特别是种子和块茎中含量较高，在许多农作物如小麦、大麦、玉米、豆类、番茄和马铃薯中，其含量常常是总蛋白的 1%~10%。

蛋白酶抑制剂能与靶蛋白酶结合形成特异的蛋白酶——蛋白酶抑制剂复合体，造成竞争性的抑制作用，降低酶的活性。蛋白酶抑制剂是蛋白酶活性的调节因子，参与植物营养的积累、贮藏蛋白的运输、种子休眠和萌发的生理调控、抗害虫和病原体的侵袭，对人体的功能有参与血液凝固及溶解、抗氧化、抗炎、抗病毒和阻止癌细胞的扩散作用。植物蛋白酶抑制剂可能成为一种新型的抗癌药。植物蛋白酶抑制剂提取物具有对艾滋病的治疗潜力，这已引起医学界的广泛关注。

人体消化蛋白质需要蛋白酶，它把蛋白质降解，经过蛋白酶和肽酶的共同作用，最后转化为氨基酸，可满足人体生长发育、修复衰老组织的需要。但是，蛋白酶也是促使癌症具有侵袭能力的重要因子。所以蛋白酶活性需要受到一定的控制。蛋白酶抑制剂与蛋白酶形成复合物，阻断酶的催化位点，从而竞争性抑制蛋白酶活性。蛋白酶与蛋白酶抑制剂二者保持一定的动态平衡，是人体健康的重要生理基础之一。

（11）植物活性多糖（Polysaccharide）。多糖是普遍存在于植物界中的由许多相同或不同的单糖以 α- 或 β- 糖苷键所组成的大分子多聚体化合物。此处是讨论非淀粉和纤维素的植物活性多糖。活性多糖对多种活性氧具有清除作用，能减少机体脂质过氧化，增加超氧化物歧化酶（SOD）和谷胱甘肽过氧化物酶（GSH-Px）等抗氧化酶活性，在提高人体免疫力方面起着重要作用。有学者把植物活性多糖也归结到植物化学素之中。高等植物和低等植物都含有多糖，保健中草药及药食两用植物，如枸杞、红枣、人参、党参、黄芪、地黄、甘草、红花、当归、刺五加、沙棘、淫羊藿（仙灵脾）、女贞子、牛膝、薏苡仁、山药、无花果、猕猴桃、刺五加、苍术、桑白皮等，菌类如灵芝、黑木耳、银耳、香菇、猴头菇、姬松茸，海藻类如紫菜、昆布（海带）、螺旋藻等富含植物活性多糖，在菌藻类植物中含量较高。多糖研究涉及的普通食物有南瓜、甘薯、木瓜、芒果、苦瓜、茶叶、猕猴桃、甘蔗、苦荞皮、米糠和黑豆等。多糖作为一类重要的保健功能因子，广泛存在于日常食用的蔬果和谷物中，资源十分丰富。

许多植物多糖有很好的生物活性，具有抗氧化、免疫调节、抗肿瘤、降血糖、降血脂、抗辐射、抗菌抗病毒、抗疲劳、保护肝脏、保护眼睛和延缓衰老等保健作用，因此它具有保护人体健康和预防诸如心脑血管疾病和癌症等现代慢性病的作用。研究显示，红枣、枸杞、竹叶、绞股蓝、虫草、黑豆、无花果、猴头菇、猕猴桃、白术、防风、地黄、螺旋藻、杜仲、女贞子等植物多糖均有提高机体免疫力的功效。

在中医延缓衰老的古方中，含量较高的成分为植物活性多糖。枸杞多糖的抗衰老作用突出，对机体多种生理、生化功能的促进与调节作用全面（枸杞多糖的总含量大约占枸杞子重量的 3.36%）。实验结果表明，枸杞多糖能显著提高小鼠和果蝇的平均寿命。在众多含有多糖的植物中，枸杞的保健功效十分突出，除了多糖，它还有丰富的类胡萝卜素等多种植物化学素，可称得上是"东方明珠"。西方人也开始看重，在加拿大，西方人开的草药香料食品店里枸杞单价为 51.5 加元/kg（人民币 340 元/kg）。何首乌、人参、黄芪和女贞子等多糖都有抗衰老作用。

动物实验表明，灵芝、猪苓、防风、当归、牛膝、茯苓、刺五加、人参等多糖有明显的抑瘤作用，对肿瘤有抑制作用的还有商陆、大黄、海藻、银耳、米糠、海带、银杏、枸杞、地黄、羊栖菜（一种海藻）、黄芪、灰树花（药食两用菌）和红芪（蒙古黄芪）等多糖，香菇多糖和云芝多糖已在国内外应用于肿瘤患者的治疗。南瓜多糖具有降血糖和降血脂的作用，对糖尿病的防治效果已获确认。许多植物多糖都有降血糖的作用，枸杞多糖对实验性糖尿病具有明显的降血糖作用，有效率达 100%，且对正常小鼠的血糖无影响。多糖通过强化造血系统和活化吞噬细胞的作用来提高机体对辐射的耐受性。植物多糖的生物活性与其化学结构、分子量、溶解度等多方面因素有关。植物多糖在抗病保健方面具有独特功能，有人看到植物多糖在营养保健领域的重要作用和发展趋势后则提出，21 世纪是多糖的世纪。

（12）中草药中的植物化学素。植物化学素是草药中最主要的功能性物质，中草药中含有生物碱、有机酸类、植物多糖、类黄酮等酚类化合物、萜类化合物、硫化物、甾醇、皂苷、蒽类等多种复杂的活性成分，对人体生理功能具有明显的调节作用，例如很多常用中草药的活性成分黄酮类化合物的提取物是芦丁和银杏叶，而杧果苷、青兰苷、双氢青兰苷、芸香苷、橙皮苷和黄芩苷等黄酮类化合物均已应用于临床。中草药多种有效物质是在其复合体系综合作用下发挥其医病保健功效的，因而医病要有好的原药配方，而不是用单一化学成分，这是中草药与西药的根本不同之处。从葛根中提取的黄酮素不能代替吃全野葛的保健作用。中草药对于若干慢性疾病的防治作用得到了我国传统医学数千年的经验证明，近年来也受到国内外医学和营养学界的关注。

除上述各种植物次级代谢产物外，还有一些植物化学素没有一一介绍。

第三节　酸性食物、碱性食物与体质

一、弱碱性体质——健康人的体液环境

任何以水为溶剂的液体都有一定的酸碱度——pH 值（Pondus Hydrogeni）。pH 值是表示液体酸碱性比值（H+ 和 OH 离子浓度的相对大小）的符号，在标准温度（25X：）和压力下，pH 值是一个介于 0~14 之间的数值，当 pH=7 时溶液呈中性，pH>7 时溶液呈碱性，pH<7 时溶液呈酸性，pH 值偏离 7 时，偏离越大表示碱性或酸性越强，海水的 pH 值为 8.0~8.5，是碱液；碳酸饮料的 pH 值为 3.0~4.0，是酸液。

人体的构造中含有大量的水，婴儿时水约占人体的 90%，成年时水占人体的 60%~70%。体内以水作为基础的液体称为体液。体液又分为细胞内液（约占体液的 60%）和细胞外液（约占体液的 40%）。血液是细胞外液。

人体体液的 pH 值范围：血液 7.35~7.45，细胞液 7.20~7.45，组织液 7.0~7.5，淋巴液 7.20~7.35，脑脊液 7.30~7.50，唾液 6.8~7.5，尿液 5.5~8.5，胃液 0.9~2.0，胰液 8.8，肝胆液 7.5，小肠液 7.6，大肠液 8.4，精液 7.8~9.2，子宫液 7.5~8.8。如果将人体所有的体液混合在一起，其平均 pH 值为 7.30~7.35。人体体液中，所有的基础体液都处于弱碱性，pH 值都大于 7.0。一般以血液化验结果 pH 值 7.35~7.45 表示人体弱碱性。

健康人血液的 pH 值为 7.35~7.45，是弱碱性体质，一般初生婴儿也都是弱碱性体质。维持人体的弱碱性对生命有至关重要的意义。最基本的化学常识告诉我们，一个弱碱性的体液环境有利于中和、清除体内的酸性代谢废物，氧化分解过程得以顺利进行，生命可以连续不断地获得所需的营养和能量。弱碱性体液有利于体内生理生化活性，代谢的废物、毒物容易排除，人体免疫功能得以充分发挥，是人体防病保健、延缓衰老的内环境和极为重要的生理基础。人体生病不生病首先决定于体内环境，这是内因，病原物侵袭是外因。所以，保持人体液弱碱性即酸碱平衡是维持人体生命活动的重要基础，如果这一平衡被破坏，生命的正常活动效率就会被影响，易生各种疾病。

正常状态下，机体有一套调节酸碱平衡的机制或称系统，使体液保持弱碱性，pH 值为 7.35~7.45。机体的酸碱平衡调节系统包括血液缓冲系统、肺脏、肾脏以及肠道和组织细胞等。

血液缓冲系统：包括碳酸氢盐缓冲系统、磷酸盐缓冲系统、血浆蛋白缓冲系统、血红蛋白及氧合血红蛋白（Oxyhemoglobin，与氧结合的血红蛋白）缓冲系统。其中，碳酸氢盐缓冲系统与血红蛋白和氧合血红蛋白缓冲系统最为重要，各占全血缓冲能力的

35%。由于血液在体液中占绝对多数，而且其酸碱度通过循环系统能够直接影响到全身各部位体液的酸碱度，故血液的酸碱程度成了体液总体酸碱度的决定性因素和重要标志。

为了防止酸性物质在体内存留过多，血液中的矿物质如钙、钾等必须特别活跃。通常钙或钾是以与碳酸结合在一起的形态也就是以碳酸钙（$CaCO_3$）或碳酸钾（$K2CO_3$）的形式存在于血液中，当碳酸钙与硫酸之类的强酸相遇时，碳酸钙中的钙立刻被分解出来，而与硫酸化合成为中性的硫酸钙（$CaSO_4$）与二氧化碳及水被排出体外，这个过程的化学方程式为：$CaCO_3+H_2SO_4=CaSO_4+CO_2+H_2O$。由此可知，我们平时多补充富含钙、钾等矿物质的碱性食物十分重要。

肺脏调节：我们吃进去的有机物质在体内代谢的最终产物之一是二氧化碳，能与水结合生成碳酸，这是体内产生最多的酸性物质。体内 CO_2 产量虽多，但在正常情况下通过肺呼吸能及时排出体外，而不至于留在血中。肺脏呼吸对酸碱平衡的调节贡献很大。

肾脏调节：肾脏是调节血液酸碱平衡的最后环节。当血液带着代谢产物经过肾脏时，肾脏就像一个小水泵将酸性物质通过尿液排出体外，并回收碱性物质，维持体内酸碱平衡。肾脏调节对排出酸性物质和保留碱性物质作用最大。长期大量摄入酸性食物，会加重肾脏的负荷，并且随着年龄的增长减弱肾脏排泄酸性代谢物的能力，最终影响酸碱代谢平衡。平时多吃蔬菜和水果等碱性食物，对身体大有裨益。

细胞调节：通过细胞内外氢离子与钾离子、碳酸氢离子与氯离子的交换，平衡体液的酸碱比例。

肠道调节：最先参与酸碱平衡调节的器官是小肠。虽然它并不直接产生酸或者碱，但可以根据食物的成分来调节对胰液中碱的再吸收，从而来调节血液中碱的浓度。小肠还可以通过调节对食物中碱离子（例如镁、钙、钾等）的吸收来维持酸碱平衡。大肠也能调节对含硫氨基酸以及有机酸的吸收，一般含硫氨基酸和有机酸由消化系统进入肝脏等器官，经过代谢反应后生成氢离子（酸）或者碱离子，并释放到血液中。

尽管机体对酸碱负荷有很大的缓冲能力和有效的调节功能，但很多因素可以引起酸碱负荷过度或调节机制障碍导致体液酸碱度稳定性破坏，这种稳定性破坏称为酸碱平衡紊乱。

自由基引起的氧化损伤和酸毒物质的积累是导致人体疾病和衰老的主要原因，只要既避免自由基的氧化损伤又能及时排除体内的酸毒，就能预防疾病，延缓衰老，健康长寿，这已是当今公认的衰老理论。我们来看一个实验：法国著名生理学家卡雷尔曾经让一个小鸡的心脏存活了 28 年。他孵化了一个鸡蛋，将正在发育中的小鸡心脏取出，切成小碎片，放在含有与小鸡血液离子浓度相同的生理盐水中，每天更换溶液，使心脏的细胞活了 28 年。停止更换溶液后，心脏细胞就死亡了。小鸡心脏存活 28 年的秘密，就在于通过不断更换溶液来除去细胞产生的酸性物质，保持了细胞外液酸碱成分的稳定。以上实验充分证明，良好的体液对生命的延续极为重要。

二、酸性体质——滋生百病的体液环境

无论人体的代谢过程多么复杂，但有一点很清楚，就是代谢过程是产生酸性物质的过程，人类所有的代谢活动都依赖生命的基本单位细胞，将体内营养物质经氧化分解获得能量，同时释放出各种酸性代谢废物，无一例外。

酸性体质即指人体的内环境酸性化，即使血液的pH值小于7.35。人的尿液是酸性的，在早晨用试纸检查自己的尿液，如果pH小于5.5，意味着此人是酸性体质。酸性体质是一种亚健康状态。西方发达国家酸性体质人群占人口的80%左右。据调查，我国酸性体质人口的比例为50%~60%，近年来呈快速增加的趋势，有资料显示已高达70%。人体体液的酸化过程即是逐渐衰老的过程、病变的过程，这是规律。

（一）酸性体质成因

七大原因造成现代人体质酸性化：（1）饮食结构不合理；（2）不良嗜好（抽烟、饮酒）；（3）医药毒性；（4）生活不规律；（5）过重的心理负担；（6）工作压力大；（7）运动不足；（8）环境（空气、水质、电磁波、化学品）污染。

不良膳食是导致多数成年人酸性体质的主要原因。人体摄取食物，代谢中间物和最终产物都是酸性物质。正常情况下，人体通过自身的调节系统将体内酸性物质中和或排出体外，维持体液酸碱平衡。人体内产生过量的酸性代谢废物，超过了自身调节能力，多余的酸性物质就会滞留在体内，对体液造成污染，pH值下降形成酸性体质。坚持"三高一低"（高蛋白、高脂肪、高热量和低纤维）饮食，长期吃鸡、鸭、鱼、肉、蛋以及油盐糖和味精等色香味俱全的烹调食品以及精细面点、甜食、罐头、可乐等酸性食品，一个必然的不良后果就是导致酸性体质，这是现代人的通病。美食多是多磷少钙的酸性食物，据营养学家调查，现代人的饮食中85%以上属于酸性食物。酸性代谢废物过多加上血液循环障碍，其后果必定是心脑血管疾病、糖尿病等严重的现代病。

药物污染也是现代人体质变酸的一个不可忽视的原因。美国亨利·毕勒医生著的一本书《食物是最好的医药》第一章"治疗比疾病更糟糕"里，就西药对人体的危害有清楚的说明，他指出"神药愚弄世人，特效西药往往是毒药"。早期的医学专家卡梦林奈也曾经说过，靠药物生存是恐怖的生存。现代社会，由于西方医学专家的误导，西药泛滥，医生给病人服用这些化学药品，虽能快速缓解症状，但治来治去有些被治成了慢性病。如常用药阿司匹林是酸性的，会导致血黏度增高，流速减慢，致使细胞活力减弱、坏死。长期服用西药，人体毒素越积越多，形成顽疾，严重影响人体健康。

有的医生建议，凡是超过45岁的成年人都应该每天服用一颗阿司匹林，来预防心脏病及中风。对此建议，英国伦敦圣乔治大学的研究人员分析了一项为期6年涉及10万个长期服用阿司匹林的病患者档案发现，阿司匹林能降低罹患心脏病的概率为10%，

而导致严重内出血的概率却增加了33%。他们认为，对曾经患有心脏病和中风的患者，定期服用阿司匹林是有所裨益的，而对常人来说则弊大于利。

（二）酸性体质是"百病温床"

美国科学家诺贝尔医学奖获得者包格乐认为，人类80%的疾病与体质酸化和免疫力低下有关，人们得病是由酸性体质造成的。

微碱性体液有利于体内生理生化活性，代谢的废物毒物容易排除，人体免疫功能得以充分发挥。长期吃鱼肉蛋、精细面点、高油高糖等垃圾食物，会使人体代谢失衡，产生和积累大量酸性废物，使体液变酸，酶活性降低，内分泌失调，荷尔蒙也会受影响，人体细胞的功能就会变差，废物不易排出，肾脏、肝脏的负荷加重，新陈代谢缓慢，各种器官的功能减弱，为百病打开窗口。酸性体质致使酶促反应效率和免疫功能下降，细菌和真菌在体内生存活跃，癌细胞也容易繁殖泛滥。

病菌可以使人致病，但不是人体生病的主因，其主因乃是人体内环境劣化，免疫功能低下。当人体的体液调和时，纵然有了外来的因素（细菌或其他病原），人体也不会生病。有一个著名的小白鼠实验很能说明问题。实验人员连续几周不让被实验的小白鼠睡觉，最后小白鼠全部死于细菌感染。经研究发现，导致小白鼠死亡的是一些毒性很弱的细菌，这些细菌原本是寄生于小白鼠体内的，当体液酸碱水平正常时，这些细菌的繁殖受到抑制；但是当小白鼠长期得不到休息，体液pH值下降，造成酸碱失衡，体液呈弱酸性有利于这些细菌的繁殖；同时pH值的下降也使鼠体免疫力下降，最终这些原本平常的细菌便成为杀害小白鼠的凶手。

诺贝尔奖获得者、德国生物化学家奥托·瓦尔堡（Otto Warburg）博士认为，缺氧的环境会使正常细胞癌变，而体液酸化是导致缺氧的主因。正常情况下，40岁以下的人，每天会产生3000~5000个癌细胞，但是不会每个人都得癌症。因为人的体液环境如果不适合癌细胞发展，癌细胞就会自然死亡。癌细胞每天生和死，不会对身体造成威胁。体液pH值为7.35~7.45时，癌细胞不能够生存；但当体液pH值低于7.3时，越低癌细胞发展的空间越大；当体液pH值低于中性7时；就会产生重大疾病，如果pH值只有6.8~6.7时，人就会死亡，所以说，酸性体质是"百病温床"。

（三）酸性体质与疾病

1. 酸性体质与肝病

肝是身体主要的解毒器，正常情况下，在弱碱性的体液中，肝能分泌肝胆液，酶促反应效率高，它能中和除去体内所有的酸毒。当体液酸化时，肝脏不能分泌足够的胆汁，酶促反应效率下降，使食物中的脂肪不能完全消化。一个有病的肝就好比一个被污泥塞住的过滤器，不能有效地工作，结果在食物四周形成一层脂肪膜，使得食物更难消化。充满了酸毒的胆汁可能回到血液中形成黄疸病，或者这些酸毒会使胆囊分泌液酸化而使胆汁浓缩，形成胆结石。著名的癌症专家格尔森（DR.Max Genscm）说："所有新陈代谢失调的疾病，我们所谓的胃炎、胃溃疡、食道炎、胆、肠、胰、直肠等发炎是由肝脏疾病及血管硬化开始的过程中的一个阶段而已，而其结果有时导致癌症。"特别是吃"三高"（高蛋白、高脂肪、高热量）食物，会使肝脏塞满酸性废物而负荷过重。因充满太多酸毒而使肝细胞无法排毒及解毒而导致本身细胞功能衰退，唯有维持体液弱碱性环境、清除酸毒才可减轻肝脏细胞负荷，而使身体有一个好的解毒过滤器是防治百病的生理基础。

2. 酸性体质与癌症

酸性体液是细胞癌变的主要原因之一。细胞的生长环境持续酸化导致部分细胞死亡，而另一部分细胞为了适应酸性环境突变成异常细胞而生存下来了，这部分异常细胞称为癌细胞，扩展成肿瘤。日本医学博士柳泽文正曾做过一个实验，找 100 个癌症患者抽血检查，结果发现他们的血液全部偏酸，即 100% 的癌症患者是酸性体质。两届诺贝尔医学奖获得者，奥托·瓦尔堡（Otto Warburg）博士的研究显示，癌细胞不能在碱性环境中生长。所以，保持人体内环境的弱碱性是防癌最好的方法。

3. 酸性体质与糖尿病

人体酸性废物不断积累，直接伤害胰腺细胞，使胰岛素分泌不足。日本医学界有研究表明，人体的 pH 值每下降 0.1 个单位，胰岛素的活性就会下降 30%。预防和治疗糖尿病的最好方法即是保持人体的内环境呈弱碱性。

4. 酸性体质易发心脑血管病

酸性物质导致血液黏滞度增高，血红蛋白沉淀，血流速度下降，促使体内大小动脉粥样硬化，严重时会产生心脏病和中风。防治心脑血管疾病的最好方法是保持人体血液呈弱碱性。

5. 酸性体质与骨质疏松

当人体血液有了酸毒（血液酸性化）时，人体会自动刺激甲状旁腺分泌荷尔蒙，这种荷尔蒙将促使骨骼、牙齿中的钙离子（碱性）分离并溶出补充到血液中，以中和血液或体液中的酸毒，人体的骨钙也因此而不断流失，从而发生骨质疏松。现在很多人只知道补钙却不知道保钙。美国人大量摄入"三高"食物、大量的"垃圾"食品，导致体液严重酸化。牛奶富钙，美国人的牛奶摄入量是我国国民人均的十几倍，但美国人比中国人更缺钙，骨质疏松更严重。所以保持人体弱碱性环境是防止钙流失、预防和治疗骨质疏松症的重要途径。

6. 酸性体质与痛风

痛风是由于酸性体质等因素导致激素紊乱，造成因嘌呤代谢问题而使血液尿酸过高，无法完全被肾脏排出体外，而滞留在血液并被带到其他组织中，容易堆积在关节等组织或器官内。尿酸会生成结晶或尿结石，沉积在关节、肾脏和膀胱等处产生痛楚的感觉，甚至产生红肿等炎症反应。因此，防止体液酸化对防止痛风极为重要。

7. 酸性体质与结石

草酸钙是结石的主要成分，草酸钙结石的形成，主要是在体液酸化时，钙质从骨骼中溶出，进入血液用以中和酸毒，形成了高钙血，如果血液中的钙浓度长期不能降低，则可能与食物中吸收的草酸或体液中原有的草酸结合形成草酸钙，在组织、器官中沉淀造成结石。维持体液弱碱性是预防和治疗各类结石的最佳途径。

8. 酸性体质与便秘

便秘是一种很可怕的疾病，它破坏了正常的新陈代谢，任其发展将导致严重后果，会带来其他许多疾病，如高血压、心脏病、肥胖症、糖尿病，甚至癌症。导致便秘的原因有很多，但肠道系统的正常酸碱度（pH值）和氧化还原电位（Oxidation-Reduction Potential, ORP）遭破坏，导致肠道系统菌群失调，进而使肠道系统异常发酵是主要原因。异常发酵产生大量的自由基和氮气、硫化氢、苯酚等大量毒性极强的有害物质，伤肝，污染血液，还导致便秘。

便秘使毒素长时间在体内滞留，反复吸收，形成恶性循环。因此，我们应多吃富含膳食纤维的碱性食物，以刺激肠道蠕动，加快粪便排出，防止便秘。

9. 酸性体质易患关节炎和风湿症

骨头的连接处都被一种柔软而富有弹性的滑膜所覆盖，可垫着关节，减少摩擦。在关节内有一种液体可润滑关节，使关节能够健壮和灵活。当体液酸化、酸性废物堆积时，会刺激滑膜，关节开始变得肿大，骨头末端变粗糙和锯齿状，而软骨变干且易碎，骨头彼此痛苦地摩擦，这种情况叫"关节炎"。酸性毒素伤害到肌体时，会形成风湿。风湿症亦有可能因免疫系统失调产生，长期使用药物（如类固醇），将造成肾功能衰退。因此，及时将关节部位的酸性废物排出，维持体液的弱碱性环境，对关节疼痛和风湿症有很好的帮助。

10. 酸性体质与过敏症

过敏症是自体免疫病，酸性体质是过敏性疾病的重要根源。酸性体液使本来对人体无害的外来物质分子（如花粉等过敏原）发生了改变，当这一改变在人体免疫系统的记忆中是不友好的物质时，就会导致免疫系统被攻击，从而引发炎症和其他各种过敏症状。

由于过多毒素在体内，特别是酸性废物，使支气管的黏膜装满不洁物而变得敏感、受刺激而红肿，支气管腺体变得过分活动，使黏液积聚在这些管内。身体企图中和这些有毒的废物而分泌组织胺，大量的组织胺时常会触发过敏性反应。当人体试图将过多的废物排出时，就会发生哮喘、咳嗽、喷嚏、流鼻涕、眼睛充血等症状。吸入任何刺激物时也会引起突发的过敏症或哮喘。过敏性反应也可能发生在皮肤上，如吃了某些食物后会出现皮肤过敏反应或被昆虫咬伤后皮肤红痒等。当废物从皮肤的毛孔排出时也可能引起湿疹、丘疹、荨麻疹等。还有一些过敏症是由于在酸性环境下，一些外界无害因子（如花粉等）进入体内，在酸性环境中呈现与碱性环境不同的分子构象，使人体免疫系统误认为是有害异物入侵，而产生免疫应答。因此，维持体液的弱碱性，及时清除酸性废物，降低肺部黏膜的敏感性，预防正常物质在酸性环境下的构象变化，对预防和治疗过敏症和哮喘有很大的帮助。

11. 酸性体质易导致疲劳

与微碱性体质相比，酸性体质的人常会感到身体疲乏、记忆力衰退、注意力不集中、腰酸腿痛。最明显的是在体重上，酸性体质者体重起伏不定，好不容易降下来的重量，很快又恢复到原有水平，甚至更高。易疲劳的原因是在酸性环境下酶的活性下降，导致细胞内生成 ATP 的效率降低，所以容易疲劳。ATP（Adenosine Triphosphate）是细胞内一种高能磷酸化合物三磷酸腺苷（核苷酸），ATP 所释放的能量直接提供给细胞，以满足其代谢的需要，它是生物体进行生命活动的直接能量来源。

12. 酸性体质易引起肾虚和肾脏疾病

长期处于酸性体液环境中，属于碱性的矿物质成分被中和，造成微量元素的缺乏，而微量元素的缺乏会引起肾虚，肾虚又会影响微量元素的吸收，这样就进入了一个恶性循环，更加速了各种肾病的形成，这是肾虚引起多种疾病的原因。

13. 酸性体液导致的疾病

其主要严重影响儿童智力；易引起性功能低下；易导致痴肥、口臭；易感冒，导致各种关节痛和加速人体衰老。

除了急性感染，人体的病变不是偶然产生的，慢性病更是如此，有它形成的规律。慢性病的潜伏期通常是 10~15 年，在潜伏期内没有明显的病症，此时身体呈现亚健康状态。也就是说，人体从健康体质到慢性病开始表现出来要 10 年以上，癌症要 15~20 年。有时在潜伏期内有种种不舒服的感觉，但到医院检查又查不出病来，直到有明显的症状时才能检查出比较明确的结果。大多数情况下，18~25 岁时身体一般无病；25~45 岁时即使有病也不明显，身体由亚健康状态向慢性病的初期变化；45 岁以后部分慢性病已经表现出来。

总之，酸性体液致病的原因有：酶促反应效率低下，血液黏度上升，流动性下降，免疫系统的反应速度和敏感度下降，细菌和真菌在体内大量繁殖、过度活跃，改变血红细胞的物理特性影响血液微循环的效率，人体肠道系统异常发酵产生大量自由基和毒素，体细胞为适应酸性体液环境而产生突变。

酸性体质还会影响蛋白质的性质和功能。人体酸碱度 pH 值决定着蛋白质的存在形式、带电情况、解离结构。当人体的内环境由正常的弱碱性偏离成为酸性时，人体内蛋白质的结构、构型、带电情况等就会发生一系列紊乱，酶活力下降，造成胰岛素抵抗，导致血糖、血脂、尿酸的堆积而升高，于是肥胖、糖尿病、痛风、心血管病、肿瘤等代谢综合征也随之形成。

人体体液的酸化过程即是病变的过程和逐渐衰老的过程。据调查，60岁以上的人群中，酸性体质者约占90%。疾病的形成有一个相当长的潜伏期，这是在现代人正常饮食的情况下而言的，如果暴饮暴食，或偏于鱼、肉类，致病的时间也将大幅度缩短，因为暴饮暴食或大鱼大肉，人体将在短时间内演变成酸性体质，当人体呈酸性体质后，病魔即有机可乘。千万不要因贪图一时的享受而毁了百年之身，尤其是现代慢性病，经过长时间的病痛折磨后人才会死去。长年卧于病床，将是人生最大的不幸和痛苦。大家要好好珍惜自己的健康，若想健康必须彻底改善体质。

三、合理膳食，保持体液酸碱平衡

人从一出生就开始了他一生顽强的抗酸斗争，这就是体液酸碱平衡理论的核心内容。要想身体好、不生病或促使病情好转乃至痊愈，必须设法改善体质，实行体内环保。虽然我们不能改变体液酸化的大趋势，但是我们完全可以改善生活方式，延缓人类体液酸化的进程，从而达到长期保持身体健康、延年益寿的目的。

多摄入碱性食物，平衡体液，是身体健康的生理基础。食物的酸碱性，不是靠舌头品尝是酸味还是涩味，而是决定于食物中所含矿物质的种类及其含量多寡比率，即食物燃烧后灰分中残留矿物质成分的比率。与食物酸碱性有密切关系的矿物质主要有八种：磷、硫、氯、钙、钾、铁、镁、钠。酸性食物是指含有在人体内能形成酸性代谢物的磷、硫、氯等元素占优势的食物，如猪、牛、鸡、鸭、鱼、虾、贝类、蛋、乳酪、乌鱼子、酒类和精米、白面、白糖、精致的糕点、碳酸饮料等均为酸性食物。而含钙、钾、铁、镁、钠等元素占优势的食物，能中和酸性体液，可使体液表现为弱碱性，如常吃的各种蔬菜、水果、豆制品、茶叶、海藻类等都是碱性食物。低热量的植物性食物（根茎、叶等）几乎都是碱性食物。

我们说的酸性食物和碱性食物，就其实质应该说是生理酸性食物和生理碱性食物。人体摄入碱性食物后，其代谢产物中的酸性废物少，碱性物质多，有利于保持良性体液。当体液变酸时，人体功能器官会分泌荷尔蒙，刺激调动体内组织释放碱性金属物质以中和酸性体液，多吃碱性食物，人体有充足的碱性物质，是调节平衡体液的物质后备。非洲大陆班图人因为植物性碱性食物吃得多、动物蛋白等酸性食物吃得少，所以体内矿物质很少流失，少有骨质疏松症导致的骨折。因此，专家建议，为了维持人体酸碱平衡，摄取酸性食物和碱性食物的合理比例应为1∶4或1∶3。即吃一份酸性食物，要用三四份碱性食物来调和，其基本理念是多吃生理碱性食物，这是营养保健的一项重要原则。

酸性食物和碱性食物种类列举如下：

酸性食物：动物性食品；甜食；精制加工食品；油炸食品或奶油类；碳酸饮料类。

碱性食物：蔬菜、水果类；薯芋类；海藻类；豆制品；豆芽、谷芽；部分坚果。

四、对应质疑论

对食物影响人体酸碱平衡的质疑论最初是由商家炒作引起的。商家为了推销他们的产品如弱碱性水等,大肆宣传其有治疗疾病的神奇功效。于是有专家出来驳斥说:人体内存在三大系统调节酸碱平衡,食物不能改变人体酸碱性;酸性体质致病说是因果倒置,是疾病导致酸中毒,而不是酸性体质致病。

人体确实存在酸碱平衡调节系统,即肺呼出 CO_2 废气,肾脏排泄酸性尿液和体液缓冲系统,从而降低体液酸度,保持酸碱平衡。其中体液缓冲系统的作用是,当血液和细胞液偏酸时,它调动体内储备的钙钾铁镁等碱性物质来中和酸性体液,维持其弱碱性水平。此处请注意,那些用来中和酸性体液的钙钾铁镁等矿物质,其最初来源正是人们一日三餐吃的碱性食物;相反,多吃鸡鱼肉蛋、高热量膳食,使体内酸性代谢废物堆积,肝肾脏器不堪重负,功能衰退,则导致体液极度酸性化。绝不能否认食物不能改变人体酸碱性。因此,日常的良好膳食营养是维持健康体质的物质基础。

酸性体质是滋生百病的温床,这话并不错。当人体液呈弱碱性时,其细胞功能旺盛,代谢废物、毒物容易排除,人体免疫功能得以充分发挥,抗病力强。而当体液偏酸时,酶促反应效率下降,细胞功能衰退,如人体的 pH 值每下降 0.1 个单位,胰岛素的活性就会下降 30%,酸性物质堆积导致血液黏滞度增高、血红蛋白沉淀、血流速度下降,促使体内大小动脉粥样硬化。如果经常大鱼大肉、暴饮暴食,人体必将演变成酸性体质,使病魔有机可乘。人的体液酸性化过程即是病变的过程。鸡鱼肉蛋高消费国家,也正是酸性体质人口比例高、骨钙流失骨质疏松症严重和现代慢性病高发的国家。

我们提倡摄取良好的膳食营养,给健康体质打好基础,有利于预防多种疾病,延缓衰老。不是说吃个神奇的食物或出什么妙招就能治好某种疾病,更不是商业炒作——良好的膳食营养不容炒作。

第四节　食物酶

一、什么是酶

酶(Enzyme)亦称酵素,是由多种氨基酸、维生素及矿物质等构成的活性蛋白质,是人体各种生物化学反应所需的主要能量。人体中的酶是由胰脏、肝脏和胃肠道分泌产生的。人体含有五六千种以上的酶,它们在人体内整合约十万种不同物质,从而使我们可以消化食物、看、听、感觉、行动和思维。人体所有器官、组织和 60 万亿个细胞就靠酶主导的生化反应来正常运转和维持生命，无论谈营养还是说生命，都不能避开"酶"这个角色。

概括说，人体中有自产的消化酶类（如淀粉酶、各种糖酶、纤维素酶、蛋白酶、脂肪酶等）、代谢酶类（种类很多）和体外来源的食物酶类（主要是摄取生鲜食物所获得的植物酶）；如按照作用、作用物和生化反应来分，有六大类：水解酶类（Hydrolases）、裂解酶类（Lyases）、转化酶类（Transferases）、异化酶类（Isomerases）、合成酶类（Ligases）和氧化还原酶类（Oxidoreductases）。

二、酶的重要性

1. 生命力的实质体现

人体是一棵生命树，是一部生化反应机器。决定这棵生命树活力和灵性的是酶。因为生命体健康与否、生命体的生老病死都取决于生命体各种各样的生化反应能否顺利地展开。而决定这些生化反应能否顺利进行最为关键的因素就是酶，它是生化反应的催化剂、开启生命之锁的钥匙。生命和酶活动是一回事，没有酶就没有生命，酶是生命的标志，酶是永葆生命青春的源泉。

酶是人体内每次化学作用和化学反应所需的重要能源。成千上万种酶构成了人体的酶系统，其中的任何一种都是有特殊作用的物质，在人体里各司其职。毫不夸张地说，此刻我们体内正在发生着数万亿次化学反应，没有哪一次化学反应不需要酶的参与。所有的生命，无论是植物还是动物，都需要酶才能存活。酶意味着生命，没有它什么也做不了，生命也就停止了运转。

酶是生命活力的催化剂，跟无机催化剂相比，酶的催化效力要高1000万到10亿万倍。食物的消化、蛋白质的生物合成、生物能量的控制与利用以及其他生命中的化学变化，都需要酶来参加。

酶可节约生命能量，消化和新陈代谢的整个过程，营养物质的吸收和利用以及体内垃圾的清除，所有这一切需要消耗的能量比人体其他活动所消耗的能量总和还要多，而酶能够大大减轻消化过程所需的能量。

2. 健康长寿的关键

美国著名抗衰老专家霍得华·希尔教授所著的《九个长寿的秘诀》曾轰动世界，其中第一个长寿秘诀就是保持酶的水平。他说："酶是长寿的关键。"酶是生物体内一种特别的拯救生命的蛋白质，是一种长期被人们忽略了的物质。酶这种物质是确保我们自己过一种无病痛长寿生活的最有效武器。酶储藏量越大，人体就越健康。酶越缺乏，人体就越容易生病和衰老。酶量与人体免疫力的强弱和健康总体状况成正比。

随着环境的日益恶化，农药、空气、水源、辐射等污染及饮食错误、滥用药物和自身老化，会渐渐造成体内酶量不足及其活性降低，使体内产生的多余脂肪、自由基和其他有害物质不能及时得到清除，造成血液污染、细胞损伤、皮肤老化、器官功能障碍、免疫功能衰退、抵抗力下降，进而导致肥胖、"三高"和癌症等慢性病的发生。很多病人都严重缺乏酶。正如美国科学家弗朗西斯所说，酶是许多疾病的"公分母"。应该特别指出，大鱼大肉、大吃大喝的生活方式最损害人体酶，饱食是现代文明病的一大杀手。健康的生活方式，是降低体内酶的消耗和增加从体外补充食物酶，以提高体内酶值，这是实现健康人生关键中的关键。

与其余众多营养素相比，酶是对人体健康的第一要素。但遗憾的是，医学界和营养学界大多数人不了解和不重视酶的作用。一些营养学者把活体食物中的营养成分割裂开来，认为那40多种看得着的营养素就代表着营养，这是一个很肤浅的看法。

三、酶的功能

种类众多的人体酶分泌产生后溶在血液中，流向身体各处去完成各自的任务，帮助生命体实施所有的功能。酶的顺利运行，使人体的各种机能发挥作用、各种活动正常进行。酶具有极为重要的生理功能和保健作用，如食物的消化、脂肪的燃烧、糖类的分解、能量（ATP）的合成、组织的更新、体内环境的整理、防病治病等，具体来说包含以下各项：

（1）消化、吸收食物营养素。消化酶由胃肠道分泌，这种酶能确保身体最大限度地消化和吸收营养；可以分解食物颗粒，把肝糖储存在肝和肌肉里，在机体需要时，这种储备的能量物质可由其他酶转换成能量。当人感到肠胃气胀、恶心、身体疼痛等时可以认为是由消化不良引起的，暗示身体的消化酶含量不足。

（2）促进新陈代谢。机体所有器官、组织和细胞都是由代谢酶来运转的，它们是利用蛋白质、碳水化合物、脂肪、矿物质和维生素等营养素建造肌体各种组织和器官的"工作者"。

（3）提供细胞能量，活化细胞。酶能加速葡萄糖的氧化，提供细胞所需的能量。

（4）修补坏死细胞，修复所有的组织、器官。酶能利用机体消化的营养物质，构造新的肌肉组织、神经细胞、骨、皮肤和腺体组织。

（5）清除代谢废物、解毒、排毒、净化血液。如呼吸酶能加速肺内二氧化碳的排除，尿酸分解酶能催化尿酸转变成尿素，酶有助肾、肝、肺、结肠和皮肤排出体内的废物和毒物，酶还具有解酒排毒作用。人体应用"三把扫帚"扫除体内垃圾：一是物理扫帚，主要是膳食纤维；二是化学扫帚，主要指抗氧化剂；三是生物扫帚，即抗氧化酶和居住在肠道内的益生菌。在酶类清除剂中，作用最大的是超氧化物歧化酶、过氧化氢酶和谷胱甘肽过氧化物酶等。

（6）抗氧化，清除自由基，如过氧化物酶在抑制过氧化物的浓度方面起着催化剂的作用，能使机体内的过氧化物保持在适宜的水平（不过高），避免脑细胞、骨关节和其他器官、组织受到损害，起到防病保健、延长寿命的作用。

（7）杀菌、抗炎、消肿，如胰蛋白酶和胰凝乳蛋白酶，可去炎消肿。

（8）平衡渗透压，调节pH值，保持血液的弱碱性。

（9）增强免疫力，提高自愈力。人体免疫力的强弱与体内酶的库存多寡成正比，酶储量越大，人的身体就越健康。酶能保障免疫系统的正常运作，如胰腺分泌的胰酶是免疫系统正常运作的前提条件。胰蛋白酶能帮助免疫细胞分解死亡细胞以及癌细胞，预防癌症。保持高酶值可预防心脑血管疾病。酶可预防青春痘和黑斑，有益于减肥、美容和防治便秘。体内储备的酶越多，免疫力就越强，身体就越健康。身体储备充足的酶，可以使免疫系统在引起疾病的微生物和毒素造成危害之前，发现和消灭它们。酶还可以预防过敏症等自体免疫性疾病。脂肪酶可燃烧脂肪，脂肪酶不足使现代人肥胖，并产生循环系统的疾病。酶越缺乏，人体就越容易老化。

四、自产酶和食物酶

人体中的酶有两大来源，即自产酶和食物酶。自产酶是内源性的，是生命体根据自身的需要自己制造出来的。但身体自产酶的能力和数量是有限的，体内酶值是经常变化的。

酶值与年龄。当人体中的酶值充足时，其生命活力旺盛。在整个生命过程中，因年龄、健康和酶耗量等状况不同，酶值总是处于变化之中。人体分泌酶的能力随年龄而变化。在人体生长期，酶值在逐渐增加，青春期增长最快，生长发育完全成熟后，酶值达到峰值；然后人体分泌酶的能力逐渐减弱，在35岁之前，酶值虽然在逐渐降低，但仍保持一定的稳定性，酶值降低速度较慢；超过35岁以后，酶值降低的速度加快。随着年龄的增长，酶值将越来越低。当酶值低到一定程度时，生命就越来越衰弱，衰老本身就是生命酶值低的一个象征。当酶值低到一个临界值时，生命就会终止。

人体自产酶的能力和数量是有限的。消化酶用得越多，身体就越没有能力来制造代谢酶。引起现代文明病的重要原因之一就是饱食导致身体消化酶使用得太多，身体没有能量再来制造足够的代谢酶。

自产酶能力强弱等于生命力强弱。人体自产酶的能力强，整个消化和代谢过程就很顺利，生命的活力就很旺盛，身体在这种状况下时，一般人就认为，这个人"元气"很充足。自产酶的能力弱，人体整个消化和代谢过程就不彻底，身体元气太差，体内堆积的垃圾和毒素多，新陈代谢能力差，身体处于亚健康或者疾病状态。老年人、体质弱的人、代谢类疾病的患者等，由于自产酶的能力弱、身体的元气差，生命之"火"比较脆弱，他们一定要认真地呵护自己的元气即生命之火，尽量不去做耗损元气的事，不能糟蹋元气，要想办法增加元气。除了胃液中和细胞溶酶中的酶需要在酸性条件下起作用外，其余的酶几乎都在中性和弱碱性条件下参与生化反应。一旦体液酸化，酶的活性就会下降，甚至失去功能，这也是为什么我们必须保持弱碱性体质的主要原因之一。

除自产酶外，人体还可以从空气、阳光、饮水和所吃的食物中获取酶，食物酶是主要的体外来源酶。食物酶是生命必需的营养素，植物体中的食物酶稳定性好。现代人应该把摄取植物性食物酶摆在营养观念中的重要位置。补充食物酶既可减轻肝脏负担，又可帮助消化彻底。每个人的膳食结构中都必须包括富含食物酶的食物，都应从植物性食物中摄取食物酶，提高自己的酶值，尤其是年老体弱者。营养摄取不均衡、消化吸收状况差、上班容易疲劳的人，更应多从植物性食物中摄取食物酶，调整好自己的体质。从植物中获取食物酶，需要吃多种多样的植物，得到的酶的种类才能比较齐全。一个好的选择是生食新鲜的蔬菜水果，首选有机蔬果。

五、食物酶的来源

地球上所有生命体（动物、植物和微生物）都含有酶。其中植物体中的食物酶稳定性好，最好利用。所有蔬菜、水果、坚果和种子都含有人体可利用的食物酶。蔬菜、水果、芽菜、新鲜植物汁（如麦草汁）、蜂产品等含有大量人体所需要的各种酶。多吃生鲜蔬果提高酶值，可助我们健康长寿。水果中菠萝（凤梨）、木瓜、香蕉、酪梨、杧果、猕猴桃（奇异果）等，含有非常丰富的酶，尤其是尚未成熟的青木瓜，酶含量要比成熟时多很多。豆芽、谷芽、萝卜、鲜香菇、菠菜、绿花椰菜、西红柿、芦笋、洋葱、紫花苜蓿嫩茎等蔬菜和冷榨橄榄油、冷榨葵花籽油、未经高温处理的蜂蜜等，酶含量也很丰富。

举例说明几种植物酶的功效。菠萝（凤梨）含有菠萝酶（Bromelain），亦称凤梨酵素，可帮助食物消化吸收，有益健康。植物酶制品凤梨酵素，是从菠萝的果、茎、叶、皮中提取出来的，具有非常广泛的生理作用，有强力的抗炎、抗过敏及消化蛋白质的特性和嫩肤、美白去斑的优异功效，临床上的实用价值很高，可将大分子蛋白质水解为易吸收的小分子蛋白质和氨基酸。如将菠萝蛋白酶加入饲料中，可以大大提高动物饲料蛋白质的利用率和转化率，并能开发更广的蛋白源，从而降低饲料成本。

青木瓜含有丰富的木瓜酶（木瓜酵素，Papain，Papaya Enzyme），助消化、减肥。木瓜粉制品是由青木瓜果实加工而成的，内含丰富的木瓜酵素、木瓜蛋白酶、凝乳蛋白酶。木瓜酵素是一种含巯基（—SH）肽链内切酶，具有蛋白酶和酯酶的活性，有较广泛的特异性，对动植物蛋白、多肽、酯、酰胺等有较强的水解能力，不仅可分解蛋白质、糖类，更可分解脂肪，其分解脂肪的能力可以说是木瓜最大的特色，可用于减肥。

蔬菜中，吃萝卜帮助消化是中国人的常识。萝卜有很强的解毒功能，含有很多消化酵素淀粉酶、糖化酶等，能强化对食物中的淀粉、脂肪等成分的分解，促进人体对食物的消化吸收，所以萝卜的减肥效果极佳，还能够防止胃酸过多，对胃黏膜有修复作用，预防胃炎及胃溃疡。萝卜酶能分解食物中的致癌物质亚硝胺，减少患胃癌的风险。特别是白萝卜好处很多，尤其适合那些常吃肉或喜欢膏粱厚味的人，可帮助他们把体内的废物排掉。

六、吃生鲜蔬果提高人体酶值

酶有个最重要的特性，也是其最大的弱点，就是对温度变化的不适应性。各种活性酶的最适宜温度一般为 35℃—40℃，在人体体温 37℃时最为活跃；高于 40℃时，随着温度的升高，酶活性将会降低；达到 50℃时，就会遭受破坏；到 60℃以上就会被全部破坏，完全失去活性，煮熟的食物中完全没有了活性食物酶。

经常吃过度烹饪食物不仅无法让人体摄取到活性酶，还迫使自身消化系统必须分泌所需要的酶来对食物进行消化吸收，而人体为了供应这些酶，必将不断地动用体内储存的酶，降低酶值，造成人体酶的缺乏。喜欢加热烹调的中国人，尤其严重缺乏酶，这也是为什么我们中国人的胰腺比西方人大一倍。因只吃熟食，中国人的胰腺需要加倍工作，以生产补充体内不足的酶，结果变得肿大退化。

只有生鲜蔬果才能提供人体健康长寿的关键性营养物质——酶。吃生鲜蔬果，从体外摄取食物酶对人体健康非常有益。例如，生鲜萝卜中人体需要的消化酶含量很高，中国民间流传萝卜"生开熟补"，吃生萝卜开胃、助消化。我们应该天天吃水果，适宜生吃的蔬菜，最好生吃，用冷榨油，吃凉拌菜。一生只吃熟食不吃生菜的人，体中不知缺少了多少酶，这是一种健康长寿的关键物质。中国南方人不生吃蔬菜或很少生吃，不是好习惯。山东人蘸酱吃大葱；在以前不撒农药时期，东北农村人喜欢吃多种新鲜菜苗，如小白菜、萝卜苗、芥菜苗、生菜（莴苣苗）、香菜（芫荽）、小葱、韭菜、蒜苗，以及蒲公英、苣荬菜等野菜，蘸豆酱吃，都是好习惯。西方人大吃肉蛋奶加工食品是坏习惯，而生食蔬菜是好习惯，这一点值得我们学习。三明治、汉堡包里夹生鲜菜，还有面菜卷之类食品，习惯吃生菜色拉，里面有多种生鲜菜，如莴苣类（Lettuce，我们叫生菜）、嫩菠菜、青花菜、白花菜、洋葱、樱桃番茄、西芹、甜椒、樱桃萝卜、黄瓜、胡萝卜、绿豆芽等。菠萝、木瓜、杧果、香蕉、西瓜、甜瓜、甜橙、苹果、小黄瓜等也应当零食常吃。中国人应改变只吃加热烹调蔬菜的饮食习惯，逐渐提高生吃蔬菜的分量，生熟兼用。两正餐之间把水果当点心吃，鲜果汁当水喝。营养摄取不均衡、消化吸收状况差、上班容易疲劳的人，更应重视摄取生鲜蔬果补充食物酶，有助于调整好体质。老年人、牙齿不好的人可用机器打成蔬果糊，几种蔬果混合吃。生食新鲜的蔬菜水果，首选不撒农药的有机蔬果，要吃多种果菜，得到的食物酶种类才能比较齐全。专业人士建议，如果想拥有强健的体魄和改善慢性病造成的身体功能耗损，减缓衰老速度，在我们的饮食中生食蔬菜的分量可占蔬菜总量的 50% 左右。

凡是能生吃的蔬菜最好生吃，凉拌或蘸酱均可。适宜生吃的蔬菜种类很多：嫩菠菜叶、莴苣（俗称生菜）、黄瓜、樱桃萝卜（水萝卜）、洋葱（甜洋葱）、绿花椰菜（青菜花）、白花菜、胡萝卜、西芹、樱桃番茄、甜椒、小白菜、球茎甘蓝、雪里红、普通萝卜、萝卜苗、芥菜苗、鲜蘑菇、嫩茄子、茭白、竹笋、莲藕、韭菜、茼蒿、苦瓜、香椿芽、嫩姜、小葱、大葱、蒜、绿豆芽及各种谷芽（尤其苜蓿芽好）等。生食蔬菜具有奇特的好处，西方国家生吃蔬菜的风气越来越盛。由于生活习惯的不同，我国很多地方的人不吃生蔬菜。当然，生产和运营蔬菜的卫生条件务必注意，蔬菜应清洗干净，最好生吃无污染的有机蔬菜。有机蔬菜不宜过分清洗，多保留一些从土壤微生物环境带来的营养成分，如维生素 B12 等。生吃蔬菜的调料，中国也有很多，既有风味又有营养的东西，可根据个人喜好制作。

七、摄取有生命力的食物

有生命活力的生鲜蔬果是食物酶的最好来源。容易放坏的食物才是最有营养的，因其酶活性高。酶活性高的食物味道也好，食物酶活性高的食物是最好的养生食品。吃有生命力的生鲜蔬果是防病、康复、养生、保健（包括排毒、减肥、美容、抗衰）的一项重要措施。种子萌发长成的芽苗，是生命力最活跃的食物。芽菜包括种芽和体芽两种。前者指由种子萌发形成的芽苗菜，如谷豆芽苗、蔬菜芽苗等；后者指直接在植株的根、茎上长出来的，如香椿芽、竹笋、豌豆尖等。它们共同的特点是生长期短，一般长到 1~2 即可食用；不需施肥，营养靠种子或母本植株本身供给；营养物质非常丰富，而且易于消化吸收；酶活性高；食用口感好，尤其适合年老体弱的人食用。

每粒种子都含有丰富的碳水化合物、蛋白质、脂肪、维生素、矿物质。当种子发芽时，产生极丰富的酶，将种子中原有的养分转化成生长所需要的重要营养素，释放出大量的能量即生命力。种子在发芽过程中，释放出比原来种子高出许多倍的营养素，尤其是种子所没有的营养素。原来种子中的淀粉转化成为简单的糖类，脂肪变成脂肪酸，蛋白质则变成氨基酸，这些都是营养素最基本的组成，不用再经过人体唾液中的淀粉酶、胃液中的胃蛋白酶、胰液中的胰脂酶、小肠的乳糖酶等辗转消化，就可以轻松地为人体所吸收，减轻胃肠负担。

适于生吃的谷豆芽有苜蓿芽、青花菜芽、三叶草芽、荞麦芽、葵花籽芽、芝麻芽、豌豆芽、绿豆芽、芥蓝芽、菜蔓芽、生菜芽苗、白菜芽苗、萝卜芽苗、芥菜芽苗、小麦草粉和大麦草粉等；体芽菜有香椿芽、枸杞芽尖、豌豆尖等。

芽苗菜的突出特点是酶活性高，可以强化人体的排毒、解酒、健胃消食和消肿功能。不同的芽苗菜有不同的保健作用。绿豆芽性凉味甘，有利尿除湿和解酒毒、热毒、肿毒的功效；香椿芽有开胃、调节人体内分泌等功能；萝卜苗性微凉、味甘，有健胃消食、止咳化痰、除燥生津等功效；荞麦芽富含芦丁，对于人体血管有扩张及强化作用，对高血压和心血管疾病患者是一种较好的保健食品；枸杞苗滋阴壮阳，黑豆芽性微凉、味甘，有活血利水、清热消肿、补肝明目的功效。芽苗菜对于防治肥胖及各种疾病都有很大的功用。减肥、抗病，放化疗期和病后康复期吃排毒餐，采用"生食疗法"时，可以各种芽苗菜为主要食料之一。以下举例说明。

绿豆芽中的营养成分含量比绿豆粒成倍增加。绿豆在发芽过程中，蛋白质所含的氨基酸重新组合，使绿豆中较为缺乏的氨基酸大幅度提高，并使氨基酸的比例更适合人体需要，从而提高了绿豆芽的营养价值；绿豆种子通常不含维生素C，但经发芽后含维生素C十分丰富，尤其是4~7天的芽，每100克含维生素C达数百毫克。如果在发芽时有日光照射，则维生素C含量还要明显提高。绿豆芽中还含有丰富的尼克酸、维生素B1、维生素B2以及胡萝卜素等。

苜蓿享有"牧草之王"的美誉，而苜蓿芽则被称为"食物之父"，营养最丰富。苜蓿芽菜的营养十分均衡，含有8种对身体新陈代谢及食物消化非常重要的酶，含有丰富的蛋白质、矿物质（如钙、钾、铁、磷）、维生素（A、B1、B2、C、D、E、K、B12等）和叶绿素。研究显示苜蓿芽菜能明显改善的病症包括：糖尿病、高血压、荨麻疹、风湿症、肝硬化、关节炎、湿疹等。常吃苜蓿芽能改善皮肤粗糙、黑斑、青春痘、口臭、体臭等。

萝卜芽中的维生素A含量相当于大白菜的10倍；豆芽、香椿芽、萝卜芽中的维生素C含量，也比我们平时吃的西红柿、黄瓜等蔬菜高出很多。绿花椰菜的抗癌功效主要来自异硫氰酸盐（SGS）的化学成分，花椰菜芽的异硫氰酸盐含量是花椰菜成株的20倍，抗癌效果更好。萌发可提高荞麦的营养保健价值，荞麦芽菜的氨基酸较籽粒更为均衡，芦丁（又名芸香甙、维生素P，苦荞中含量高，是一种抗氧化营养素，抗炎抗病毒，防治血管病疗效好）含量较籽粒增加4~6倍，芽苗中含有丰富的维生素及有机酸。

生吃谷豆芽，要注意产品培养环境卫生条件，在市场上选购芽菜要确认产品是正规厂家生产、不含生长素等添加剂和无污染才可放心食用。世界上曾有过吃了被大肠杆菌和沙门氏杆菌污染的芽菜引起中毒事件的报道。有条件的家庭可自家培养谷豆芽，生吃菜苗，清洗干净，是比较安全的。

第五节　食物钾钠比

一、钾钠的生理功能

1. 钾是植物体中含量最多的金属元素

植物体内钾含量（K2O）一般为植株干重的1%~5%，是植物体中含量最多的金属元素，钾在细胞质中的浓度不小于100mM（mM是离子浓度单位，即0.001md/L），比硝酸根和磷酸根离子高几十倍至百余倍。钾以水溶性无机盐态存在于细胞中，以离子态为主，吸附在原生质膜表面，并不是以有机化合物的形态存在。

钾在植物体内具有较大的移动性，随植物生长中心的转移而转移，即再利用率高。

钾离子主要分布在代谢最活跃的器官和组织中，如幼芽、幼叶、根尖等，豆类的籽粒和薯类的块根、块茎中钾含量较高，谷物的根茎叶中钾含量高于种子。

钾有高速度透过生物膜且与酶促反应关系密切的特点。钾不仅在生物物理和生物化学方面有重要作用，而且对植物体内同化产物的运输、能量转变也有促进作用，其优点如下：

（1）钾能激发和提升酶的活性。

（2）钾能促进光合作用，提高 CO_2 的同化率。

（3）钾促进营养物质的运输，促进光合作用产物向贮藏器官运输和贮存。

（4）钾通过对酶的活化作用，从多方面对氮素代谢产生影响，促进蛋白质的合成。作物种子中钾元素和蛋白质两种成分含量高低之间有一定的关系，两者呈正相关趋势，即若钾含量高，其蛋白质含量也高。

（5）钾促进作物生长，对调节植物细胞的水势有重要作用。

（6）钾能促进有机酸的代谢。

（7）钾能增强植物的抗逆性，增强作物的抗旱、抗高温、抗寒、抗病、抗盐、抗倒伏等的能力。

2. 钾在人体内的生理作用

成年人体内含钾量为140~175g，体钾主要存在于细胞内液中，占全身体钾的98%，浓度约为150mmol/L（毫摩尔/升），体钾的70%在肌肉，10%在皮肤，其余在红细胞、脑和内脏中。细胞外液中钾（K^+）含量占体钾的2%，血清中钾含量为3.5~5.5mEq/L（mEq/L 表示毫克当M/升）；细胞内液和外液的钾浓度相差达30倍。人体细胞内的钾，部分与大分子有机物如糖原和蛋白质结合，部分游离。钾在人体内的作用有：

（1）维持细胞内正常渗透压，是细胞内的主要阳离子，在细胞内渗透压的维持中起主要作用。

（2）维持神经、肌肉的应激性和正常的神经兴奋性。维持细胞内外钾钠离子的浓度梯度，激活肌肉纤维收缩并引起突触释放神经递质。

（3）维持心肌的正常功能。钾协同钙和镁维持心脏正常功能。心肌细胞内外适宜的钾浓度与心肌的自律性、传导性和兴奋性的维持密切相关。

（4）参与细胞的新陈代谢和酶促反应。钾缺乏时，碳水化合物和蛋白质的代谢，如氨基酸合成肌肉蛋白等将受到影响。

（5）降低血压。血压与膳食钾、尿钾、总体钾或血清钾呈负相关。钾元素能对抗食盐引起的高血压。补钾对高血压及正常血压有降低作用。其作用机制可能与钾直接促进尿钠排出、抑制肾素血管紧张系统和交感神经系统，改善压力感受器的功能，以及直接影响周围血管阻力等因素有关。钾可通过利尿、降低肾素释放、扩张血管，提高 Na^+-K^+-ATP 酶的活力以改善水钠的潴留，使血压下降。

（6）调节体液的酸碱平衡，预防体质酸性化。

（7）钾的大部分生理功能都是在与钠协同作用中发挥的，因此维持体内钾、钠离子的平衡，对生命活动有重要意义。

3. 钠在人体内的生理作用

钠是人体细胞外液中的主要阳离子，成年人体内约含钠70~120g，主要分布在骨骼和体液中，其中细胞外液中占50%，骨骼中占43%，而细胞内液中仅占7%。正常血清中的钠为135~145mmol/L。钠在人体内的作用有：

（1）钠参与水的代谢，保证体内水的平衡。钠、钾含量的平衡，是维持细胞内外水分恒定的根本条件。

（2）维持正常的血液和细胞外液容量和渗透压。

（3）维持体内的酸碱平衡。

（4）是胰汁、胆汁、汗和泪水的组成成分。

（5）参与心脏、肌肉和神经功能的调节。钾、钠、钙、镁等离子的浓度平衡，对于维护神经肌肉的应激性是必需的，满足需要的钠可增强神经肌肉的兴奋性。

（6）钠与ATP酶的生成、能量代谢都有关系。体内蛋白质和糖类的代谢、氧的利用也需有钠的参与。

二、钾钠摄入量与人体健康

1. 健康人体的钾钠比

健康的成年人，身体钾钠总含量比大致为2：1~3：1。健康人的饮食应是高钾低钠。成年人每日食物钾的适宜摄入量是2~5g（中国营养学会提出的每日膳食中钾的"安全和适宜的摄入量"为1875~5625mg），以维持体内正常的钾含量。从日常食物中摄取钾一般不会过量，食物钾的最好来源是蔬菜、水果和豆类。食盐是人体摄取钠的最主要来源，其主要成分是氯化钠（NaCl），其中含氯60%、钠40%，还含有少量的钾、碘、镁等微量元素。食盐含钠量高，常吃美食摄钠量易超标，所以应注意控制饮食中的含盐量，成年人每天摄盐量应少于5g（含钠2g）。

2. 高钠低钾是引发高血压的重要病因

摄盐量高是我国民众特有的饮食习惯。2002年全国居民营养与健康状况调查发现，我国居民每天的摄盐量平均为12g（钠4.8g），北方地区可达到15~18g（钠6.0~7.2g），南方地区稍好一些,但仍然在9g(钠3.6g)左右,远远超过世界卫生组织倡导的少于5g(钠2g)的标准。与此同时，我国人群的钾摄入量却很少。据2002年调查，我国城乡居民每天钾的摄入量分别只有1.89g和1.86g。

高盐是引起高血压早发的重要原因。流行病学调查表明，钠的摄入量与高血压发病率呈正比，摄入食盐多者，高血压患病率高。有资料显示，食盐摄入量小于2g/d，几乎不发生高血压；3~4g/d，高血压患病率为3%；4~15g/d，患病率为33.15%，大于20g/d，患病率为69.75%。高钠低钾的饮食习惯，使得我国高血压患病率数字惊人，且增长趋势明显。2002年18岁以上成人高血压患病率达到18.8%，与1991年相比增长了31%，当时每年有700万新发病例。"人越老血压越高"的现象更多地发生在吃盐多的人群中。

高血压不只是血压升高，更是心血管疾病的重要危险因素。每10个门诊高血压患者中，就有5人糖代谢异常。高血压合并糖代谢异常，已成为中国高血压患者的重要流行趋势。2011年中国每10个成年人中就有2个患心血管病，每年死亡超过300万例，平均每10秒1例，高血压是导致其发病和死亡率不断攀升的元凶之一。

（1）高钠的高血压生理

食盐的主要成分是氯化钠，它在人体内主要以钠离子和氯离子的形式存在于细胞外液中。当其过多时，由于渗透压的作用，引起细胞外液增多，血容量随之增多，结果是使血压升高。

钠离子增多带来的另一个问题是细胞发生肿胀，阻力动脉增厚，一方面使小动脉管腔狭窄，另一方面增强了小动脉壁对血液中收缩血管物质的反应性，引起小动脉痉挛，使细小动脉阻力增加，也会使血压升高。

钠增加后抑制了钠-钾-ATP酶活性，使细胞钙排出减少，血管平滑肌细胞内钙离子浓度升高，引起血管平滑肌收缩，导致血压升高。

（2）低钠使收缩压降低

若干限钠临床试验证明，低钠可使收缩压降低。平均钠摄入量每减少80mmol/d，收缩压即可下降3~4mmHg（毫米汞柱）。这种关系在老年或血压较高者中尤其显著。

（3）补钾可降血压

钾元素对心血管的作用与钠相反。丰富的钾能促使钠从尿中排出。钾可缓冲钠盐升高血压的作用，并且抑制血管平滑肌增生，对脑血管有独立的保护作用。研究发现，钾摄入量与血压水平、高血压患病率以及卒中危险之间呈负相关。每天补钾4.5g，高血压患者的收缩压和舒张压分别下降4.4mmHg和2.5mmHg。一项调查发现，尿中钠和钾含量相同者，高血压发病率为3.4%。钠含量是钾的3倍者，高血压发病率为16.5%；钠含量是钾的6倍者，高血压发病率为31.7%。

增加富钾食物的摄入能使抗高血压药物需求量减少。有一个增加富钾食物摄入降低高血压患者对降压药需要量的试验。将患者分成2组，Ⅰ组增加富含钾元素食物摄入，Ⅱ组保持原食谱不变。1年后观察试验结果发现，Ⅰ组患者中，降压药用药量减为原始量的50%以下就能控制血压者占82%；Ⅱ组患者中，减药后能控制血压者仅占29%，两组间差异达到统计学极显著水平（$p>0.001$）。

减少钠摄入量的同时增加钾摄入量，比单纯限制钠摄入量对健康的益处更大，应在减少钠摄入量的同时强调增加钾摄入量。

3. 高钠低钾饮食增加心血管疾病死亡风险

高钠低钾饮食可显著增加普通人群心血管疾病（CVD）、缺血性心脏病（IHD）以及全因死亡率。美国疾病预防控制中心公共卫生基因组学办公室的泉河洋（Quanhe Yang）博士及其同事利用美国第三次全国健康与营养调查数据，估算12267例成人受试者日常钠和钾摄入基线水平，然后根据美国国家死亡索引确定受试者在15年随访期间的死亡情况。结果显示，随访期间共计2270例受试者死亡，其中CVD（心血管病）死亡825例，IHD（缺血性心脏病）死亡433例。全因死亡风险随钠钾比例增大（钾钠比缩小）呈线性增加。与钠钾比例处于最低四分位数者相比，处于最高四分位数者的危险比（HR）为1.46。高钠钾比例还与CVD和IHD死亡风险显著相关，处于最高四分位数者与处于最低四分位数者相比，VCD）和IHD死亡的HR值分别为1.46和2.15。鉴于卒中死亡病例较少（139例），未能对卒中死亡率做出可靠分析。校正受试者性别、年龄、种族、体重指数、高血压状况、体力活动水平和受教育程度后，上述相关性仍非常显著。

与单纯钠或钾摄入量相比，钾钠比与死亡率的关联性更为显著和稳定。死亡率可能与钾钠在细胞水平的复杂相互作用有关。减少钠摄入量的同时增加钾摄入量，比单纯限制钠摄入量对健康的益处更大。

4. 低钾摄入增加患糖尿病风险

关于糖尿病，人们习惯的想法是糖吃太多了，当然，这是有影响的，但一个重要的原因是胰岛素分泌不够。胰岛素的分泌受钾的影响，钾能刺激胰岛素分泌。当我们体内钾少时，胰岛素的分泌也就减少。美国霍普金斯大学医学院沙菲（Shafi）等的研究揭示，低钾是诱发糖尿病的病因之一。美国学者Cardia的研究结果显示，若饮食钾摄入量较低，患糖尿病的风险就会增加。在Cardia的研究中，共1066位受试者参与尿钾检测，在超过15年的随访中，结果是有9.3%的受试者罹患糖尿病。多因素分析表明，与尿钾排泄量最高的1/5组相比，最低的1/5组受试者罹患糖尿病的风险约增加1.5倍（生物医学统计学可信度指标HR=2.45）。人体内钾储备不足会导致胰岛素分泌减少、敏感性降低，致使血糖代谢异常，发生糖尿病。综合多项研究可知，人体从食物中多摄入钾素，可一举两得——既降低高血压又预防糖尿病。

5. 钾钠摄入量与癌症

多年前，美国德州大学安德森医院的琼斯博士（Dr.Jansson）从全世界20多个国家的资料分析中发现，凡摄取钾元素较高的地区，其患癌症人数也较少。他还发现在纽约附近的一个小镇西尼卡（Seneca），其患各种癌症的人数都低于邻近各镇，经考察发现该镇有一个湖，湖水中钾的含量大大高于其他镇。据此，推测钾元素摄取量对癌病发生发展有重要影响。

钾和钠两者间的比例反映出体内细胞分裂的信息。人体内高钾低钠环境不利于细胞突变，甚至使已生成的癌细胞消失。在细胞生长分裂时，钾钠比则会减小，癌细胞的钾钠比低于正常细胞。实验室研究发现，如果在培养液中增加钾，有些癌细胞会转变成正常细胞。老鼠的血癌细胞本来不能造血，而将其培养液中的钾元素提高10倍以上时，即出现造血现象。

钾主要存在于细胞内液，人体正常细胞内含钾量是钠的10倍，但随着年龄的增长，身体中含有的钾很容易从细胞膜析出，致使细胞内钾钠比降低，这种环境有利于癌细胞繁殖。老年人体内的钾很容易从细胞膜析出，这是老年人患癌机会增多的原因之一。健康人体内的钾钠总量比至少应是2∶1，即钾是钠的两倍以上。但是现在很多人的饮食习惯造成了刚好相反的结果，摄入的钠往往过多。有学者认为，高钾低钠膳食能帮助人体恢复钾钠的均衡状态，有助于抑制癌症病情的恶化。

三、钾钠比——食物品质类别的表征

在膳食营养与人体健康关系的研究中存在两种营养观，一种是膳食综合营养观，另一种是单因素营养观。若干西方学者长期习惯于用食物中或人体中某一种元素与人体健康现象进行比较研究，而忽视膳食营养物质的总体效应。事实上，每种食物都是一个由无数营养素构成的综合营养体系，对人身健康发挥着至关重要的作用。一种食物含有无数种营养物质，其中任何一种成分都是与其他无数种成分综合发挥作用的。

人类慢性病与膳食结构变化的历史向我们揭示了流行病学的一条规律。早期人类摄取以天然植物性食物为主的膳食，威胁人类的疾病主要是流行性传染病。进入现代社会以来，医药卫生条件有了极大改善，同时众多人的膳食结构发生了很大变化，人群中发生的疾病种类也随之改变。以血管病为代表的现代病高发流行，这与人们大量摄取肉蛋奶和过度烹饪、精制"毒化"的美味、方便食品密切相关。

19世纪到20世纪初期，美国人患现代慢性病的人数还很少，而到了21世纪50年代人们发现不一样了，1953年美国医生在朝鲜战场解剖300个美军阵亡士兵尸体中发现，77.3%的士兵患有心血管病，更令人吃惊的是，他们都是青年人。南韩士兵吃了美军食物也引发了心血管病，而北朝鲜士兵的血管则很干净。朝鲜战争时，中国大多数人，还处在青菜豆腐时代，50年代初笔者上学时，学生食堂每周只开一次荤，同学们口传"有钱难买星期六，星期六早晨吃炖肉"，而当时大多数农村人一个月也吃不上一顿肉，现代慢性病在当时尚未"大流行"。

20世纪末，随着经济的发展，中国人的肉食量增长了10倍，到20世纪末接近法国、美国、阿根廷和巴西等世界上肉食消耗量最大的国家。高血压是现代血管病的代表性疾病。20世纪50年代，中国高血压发病率仅为5%左右，而到了21世纪初期每5个中国人中就有1个高血压（2009年北京15岁以上人群高血压患病率已达25%）。现在我国40岁以上人群中，62%的人已不同程度存在心血管病或其危险因素。21世纪初，我国城市成年人的高血压患病率已与15年前美国人的水平相当了。

中国人有史以来就嗜盐，20世纪50年代在福建省的出土文物中发现有煎盐器具，证明了仰韶时期（前5000—前3000）古人已学会煮海盐。古人说，五味之中咸为首，盐在调味品中名列第一。我国先秦时期，盐就已经成为不可缺少的主要调味品。从春秋战国到汉唐时期，人们摄盐量都很高。宋代食盐供需缺口大，人们摄盐量有所减少。到了元明清几个朝代和民国时期，人均每天摄盐量为13~14g。民国时期，当时政府盐务官员说："夫食盐多寡，虽人无定额，然大抵每人每年以食盐十斤作为平均数。"现在我们换算结果为平均每人摄盐13.7g/d（以上资料来源：《盐业史研究》——中国经济史论坛于2003年7月2日发布）。20世纪早期，我国人均食盐消费量与100年后的今天相当。2002年中国居民营养与健康状况调查资料显示，我国居民每天的摄盐量平均为12g（城市为10.9g，农村为12.4g），北方地区可达到15~18g，南方地区少一些，也在9g上下。钾和钠是两个重要的营养元素，前者主要存在于细胞内液，后者主要存在于细胞外液，血管里钠离子增多会使人体血压升高。但是，人均摄盐量，50年前到100年前的中国人和我们今天一样多，而我国高血压病大流行却只是近30多年的事。

以上是讲历史，再来比较当今的城市和农村。2002年全国调查，平均摄盐量农村为12.4g，城市为10.9g，农村高城市低，而高血压患病率趋势则反过来，城市高农村低。2002年调查还显示，18岁以上人群高血压患病率，城市为19.3%，农村为18.6%，城市略高。此前10年城乡差距较大，1991年全国高血压抽样调查结果显示，15岁以上人群高血压患病率，城市为16.3%，农村为11.1%，差异明显。再举一个地方的例子，调查位于江苏省北部徐州市居民高血压患病率，2008年6—12月，用随机抽样法，选择具有代表性的样本，共调查20~75岁常住人口17500人，城市、农村（标化）高血压患病率分别为21.06%和14.14%，城市显著高于农村。

农村人口味重，膳食调味方法较简单，吃盐较多，长期以来始终如此。与城市相比，农村人摄取天然植物性食物的比例比较高，肉蛋奶及"垃圾"食品吃得较少，现代慢性病患病率较城市低。

近年来，我国人均摄盐量并没有逐年增加，而高血压患病率却在不断上升，2011—2012年高发区平均3个成年人中就有一人患高血压。高血压病大流行的病因，不能仅仅归结为吃盐多少，人群膳食整体结构是影响高血压等现代慢性病发病趋势的主要原因。流行病学研究这个结论对预防和治疗高血压病都有指导意义。肉蛋奶和"垃圾"食品致使人肥胖和患高血压，肥胖者高血压患病率是非肥胖者患病率的4倍。体重指数是用体重（kg）除以身高（m）的平方得出来的。体重指数每增加1（kg/m），高血压的患病风险就增加10%。而肥胖的高血压患者，体重减轻10kg，可使其收缩压下降5~20mmHg。摄取全谷全豆杂粮和蔬菜水果的良好膳食，对预防和治疗高血脂、高胆固醇、高血压和肥胖症有显著功效，这是一条铁律。

食盐（钠离子）只是复合营养物质中的一个因子。然而钾和钠及两者的含量比却是食物的一个重要特性，同时钾钠比又是食物营养类别的一个表征和品质优劣的代号，可以作为鉴别食物优劣和人群膳食结构是否健康的一个参考指标。我们汇总320种食物营养成分含量，其钾钠含量比值高低趋势：天然植物性食物的钾钠比值较高乃至很高，最高者可达1000以上；动物性食物的钾钠比值较低，在10以下；劣质食品的钾钠比值最低，多为负值（钾少钠多，比值小于1.0），尤其是精制的动物性食品，比值小于0.7。

腌卤、沸水焯菜、煎炒烹炸和罐装等食品加工制作过程，致使大量维生素（尤其是维生素C）和钾等水溶性矿物元素等有益营养素严重损失。同时加入很多食盐、味精、酱料等调味剂，食品钠含量大增，这些都会大大降低食物钾钠比值。增加色、香、味的调味品，钠的含量高得惊人。另外，高温制作促使油质氧化，氧化油和胆固醇是心脑血管疾病形成的致命因子。食用油和食物在高温下发生裂解，产生大量有害物质，在厨房油烟中发现有毒物质超过300多种，致癌致病。钾钠比值很低的食品有大毒。所以，可把食物钾钠比当作食物营养品质优劣的一个表征。

第三章 营养素与消化吸收

第一节 营养概述

维持人体生存、生长发育、生理功能、体力活动和健康功能的食物成分被称为营养素。人体所需要的营养素有蛋白质、脂类、碳水化合物、矿物质、维生素和水共六大类。这些营养素中有一些不能在人体内合成，必须从食物中获得，称为"必需营养素"；另外一部分营养素可以在体内由其他食物成分转换生成，不一定需要从食物中直接获得，被称为"非必需营养素"。

蛋白质中的必需氨基酸、脂肪中的必需脂肪酸、维生素以及矿物质这几类物质人体自身不能合成，必须从食物中获得，明白了这一点就基本明白吃饭一定要获得哪些营养。

蛋白质、脂类、碳水化合物 3 种营养素因为需要量多，在膳食中所占的比重大，称为宏量营养素；矿物质和维生素因为需要量较少，在膳食中所占比重也小，称为微量营养素。

3 种宏量营养素经过人体消化系统的消化，转变为小分子营养物质而被吸收，通过血液循环系统输送到全身各处。这些被吸收的营养物质在细胞内被合成身体的组成成分，或者更新衰老的身体组织；同时经过分解形成代谢产物，并释放出所蕴藏的化学能量。这些能量经过转化便成为生命活动过程中各种能量的来源。

一、能量与消耗

人体为了维持生命及从事体力活动，必须每日从各种食物中获得能量。并不是只有体力活动时需要能量，在处于安静状态时也需要能量来维持体内器官的正常生理活动，即维持基础代谢。人体的基础代谢消耗的能量比较多，要消耗掉总能量的 60%~70%。

基础代谢就是最基础的新陈代谢，基础代谢消耗能量的快慢用基础代谢率（BMR）表示。它与人体的能量消耗密切相关，因此，近年来得到减肥人士的强烈关注，都希望通过提高自己的基础代谢率来增加能量消耗，从而实现减肥的目的。

每个人的基础代谢率是不同的，这与人的体表面积、年龄、激素水平以及所处的环境温度情况有关。基础代谢率与人体表面积基本上成正比，也就是胖子的基础代谢率比瘦子的高。不过，这不是因为胖子的体重大，而是胖子的体表面积大。

婴幼儿期是人一生中代谢最活跃的阶段，青春期次之。成年以后，随着年龄的增长，代谢缓慢降低。同一年龄、同样体表面积的情况下，男性的基础代谢率高于女性。

激素是影响基础代谢率的另一个重要因素。例如甲状腺功能亢进可使基础代谢率明显升高，而使用去甲肾上腺素可使基础代谢率下降25%。患有甲状腺功能亢进的人虽然吃得很多，但是由于基础代谢率升高，能量消耗增多，导致体重减少，因此甲亢病人都比较消瘦。

基础代谢率与环境温度的关系为U字型，在20℃~30℃时人体的基础代谢率最低，温度过高或过低都将增加基础代谢率。当环境温度低于20℃时，能量代谢开始增加，在10℃以下时明显增加；当环境温度为30℃~45℃时，能量代谢也会增加。在寒冷环境中为了保持人体热平衡，人体内产热，基础代谢率增加；在热环境中，人体也会通过体温调节活动来维持热平衡，这时人体的呼吸、循环等生理功能处于较高水平，基础代谢率也较高。

很多减肥者为了减轻体重，想尽办法提高自身基础代谢率。不过有一个不幸的消息——基础代谢太快可能会缩短寿命。美国科研人员将652名健康的印第安人在21年内的新陈代谢速度与寿命进行了比较，发现新陈代谢快的印第安人死的更早。研究人员指出更快的新陈代谢速度可能导致器官更早受损。当然，基础代谢耗能不包括因运动而引起的能量消耗，适量的运动显然是对人体有益的。

其实这也不难理解，开车的人都知道，同样的汽车，长时间发动机高转速行驶的车辆比正常转速行驶的使用寿命短。但是把车长期放着不用，会缩短车辆的使用寿命，所以长期不使用的车辆也会隔一段时间启动一下进行"热车"。

很多科学家都指出人类衰老与能量代谢有关，认为能量的摄取和消耗与寿命呈反比关系，即能量摄入与消耗的越多，寿命越短。曾经有一个在中国生活的外国人，为了减缓衰老，严格限制能量摄入，炒菜都不放油。其实这样是不科学的，会导致一些营养素的缺乏。

除了基础代谢以外，体力活动是人体的另一个"耗能大户"。运动或劳动等体力活动时，骨骼肌收缩，需要消耗能量。通常各种体力活动消耗能量占人体总耗能的15%~30%。

吃饭也需要消耗能量。进食碳水化合物可使能量消耗增加5%~6%，进食脂肪增加4%~5%，进食蛋白质增加30%~40%。从上面的数据可以看出，进食蛋白质会消耗很大一部分能量，于是就产生了"食肉减肥"的理论。

1972年，推广"食肉减肥法"的《艾特金斯饮食革命》一书在美国出版，成为畅销书。从明星、政要到普通百姓，很多人都推崇这种减肥方法，美国前总统比尔·克林顿、好莱坞明星布拉德·皮特、珍妮佛·安妮斯顿等人都是"食肉减肥法"的忠实信徒。

这种类似"以毒攻毒"的减肥形式确实收到了不错的效果，但是以毒攻毒不是好的解决问题办法，不到万不得已没有人愿意"以身试毒"，减肥这种事情不宜采用这种极端的手段。

吃肉本来就有众多的坏处（这些内容本书后续章节会详细介绍），更何况还限制碳水化合物的摄入，而让身体分解蛋白质和脂肪来提供能量，这种拆东墙补西墙的行为危害更大。多年后，吃肉减肥者吃下了自己种下的苦果。2003年，有人将艾特金斯和他的减肥公司一并告上了法庭。原因是用这个方法减了体重，但是胆固醇指数飙升，主动脉血管大面积堵塞。也是那一年，美国前总统比尔·克林顿做了心脏搭桥手术。

二、能量来源

为人体提供能量的食物成分有碳水化合物、脂肪、蛋白质、乙醇（酒精），共四种。

碳水化合物是人体的主要能量来源。在中国膳食结构中，人体一般所需能量约60%以上是由食物中的碳水化合物提供的。食物中的碳水化合物经消化产生葡萄糖等，被吸收进入血液。血液中的葡萄糖不仅可以直接被组织细胞利用，还能以糖原形式存储在肝脏和肌肉组织中。在需要的时候再分解为葡萄糖，进入血液。每克碳水化合物可以提供16.8kJ的热量。

通常情况下，人体供能的40%~50%来自脂肪，其中包括由食物直接提供的脂肪和由食物中碳水化合物转化来的脂肪。脂肪的供能能力比较强，每克脂肪可以提供37.8kJ的热量。

蛋白质的分解产物氨基酸在转变为其他物质的过程中产生能量。但是人体在一般情况下主要是利用碳水化合物和脂肪氧化供能，除非在特殊情况下，人体所需能源物质供能不足，如长期不进食或能量消耗过多时，将通过分解人体蛋白质产生氨基酸，然后由氨基酸提供能量。蛋白质每克可以提供能量16.8kJ。

乙醇俗称酒精，是另一个可以提供能量的食物品种，我们的一些食物和饮品中都含有酒精。每克酒精可以产生214kJ的热量，略低于脂肪产生的热量，但是高于碳水化合物和蛋白质产生的热量。乙醇是个比较特殊的产能物质，它不能直接转化为脂肪存储起来，但是产生的能量可以替代食物中碳水化合物、脂肪、蛋白质产生的能量，参与体内代谢。也就是说，当体内摄入酒精过多时，它所产生的能量会替代其他食物来源的能量，而这部分省下来的能量还是会转化为脂肪存储起来。

根据中国的饮食习惯，中国营养学研究机构制定了3种产能营养素提供能量的比例：成人以碳水化合物占总能量供给的55%~65%、脂肪占20%~30%、蛋白质占10%~15%

为宜,如果年龄比较小,蛋白质及脂肪供能占的比例应适当增加。

这样的营养素配比并不是中国居民传统的膳食结构,而是与国际接轨的结果。

中国居民的传统膳食以植物性食物为主,谷物、薯类和蔬菜的摄入量高,肉类的摄入量比较低,奶类消费在大部分地区不高。总体上,碳水化合物的摄入量很高。南方居民多以大米为主食,北方以小麦粉为主食,谷类食物的供能比例占70%。谷类食物和蔬菜中所含的膳食纤维丰富,因此居民膳食纤维的摄入量也很高。中国居民传统膳食中动物性食物的摄入量很少,动物脂肪的供能比例一般在10%以下。过去的农村一年都吃不上几回肉,一般只有临近过年时才将喂了一年的猪杀了,吃几顿肉,所以才有"养猪为过年"的俗语。

随着社会经济的发展,中国居民的膳食结构向"富裕型"膳食结构方向转变。根据营养调查资料,从1992年到2002年优质蛋白质占蛋白质总量的比例从17%增加到了31%,脂肪供能比例由19%增加到了28%,碳水化合物供能比例由70%下降到了60%。

进入21世纪后,中国人消耗的肉食越来越多,蛋白质和脂肪的摄入量剧增,越来越接近欧美国家的膳食模式。近20年,中国人的癌症和心脑血管疾病的发病率增长迅速,这与中国人膳食结构的变化不无关系。

1983—1989年间,美国康奈尔大学、英国牛津大学,与当时的中国预防医学科学院以及中国医学科学院肿瘤研究所等多家权威机构合作,在中国24个省区市的69个县开展了3次关于膳食、生活方式和疾病死亡率的流行病学研究。通过调查研究,该项研究的主要领导者柯林·坎贝尔教授认为:"以动物性食物为主的饮食会导致肥胖、冠心病、肿瘤、糖尿病等慢性疾病的发生;以植物性食物为主的饮食最有利于健康,也最能有效预防和控制慢性疾病。"20世纪80年代,中国人患各种慢性非传染性疾病的发病率远低于西方发达国家,这与中国传统膳食结构密切相关。

第二节 宏量营养素及其消化吸收

人体所需的主要营养素有碳水化合物、蛋白质、脂类、水、矿物质和维生素,共六大类。其中碳水化合物、脂肪和蛋白质摄入量和需求量很大,称为宏量营养素或常量营养素,这3种营养素是食物中含量最多的营养成分。

一、什么是碳水化合物

碳水化合物有时被称为糖类,我们经常吃的白砂糖、红糖等就是碳水化合物。碳水化合物是自然界中最丰富的天然有机化合物，植物干重的 90% 以上都是碳水化合物。在人类的食物中，它是谷物、薯类的主要成分，水果和蔬菜中也较丰富，动物中含量较少。

碳水化合物的化学式用 $Cn(H_2O)$ 表示，从结构上看是由碳原子和水分子组成的，所以被称为碳水化合物。但是后来发现有些碳水化合物并不符合这个化学式，如脱氧核糖（$C_5H_{10}O_4$）、鼠李糖（$C_6H_{12}O_5$），还有些碳水化合物含有氮、硫、磷等成分，所以叫作糖类较为科学。可是碳水化合物已经被叫了几十年了，这一名称被沿用了下来。碳水化合物和糖类是同义词，二者通用。目前营养学中多叫作碳水化合物，化学和生物学科中一般称为糖类。

碳水化合物按其组成成分为糖、寡糖和多糖，见表 3-1。

表 3-1 碳水化合物分类

分类（糖分子数量）	亚组	组成
糖（1—2）	单糖	葡萄糖，半乳糖，果糖
	双糖	蔗糖，乳糖，麦芽糖，海藻糖
	糖醇	山梨醇，甘露醇
寡糖（3—9）	异麦芽低聚糖	麦芽糊精
	其他寡糖	棉籽糖，水苏糖，低聚果糖
多糖（≥10）	淀粉	直链淀粉，支链淀粉，变性淀粉
	非淀粉多糖	纤维素，半纤维素，果胶

（一）单糖

单糖是最简单的碳水化合物，这是最小的糖单元。最常见的单糖主要有葡萄糖、果糖、半乳糖。

葡萄糖是人们最为熟悉的一种碳水化合物，经常会听到这个名词。葡萄糖由于最初是从葡萄中分离出来的结晶，因此就得到了"葡萄糖"这个名称。不过葡萄并不是含葡萄糖最高的食物，柿子、石榴等都比葡萄中含量高。葡萄糖在自然界中广泛存在，在水果和蜂蜜中的含量尤为丰富。葡萄糖化学式为 $C_6H_{12}O_6$，含有 6 个碳原子。

果糖的化学式与葡萄糖一样，但是化学结构却不同，是葡萄糖的同分异构体。果糖是自然界最甜的糖类，甜度是蔗糖的 1.8 倍。果糖大量存在于水果的浆汁和蜂蜜中，也是牛和人精液的重要成分，它可以维持精子的活力，对人类的生殖功能有重要的作用。

蜂蜜中果糖的含量很高，蜂蜜中大约 40% 为果糖，葡萄糖大约占 30%，另外有不到 10% 的蔗糖，其他 20% 则主要是水分。市场上的很多假蜂蜜都掺有果糖，在蜂产品行业，使用果糖冒充蜂蜜已经不是秘密。

果糖与葡萄糖一样，能够直接供给能量。不过，果糖比葡萄糖更容易吸收、利用。对糖尿病、肝病病人供给能量、补充体液比葡萄糖更适宜，因此被称为"健康糖"。另外，果糖相对不容易被口腔内的微生物利用，所以，食用后产生蛀牙的概率就比葡萄糖或蔗糖等天然糖要小得多，所以不易导致龋齿。

然而，目前学术界对果糖还存在很多争议。一些理论认为，果糖非常容易与蛋白质分子发生反应，形成加速人体衰老的物质。另外，果糖的代谢类似于酒精，大量摄入果糖还会导致非酒精性脂肪肝。"健康糖"未必就绝对健康，只是某方面相对健康。

半乳糖在自然界中一般不单独存在，通常与葡萄糖结合成乳糖存在于哺乳动物的乳汁中，在植物中则以多糖的形式存在于多种植物胶中。

（二）双糖

双糖是由两个相同或不同的单糖缩合而成的，最常见的有蔗糖、乳糖、麦芽糖。

葡萄糖＋果糖→蔗糖

葡萄糖＋半乳糖→乳糖

葡萄糖＋葡萄糖→麦芽糖（或者异麦芽糖）

蔗糖由1个葡萄糖和1个果糖脱水缩合形成，常见的有白糖、红糖等，在甜菜和甘蔗中含量最丰富。白糖比较纯净，其中白砂糖含糖量99.9%，绵白糖含糖量98.9%。红糖主要成分也是蔗糖，含有少量的果糖和葡萄糖，含糖总量为96.6%。由于红糖的精制程度比白糖低，保留了较多甘蔗中的成分，所以和白糖相比，红糖含较多的钙、钾和铁等微量元素，详见表3-2。

表 3-2 蔗糖中矿物质成分（mg/100g）

食物名称	钙	磷	钾	钠	镁	铁	锌	铜	锰
白砂糖	20	8	5	0.4	3	0.6	0.06	0.04	0.09
绵砂糖	6	3	2	2.0	2	0.2	0.07	0.02	0.08
冰糖	23	…	1	2.7	2	1.4	0.21	0.03	…
红糖	157	11	240	18.3	54	2.2	0.35	0.15	0.27

数据来自《中国食物成分表》第2版。

从营养成分检测数据看，红糖含有相对较多的矿物质，含铁量也确实比白糖多。中国一直有红糖补血的说法，坐月子有喝红糖水的习惯，很多女性在月经期也会选择喝红糖水"补血"。

其实红糖对于"补血"并没有什么实际效果。贫血最常见的是缺铁性贫血，通常会推荐补铁。红糖的确含有少量的铁，但是与肉类食品相比，红糖中的铁含量并不突出，每百克红糖含铁量仅2.2mg，比猪瘦肉中的含量还低，只有猪肝的1/10，猪血的1/4。红糖并不是直接吃，而是溶解在水里喝，吃掉100g的肉很容易，但是喝掉100g的红糖却要好几天，通过红糖水摄入的铁十分有限。而且，红糖中的铁为非血红素铁，吸收率很低。所以无论是从含铁量还是吸收率来看，红糖都不是最佳选择，喝红糖更大的意义在于快速补充能量。

乳糖只存在于各种哺乳动物的乳汁中，牛奶中含乳糖4.6%~5.0%，人乳中含有5%~7%。人体消化液中乳糖酶可将乳糖水解为半乳糖和葡萄糖。人的大脑和黏膜组织代谢时需要半乳糖，所以半乳糖是婴幼儿脑发育的必要物质，与婴儿大脑的迅速成长有密切联系。

麦芽糖是由两个葡萄糖组成的双糖，两个葡萄糖分子的链接位置是1,4-糖背键，而通过1,6-糖苷键链接的为异麦芽糖。麦芽糖大量存在于发芽的谷粒中，特别是麦芽。

麦芽糖是食用饴糖的主要成分。中国人制作、食用饴糖的历史非常悠久，西周到汉代的史书中有饴糖制作方法的记载。传统的饴糖制作确实需要麦芽，将麦子发芽，然后把麦芽剪碎，拌在煮熟的大米粉里，放置几小时后过滤下来的汁液中就含有麦芽糖，熬制浓缩后就得到了饴糖。

制作饴糖是古代中国人利用生物技术的又一个例子，淀粉在麦芽中的酶作用下，水解成糊精和麦芽糖，人们品尝到了蔗糖之外的另一种甜。麦芽糖被人体消化得很慢，相比于其他的单糖和双糖，它升高血糖水平速度更慢、更温和。

（三）寡糖

寡糖又称低聚糖，"寡"就是少的意思，构成寡糖的单糖个数并不多，联合国粮食与农业组织规定低聚糖是由3~9个单糖分子构成的聚合物（也有人认为由2~9个单糖组成，将双糖也作为低聚糖）。目前已知的重要寡糖有棉籽糖、水苏糖、异麦芽低聚糖、低聚果糖、低聚甘露糖、大豆低聚糖等。其甜度通常只有蔗糖的30%~60%。

低聚糖不能被人体中的消化酶分解成单糖，因此，不会被消化吸收，能够完整地进入大肠内，留给肠道细菌作为食物。由于其能高效增殖肠道内有益菌，也被称为益生元。一些低聚糖容易被双歧杆菌所利用，所以被称作双歧杆菌增殖因子，即双歧因子。

大豆低聚糖是存在于大豆中的可溶性糖的总称，主要成分是水苏糖、棉籽糖和蔗糖。除了大豆外，在扁豆、豇豆、绿豆、豌豆和花生等豆科植物中均有存在。其甜度为蔗糖的70%，甜味特性与蔗糖接近。大豆低聚糖可作为功能性食品的基料，能部分代替蔗糖应用于食品中，如酸奶、乳酸饮料、冰激凌、糕点、糖果等食品中。

（四）多糖

多糖是指由10个以上单糖缩合成的高分子聚合物。其在性质上与单糖和低聚糖不同，完全没有甜味，主要包括淀粉和非淀粉多糖。

淀粉是人类的主食，作为我们日常食物中碳水化合物的主要来源，它存在于谷类、根茎类等植物中。中国人尤其爱吃淀粉制作的食品，日常食用的粉条、粉丝、凉皮、凉粉、粉皮都是由淀粉制成的。

淀粉由葡萄糖聚合而成，因聚合方式的不同分为直链淀粉和支链淀粉。

直链淀粉是葡萄糖分子链接成的一条直链，并卷曲成螺旋状。直链淀粉在天然食品中含量较少，一般仅占淀粉成分的19%~35%，这种淀粉可以溶解在热水中。

支链淀粉比直链淀粉大，形状如树枝。其中每个25~30个葡萄糖形成短的直链，每两个短链又像树杈一样连接，如此则使整个支链淀粉形成了许多分枝再分枝的树冠一样的复杂结构。支链淀粉难溶于水，在食物中含量比较高，一般占65%~81%。

食物的品质与支链淀粉的含量有很大的关系，含支链淀粉越多，糯性越大。在糯米中，支链淀粉占98%，直链淀粉占2%；粳米中，支链淀粉占83%，直链淀粉占17%；籼米中支链淀粉占70%，直链淀粉占30%。这就是我们吃饭时感觉到这几种米的糯性差异比较大的原因。

很多人觉得糯米难消化，干重体力活时选择吃糯米食物。但是事实上支链淀粉比直链淀粉更容易消化。淀粉消化如同从旧毛织物上拆毛线，只能从开口的地方下手，从毛裤的三个口同时开始拆就比毛围巾的两头同时拆来得更快。而支链淀粉有很多"分枝"，有很多个可以下手的位置，所以消化起来更快。

人们之所以感觉糯米难消化是由糯米食品的制作方式造成的，糯米黏在一起阻碍了消化酶发挥作用。如果将糯米蒸成米饭食用，则糯米消化得更快。不过消化快就意味着生成葡萄糖快，也就是糯米的血糖生成指数比普通大米高，大米饭的血糖生成指数为83.2，而糯米饭的为87.0。

动物中的"淀粉"称为糖原，这是广泛存在于动物体内的多糖。作为贮能物质与植物界的淀粉相对应，故称动物淀粉。糖原的结构与支链淀粉相似，也是全部由葡萄糖组成的树枝状结构，不同之处是糖原的分枝多，支链比较短，平均支链长为12~18个葡萄糖单位。糖原的分子很大，一般由几千个至几万个葡萄糖单位组成。当身体需要时，肝糖原即转化为葡萄糖供给能量。

哺乳动物体内，糖原主要存在于骨骼肌（约占2/3）和肝脏（约占1/3）中。其他组织，如心肌、肾脏、脑等，也含有少量糖原。肌肉中的糖原称为肌糖原，约占肌肉鲜重的1%~2%。肝脏中的糖原称为肝糖原，约占健康成年人肝脏鲜重的10%。肌糖原分解可以为肌肉收缩提供能量，肝糖原分解则主要用来维持血糖浓度。

非淀粉多糖主要包括纤维素、半纤维素、果胶等，这些是植物细胞壁的组成成分。还有10%~20%的非淀粉多糖是由非细胞壁物质构成，如植物胶质、海藻胶类和菊粉等。

纤维素一般是由1000~10000个葡萄糖单元连接成的一条线状长链，不溶解于水。纤维素在植物中无处不在，既是细胞壁主要成分，也是木质植物的骨架和结构成分。

半纤维素并不是半个纤维素，与纤维素没有直接的关系，并不是构成纤维素的基本单元。它是由几种不同的单糖构成的聚合物，这些单糖是五碳糖和六碳糖，包括木糖、阿拉伯糖和半乳糖等。半纤维素的分子量相对较小，一般由50~200个单糖聚合而成。半纤维素也是构成植物细胞壁的主要成分。

果胶是由半乳糖醛酸组成的一种线状聚合物，广泛存在于植物的果实、根、茎、叶中，是细胞壁的一种组成成分，它们伴随纤维素而存在，构成相邻细胞之间的黏结物，使植物组织细胞紧紧黏结在一起。

通常把非淀粉多糖和木质素称为膳食纤维，由于纤维素、半纤维素、果胶、木质素等膳食纤维不能被人体消化吸收，所以曾经被认为是没有营养价值的物质。但是随着经济的发展和人们生活水平的大幅提高,饮食结构也发生了很大的变化,高热量、高蛋白、高脂肪的动物性食物摄入量大大增加,而植物性食物的摄入却明显减少,因而导致了肥胖症、高血压病、糖尿病、心血管疾病等"富贵病"的发病率不断上升。为此,人们开始重视膳食纤维的重要性,将其列为传统六大常规营养素之外的"第七大营养素"。

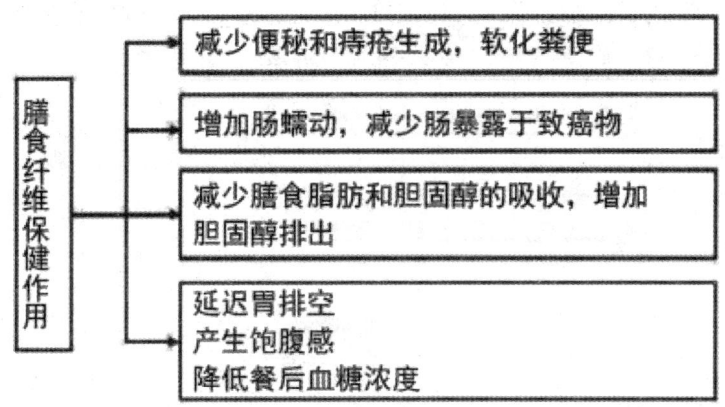

膳食纤维虽然具有一定的营养功能,但是也不应该过分放大膳食纤维的功能,碳水化合物、脂类、蛋白质宏量营养素才是健康的根基。就如同文艺爱好不是生活的全部,可以在工作忙碌之余消遣一下,但是不能全社会都从事文艺工作,那样就无法创造丰富的物质财富。对于以动物性食物为主的欧美膳食模式,膳食纤维尤为重要。不过,如果连蛋白质、碳水化合物、脂肪等常规营养素都不能满足,就强调多吃膳食纤维,那么就是舍本逐末,会导致身体更虚弱。

二、碳水化合物的消化吸收

我们的食物中含有最多的碳水化合物是淀粉,此外还有少量的纤维素、果胶、蔗糖、麦芽糖、乳糖、葡萄糖等。蔗糖、乳糖、麦芽糖及淀粉等双糖和多糖都不能被人体直接吸收利用,必须在消化道内被分解为单糖才能吸收。

碳水化合物类食物被送入嘴里后,首先在口腔里就开始了消化。口腔分泌的唾液中含有唾液淀粉酶,可以催化少部分淀粉及糖原水解成葡萄糖、麦芽糖、异麦芽糖、麦芽寡糖及糊精(淀粉分解的中间产物)等混合物。长时间咀嚼馒头、米饭等淀粉食品时,有越来越甜的感觉,就是因为有这些糖。

不过食物在口腔中停留的时间很短,所以唾液淀粉酶的消化作用不大。当口腔中的碳水化合物食物被唾液所含的黏蛋白黏合成团,并被吞咽而进入胃后,pH值下降至1~2,唾液淀粉酶失去活性并被胃蛋白酶水解。胃液中不含任何可以水解碳水化合物的酶,所以碳水化合物在胃中几乎完全没有消化。

碳水化合物的主要消化场所是小肠。在肠腔中有胰腺分泌的胰淀粉酶,可以使淀粉变成麦芽糖、麦芽三糖(约占65%)、异麦芽糖、糊精及少量葡萄糖等。这些消化不完全的中间产物可以在小肠黏膜上皮细胞表面进行彻底消化。小肠黏膜上皮细胞含有多种酶，最终可以把食物中能被消化的碳水化合物消化成大量的葡萄糖及少量的果糖、半乳糖。

不能被人体消化酶分解的碳水化合物进入了结肠，在结肠中被细菌分解，产生氢气、甲烷、二氧化碳和短链脂肪酸等。气体被排出体外，短链脂肪酸被肠壁吸收。

碳水化合物被分解成单糖后，主要在小肠中被吸收。单糖首先进入肠黏膜上皮细胞，再进入小肠壁的门静脉毛细血管，并汇合于门静脉而进入肝脏，最后进入大循环，运送到全身各个器官。在吸收过程中也可能有少量单糖经淋巴系统进入大循环。

三、什么是蛋白质

蛋白质是生命的基础物质，人体总重的16%~19%是蛋白质，它是构成组织和细胞的基本材料。在细胞中，除水分之外80%的物质都是蛋白质。人体的蛋白质每天有3%被更新，身体生长发育的过程可以视为是蛋白质不断积累的过程。

蛋白质的种类很多，除了作为构建人体的基础材料，有一些还在体内参与调节生理功能，如免疫蛋白、酶蛋白、核蛋白、血红蛋白、白蛋白等。

蛋白质主要有碳、氢、氧、氮、硫5种元素组成，比碳水化合物多出了氮和硫两种元素。有些蛋白质还含有磷、铁、碘、锰、锌等其他元素。蛋白质的含氮量大约为16%，也就是100g蛋白质中含有16g的氮。反过来说，就是每1g氮相当于6.25g蛋白质，这样只需要测定食物中的氮含量就可以推算出蛋白质量。在2008年"三聚氰胺事件"之前，就是通过测定含氮量的方式评估牛奶中的蛋白质含量的，于是造成了向牛奶中添加含氮化合物三聚氰胺的事件。

蛋白质的基本构成单位是氨基酸。氨基酸同时含有氨基（-NH2）和羧基（-COOH），所以叫氨基酸，名称很贴切地反应了它的结构特点。

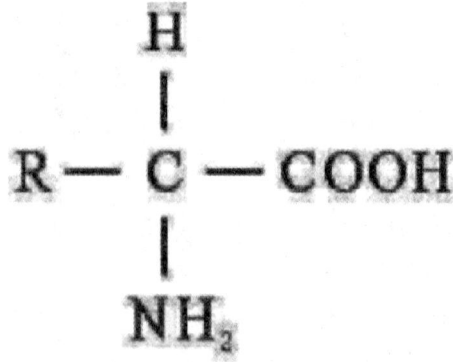

氨基酸

自然界中有300多种氨基酸，但组成人体的氨基酸只有20种。在这20种氨基酸中有一部分是可以在人体内合成的，其余的则不能在人体内合成或合成速度不够快。不能合成或合成速度不够快的氨基酸必须由食物供给，故称为必需氨基酸。

现在已知的人体必需氨基酸有9种：苯丙氨酸、蛋氨酸、赖氨酸、苏氨酸、色氨酸、亮氨酸、异亮氨酸、缬氨酸、组氨酸。其中，组氨酸是婴幼儿的必需氨基酸，缺乏时易患湿疹。成人的必需氨基酸不包括组氨酸。

半胱氨酸和酪氨酸在体内可以分别由蛋氨酸和苯丙氨酸转变而成，如果食物中的这两种氨基酸含量丰富就不需要消耗蛋氨酸和苯丙氨酸来合成，这样就可以节约30%的蛋氨酸和50%的苯丙氨酸。所以，半胱氨酸和酪氨酸称为条件必需氨基酸或半必需氨基酸。

一个氨基酸的氨基与另一个氨基酸的羧基可以连接在一起，多个氨基酸这样"手拉手"可以形成一条链，称为肽。含有10个以上氨基酸的肽称为多肽，含10个以下氨基酸的肽称为寡肽，含3个和2个氨基酸的肽分别为三肽和二肽，多个肽进行折叠、缠绕就组成了蛋白质。

蛋白质的营养价值与其所含必需氨基蛋白质分子结构酸种类、数量及比例有关，据此有完全蛋白质、半完全蛋白质、不完全蛋白质之分。

若所含必需氨基酸种类齐全、数量充足、比例适当，则这种蛋白质称为完全蛋白质。这种蛋白质不但能够维持成人的健康，并且能够促进儿童生长发育。如乳类中的酪蛋白、乳白蛋白，蛋类中的卵白蛋白、卵磷蛋白，玉米中的谷蛋白。

若含必需氨基酸种类齐全，但是部分必需氨基酸数量不足、比例不适当，则这种蛋白质称为半完全蛋白质。这种蛋白质可以维持生命，但是不能很好地促进生长发育，如小麦中的麦胶蛋白。

所含必需氨基酸的种类不全的蛋白质称为不完全蛋白质。这种蛋白质既不能维持生命，也不能促进生长发育，如玉米中的玉米胶蛋白，动物结缔组织和肉皮中的胶质蛋白，豌豆中的豆球蛋白等。

四、蛋白质的消化与吸收

人体一般不易吸收未经消化的完整蛋白质。有些抗原和毒素蛋白可以少量通过黏膜细胞进入人体内，会产生过敏或毒性反应。婴儿的肠上皮细胞可以吸收未经消化的免疫球蛋白，进入婴儿的血液循环，产生被动免疫。但是随着年龄的增加，小肠吸收完整蛋白质的能力会越来越弱，一般认为，成人对完整蛋白质的吸收是微量的，无营养学意义。而肠内的细菌毒素、食物抗原等蛋白质被吸收进入血液等组织将成为致病因素。

由于唾液中不含水解蛋白质的酶，所以食物蛋白质的消化从胃开始，但主要在小肠。一些做过胃切除手术的人，虽然食物蛋白质未经胃蛋白酶的消化作用，但是其最终消化率并不受到严重的影响，依然可以健康地生活下去。

食物蛋白质在胃液中的胃蛋白酶作用下初步水解，但是作用较弱、专一性较差，可以将一些水溶性蛋白质水解为多肽。食物在胃内停留时间较短，蛋白质在胃内消化很不完全。这些消化不完全的蛋白质，在小肠内经胰液及小肠黏膜细胞分泌的多种蛋白酶和肽酶的共同作用下，进一步水解为氨基酸。

在小肠内，这些被消化的氨基酸和2~3个氨基酸的小肽，被小肠绒毛上皮细胞吸收。进入细胞的氨基酸以及少量二肽、三肽，扩散进入细胞间液，然后进入血液而被运输送到肝脏和其他组织或器官被利用。

蛋白质的消化率是评价食物蛋白质营养价值的指标之一。食物蛋白质消化率受到蛋白质种类、膳食纤维、加工方法等多方面因素的影响。经普通烹饪方法加工的食物，其蛋白质的消化率为：奶类97%~98%、肉类92%~94%、蛋类98%、大米82%、土豆74%。植物性食物由于有膳食纤维包裹，消化率比动物性食物要低不少。通过加工软化破坏或去除纤维素，可以提高植物性蛋白质的消化率。

蛋白质利用率也是食物蛋白质营养评价的常用指标。蛋白质利用率是指食物蛋白质被消化吸收后在体内的利用程度。反映蛋白质利用率的指标有多种，较常用的是生物价，它反映吸收的氮被身体实际利用的情况。各种食物蛋白质中，鸡蛋黄的生物价最高，为96，而鸡蛋白的生物价为83，这说明鸡蛋黄的蛋白质利用率比鸡蛋白高。大米的生物价也并不低，为77，而猪肉的生物价为74，牛肉的生物价为76，因此不能低估大米蛋白质的营养价值，它的利用率比煮牛肉蛋白质都高。不同食物以合理的比例混合食用，可以有效提高食物蛋白质的利用率。

五、什么是脂类

脂类是脂肪和类脂的总称。在人体中，脂类占体重的14%~19%，肥胖者达30%以上。

脂肪是一个经常提及的词语。无论是每天炒菜都要加入的食用油，还是长在人身体上的脂肪，对于我们来说都不陌生。

脂肪，俗称"油脂"，脂类中大概95%都是脂肪。在常温下植物脂肪一般为液态，称之为油，如豆油、花生油、菜油等。动物脂肪常温下一般为固态，称之为脂，如牛油、羊油等。

人体中脂肪主要分布在皮下组织、大网膜、肠系膜和肾脏周围等处，通常以大块脂肪组织的形式存在。像"将军肚""啤酒肚"这类大腹便便的肥胖者，正是大网膜储存过多脂肪的表现。在人体内，脂肪具有提供能量、保护脏器、维持体温、供给脂溶性维生素等生理功能。

就化学结构而言，脂肪由1个甘油和3个脂肪酸组成，所以又称甘油三酯或三酰甘油。如果3个脂肪酸相同，则为单甘油酯；如果3个脂肪酸不同，则为混甘油酯。天然油脂大都为混甘油酯。

脂肪酸是构成脂肪的基本单元，它的种类和长短是不相同的，脂肪的性质和特点主要取决于脂肪酸。不同食物中的脂肪所含有的脂肪酸种类和含量不一样。自然界有40多种脂肪酸，因此可形成很多种甘油三酯。

脂肪酸一般含2个到26个碳原子，基本都是含有偶数个碳原子的直链羧酸。具有奇数碳原子的脂肪酸在陆生动物中很少，仅在海生生物中存在。碳原子数小于6个的为短链脂肪酸，碳原子数为6~12个的为中链脂肪酸，碳链上碳原子数大于12个的为长链脂肪酸。一般食物所含的大多是长链脂肪酸。

脂肪酸根据碳链饱和与不饱和的情况可分为三类。不含双键的称为饱和脂肪酸，含有一个双键的称为单不饱和脂肪酸，含有两个或两个以上双键的称为多不饱和脂肪酸。

不饱和脂肪酸组成的脂肪在常温下呈液态，大多为植物油，如花生油、玉米油、豆油、坚果油、菜籽油等。以饱和脂肪酸为主组成的脂肪在常温下呈固态，多为陆生动物脂肪，如牛油、羊油、猪油等。水生动物富含不饱和脂肪酸，如EPA、DHA，所以水生动物的油脂在常温下也呈液态。

现在很多人都不喜欢食用含脂肪多的食物，吃饭尽量避免食用富含脂肪的食物。大部分脂肪确实不需要从食物中摄入，人体自身就可以合成。不过，有两种脂肪酸例外，必须从食物中获得，否则就会导致营养缺乏病。这两种脂肪酸就是亚油酸和a-亚麻酸，由于自身不能合成，所以被称为必需脂肪酸。

类脂主要包括磷脂、糖脂和固醇类。

磷脂是各种含磷的脂类，在自然界分布很广、种类繁多，如人们所熟知的脑磷脂、卵磷脂、心磷脂等。磷脂是重要的生命基础物质，细胞膜主要由40%左右蛋白质和50%左右的脂质（磷脂为主）构成。神经组织中也含有大量磷脂，以中枢神经而言，其干重的51%~54%为脂类，其中半数以上为磷脂，因此磷脂与神经兴奋密切相关。

糖脂是含有糖基的脂肪，在生物体分布甚广，但含量较少，仅占脂质总量的一小部分。

固醇类在动物和植物中都有存在。动物中主要有胆固醇、类固醇激素和胆汁酸，其中胆固醇是合成后两类化合物的前体，主要由人体自身合成。胆固醇存在于各种动物性食品中，一般而言，畜肉中多于禽肉，肥肉中多于瘦肉。

胆固醇在人类体内的流入与流出并不是很精确，难以保持平衡，会逐渐沉积在人体组织。当胆固醇沉积在血管内皮层时，会导致血管变狭窄（动脉粥样硬化），并增加心、脑和外周血管疾病的危险。胆固醇是现代人比较惧怕的一种食物成分，世界卫生组织的调查显示，全球1/3的心血管疾病患者与胆固醇不合理摄入有关。

植物中不含胆固醇，所含有的其他固醇类物质统称为植物固醇。植物固醇又称植物留醇，广泛存在于谷物、蔬菜、水果等各种植物的细胞膜中，含量较高的食物包括植物油类、坚果种子类、豆类等。由于植物固醇的分子结构与动物固醇相似，通过与动物固醇"竞争上岗"，在一定程度上能够克服动物固醇惹上的一些麻烦。

研究表明，植物固醇在人体内可以与胆固醇竞争，不但可以减少胆固醇吸收，还能够抑制胆固醇在肝脏内的合成，从而降低高脂血症患者血液中的"坏"胆固醇（低密度脂蛋白胆固醇）含量，具有预防心血管疾病的作用。据统计，膳食中植物固醇摄入量越高，罹患心脏病和其他慢性病的危险性越少。

除了胆固醇之外，动物体内还有一种重要的固醇类物质——类固醇激素。人体内的类固醇激素包括性激素和肾上腺皮质激素，这两种激素具有调节性功能和新陈代谢的作用。植物固醇在人体内能表现出一定的激素活性，与调节体内胆固醇的作用一样，它也能够调节人体的类固醇激素水平。

植物固醇对人体的这些功能也反映了食用植物性食品的优势，从固醇类物质的角度看，多吃植物性食品、少吃动物性食品，确实有利于减少患心血管疾病和癌症的风险。

六、脂类的消化与吸收

脂类的消化从食物进入口腔就已开始，唾液腺分泌的脂肪酶可以水解部分食物脂肪，但是成人的这种消化能力很弱。婴儿口腔中的脂肪酶则可以有效地分解奶中短链和中链脂肪酸。

脂类在胃内的消化也有限，主要的消化场所是小肠。来自胆囊中的胆汁首先将脂肪乳化，增加脂肪滴的表面积，使脂肪消化酶能够有效地发挥作用。在小肠和胰腺分泌的各种脂酶作用下，将甘油三酯水解为脂肪酸和甘油单酯，磷脂水解为溶血性磷脂和脂肪酸，胆固醇酯水解为胆固醇。

脂类吸收的部位在十二指肠下段和空肠上端段（小肠自上而下为十二指肠、空肠、回肠）。消化形成的中链脂肪酸和甘油易被肠黏膜吸收，直接进入门静脉。那些由短链及中链脂肪酸构成的脂肪，也可以不经过水解消化，直接吸收进入肠黏膜细胞，然后再水解为脂肪酸和甘油，通过门静脉进入血液循环。

被脂肪酶水解消化生成的甘油单酯、长脂肪酸等比较大的产物由胆汁酸盐乳化成微团，被小肠黏膜细胞吸收。甘油单酯和长脂肪酸在小肠细胞中重新组合成甘油三酯，并和磷脂、胆固醇以及蛋白质形成乳糜微粒，由淋巴系统进入血液循环。血液中的乳糜微粒是食物脂肪在体内的主要运输方式，随血液运往全身各处。

脂肪的消化率与其熔点有关。熔点在50℃以上的不易消化吸收，而熔点接近或低于体温的则易于消化。植物油含有不饱和脂肪酸相对较多，熔点低，比动物脂肪更容易消化。

第三节 矿物质

人类生于地球，长于地球，所以人体所含的元素种类同地球表层的元素基本一致。依据目前的科学技术水平，可以在人体内检测出 60 余种元素。

人体内的碳、氢、氧、氮 4 种元素主要以有机化合物的形式存在，除此之外的其他元素统称为矿物质（无机盐）。矿物质分为常量元素和微量元素，其中含量大于体重的 0.01% 者称为常量元素，共有钙、磷、钠、钾、氯、镁和硫 7 种。含量小于体重的 0.01% 者称为微量元素，目前确定的必需微量元素共有 21 种。

这些矿物质在人体内具有多种重要的生理功能：如钙、磷、镁、硫是构成骨骼、牙齿的重要成分；钾、钠、氯可以维持细胞内外的渗透压和身体的酸碱平衡；钾、钠、钙、镁可维持神经肌肉的兴奋性、细胞膜的通透性；还有一些矿物质是某些特殊功能物质的重要成分，如血红蛋白中的铁、甲状腺素中的碘等。

一、常量元素

（一）钙和磷

是人体中含量最高的两种矿物质。体内 99% 的钙和 80% 的磷以羟磷灰石 [$3Ca_3(PO_4)_2 \cdot Ca(OH)_2$] 的形式存在于骨骼和牙齿中。

除了构成骨骼和牙齿以外，钙还对血液凝固、神经和肌肉的兴奋性、细胞膜功能的维持、激素的分泌等都起着决定性的作用。钙缺乏会引起骨骼的病变，儿童时期表现为佝偻病，成年人表现为骨质疏松症；过量时会增加肾结石的风险，还会干扰其他矿物质的吸收和利用。

钙的主要食物来源是奶及奶制品，奶中的钙不但含量丰富，而且吸收率高，是理想的钙来源；虾皮、鱼、海带、坚果、芝麻酱的含钙量也很高；植物性食物中，豆类、苜蓿、甘蓝、花椰菜等也含钙丰富；当然，饮用水（尤其是硬水）中也含有一定量的钙。

磷作为核酸、磷脂以及某些辅酶的组成部分，参与碳水化合物和脂肪的吸收与代谢。磷一般不会由于膳食的原因而引起营养缺乏症，只有在一些特殊情况下才会有磷缺乏症状。由于人乳中含磷量较低，早产儿仅以母乳喂养时，不能满足早产儿骨骼磷沉积的需要，会出现佝偻病、牙齿生长异常等症状。

磷在食物中分布很广，无论是动物性食物还是植物性食物，都含有丰富的磷。不过，由于植物性食物虽然含有大量的磷，但多数以植酸形式存在，难以被人体消化吸收，所以，人体所需磷的主要食物来源是动物性食物。谷物可以通过发酵、浸泡的方式将植酸中的磷水解，释放出游离的磷酸盐，提高磷的吸收率。

（二）钠和钾

这两种矿物质的功能关系非常密切。钠作为血浆和其他细胞外液的主要阳离子，在保持体液的酸碱平衡、渗透压和水的平衡方面起重要作用，并和细胞内的钾离子共同维持细胞内外的渗透压平衡，参与细胞的生物电活动。

钠的最主要食物来源是食盐和味精，钾的主要食物来源是蔬果、蔬菜和肉类。由于中餐做法中的食盐使用量比较大，所以中国人存在着钠元素过量的问题。2002年中国居民营养与健康状况调查资料显示，中国居民平均每日食盐的摄入量为12g，是《中国居民膳食指南》推荐量的2倍。钠摄入过多会导致高血压，中国居民高血压患病率北方高于南方，农村高于城市，这与食盐摄入量的情况是一致的。钾不会导致高血压，还可以降低血压，因此喜欢吃咸食物的高血压患者可以选用添加了氯化钾和氯化镁的低钠盐。

常见的矿物质及其来源，见表3-3。

表3-3 常置元素的功能与食物来源

元素	主要功能	食物来源	适宜摄入量（成人）
钙	骨骼、牙齿、神经、血凝、酶	牛奶、奶酪、贝壳类	800mg/d
磷	骨骼、牙齿、ATP、DNA/RNA、细胞膜	蛋白质、谷物、肉类	700mg/d
硫	含硫蛋白质、辅酶、皮肤、软骨、结缔组织	鸡蛋等高蛋白食物	——
钾	细胞渗透压、神经脉冲、心跳、阳离子	蔬菜、水果、肉类、牛奶	2000mg/d
钠	细胞渗透压、酸碱平衡、阳离子	食盐、加工食品	2200mg/d
氯	细胞外主要阴离子	食盐、加工食品	3400mg/d
镁	蛋白质合成、酶反应、能量代谢、肌肉收缩	坚果、谷物、可可、糖蜜	350mg/d

二、微量元素

（一）铁

铁是必需微量元素中最值得关注的一个，它是地壳中最丰富且用途广泛的金属之一，也是人体中含量最多的一种必需微量元素。铁缺乏症是全世界，特别是发展中国家的主要营养缺乏病之一，所以目前人们研究得最多，了解得也最多。

不同的人，体内的含铁量有所不同，一般男性平均铁含量为3.8g（以75kg体重计），女性约为2.3g（以60kg体重计）。身体内的铁可分为功能性铁和储存铁。功能性铁是铁的主要存在形式，其中血红蛋白含铁量占总铁量的60%~75%，另有3%在肌红蛋白中，1%为含铁酶类。储存铁以铁蛋白和含铁血黄素形式存在于肝、脾与骨髓中，占体内总铁量的 25%~30%。

食物中有很多良好的铁来源,如动物肝脏、动物血液、畜禽肉类、鱼类等。这些食物不但铁含量高,而且血红素铁比例高。血红素铁主要存在于肉、禽、鱼的血红蛋白和肌红蛋白中;非血红素铁基本上由铁盐构成,主要存在于植物和乳制品中,占发展中国家膳食中总铁的 90% 以上。非血红素铁的吸收受膳食中的植酸、草酸、多酚、纤维素、钙等物质的抑制。粮食、蔬菜、坚果、水果中的植酸盐、草酸盐以及茶叶和咖啡中的多酚类物质均可影响铁的吸收。

植物性食物中铁的吸收率比动物性食物低,基本都在 10% 以下,如大米为 1%、玉米和黑豆为 3%、小麦面粉为 5%、莴苣为 4%、菠菜为 2%。而动物肉、肝脏中铁的吸收率可达 22%。蛋类中铁的吸收率也不高,仅为 3%,牛奶中含铁量低,且吸收率不高。

铁缺乏症是一种常见的营养缺乏病,根据 2002 年的营养调查结果,中国的贫血病患者中缺铁性贫血的患病率高达 20%,尤其以儿童、孕妇和老年病人多见。铁缺乏症的儿童易烦躁,对周围事物不感兴趣,成人则冷漠呆板。较为严重时,则出现面色苍白、口唇黏膜和眼结膜苍白,有疲劳乏力、头晕、心悸、指甲脆薄、反甲等症状。此外,缺铁会使少年儿童身体发育受阻,出现体力下降、注意力不集中、学习能力下降等现象。

不过,也不可以过量地补铁,铁过量可致中毒。铁急性中毒主要症状为消化道出血,且死亡率很高。铁在体内过多的存储也可能导致心脏病、肝脏病、糖尿病以及某些肿瘤等疾病。

(二)锌

作为人体必需的微量元素,对生长发育、免疫功能、物质代谢和生殖功能等均有重要作用,所以市场上有很多补锌产品,很多家长都给孩子吃过补锌产品。若出现生长缓慢、皮肤伤口愈合不良、味觉障碍、免疫功能减退的症状,可以初步判断为身体缺锌。

锌是激素的重要组成部分。锌在胰岛素释放中起调节作用,并且参与前列腺素的分泌过程。睾酮和肾上腺皮质类固醇生成和分泌的调节也与锌有关。锌参与 DNA、RNA 以及蛋白质的合成,而且对于细胞的生长、分裂和分化的各个过程都是必需的。锌对于生长发育旺盛的婴幼儿、儿童、青少年以及伤口愈合的病人都是非常重要的微量元素。锌具有促进性器官和性功能的正常发育的功能。缺锌是导致男性不育症的重要因素之一,精液中低锌可导致少精、死精。动物和人缺锌时会出现食欲下降,锌缺乏对味觉系统有不良影响,导致味觉迟钝。锌还参与免疫功能,并且促进维生素 A 的代谢和生理作用。

锌在植物性食物中含量较低,精细的粮食加工会导致锌大量丢失。贝壳类海产品、红肉类、动物内脏等都含有丰富的锌,尤其是生蚝含有大量的锌,是锌的极好来源。

锌的吸收和铁一样,也易受植酸和纤维素等影响,所以植物性食物的锌利用率比动物性食物低,一般为 15%~20%。

锌也不可过量补充。长期大量补充锌可发生贫血、免疫功能下降以及一些酶失活或受到抑制等问题。

（三）碘

在体内主要参与甲状腺素的合成，碘缺乏会导致甲状腺激素合成不足，碘的生理作用也是通过甲状腺素的作用表现出来。甲状腺激素可以调节体内的能量代谢和蛋白质的合成与分解，还能促进神经系统的发育和组织的发育与分化。

碘缺乏对人的生长、发育、智力都有影响，会引起一系列疾患，包括甲状腺肿大、流产、先天畸形、胎儿死亡、地方性克汀病等。因缺碘引起的疾病有两种比较有名——"大脖子病"和呆小症。"大脖子病"就是缺碘引起的甲状腺肿大，有些肿得非常严重，像脖子上挂着两个橙子。呆小症又叫克汀病，是由胚胎期缺乏碘引起，患者头大，身材矮小，面容呆笨，智力低下。

孕妇一定要注意对碘的充分、合理摄取。缺碘对大脑神经的损害是不可逆的，即使后来改善了缺碘的状况，也不能明显改善胚胎期缺碘造成的智力发育障碍。不只是缺碘会导致甲状腺相关疾病，碘摄入过量也会导致甲状腺轻度肿大，还可以诱发甲状腺功能亢进，出现心率加速、气短、急躁不安、失眠、全身震颤、畏热多汗、代谢和食欲亢进，并伴有凸眼症。

海产品的碘含量大于陆地食物，动物性食物的碘含量大于植物性食物，水果和蔬菜中碘含量最低。海带、紫菜中的碘含量非常高，干海带的碘含量可达谷物的万倍。人类所需要的碘主要来自食物，其次为饮水和食盐。深居内陆的人应该多食用一些海产品，这样可以有效防止各种碘缺乏症。

（四）硒

元素因其具有抗氧化功能被人们所熟知，人们因此开发了很多富硒食品，如富硒大米、富硒茶叶等。

硒是一些抗氧化酶的必需成分，这些抗氧化酶通过消除过氧化物来阻止体内的一些氧化作用，从而起到延缓衰老及预防某些慢性病的作用。硒还具有增强免疫力，保护心血管、心肌和视觉器官，抗肿瘤、拮抗重金属毒性的作用。

硒缺乏引起的疾病主要有两个——克山病和大骨节病。克山病于1935年在黑龙江省克山县发现，因此得名。患者主要表现为一系列心脏疾病，以及脑、肺和肾等脏器的栓塞。大骨节病是以关节粗大、体型矮小为特征的一种地方性疾病，多发于硒缺乏的山区和半山区地区。还有研究表明，缺硒时精子功能也会发生障碍，成年男性缺硒可表现为不育，用硒和维生素E治疗效果明显。

硒摄入过多也会中毒，症状表现为指甲变形和头发脱落，严重者会出现抽搐、麻痹，甚至偏瘫、死亡。有些地区的土壤中含有丰富的硒，种植出的农产品也硒含量丰富。湖北恩施县和陕西紫阳县就发生过因食用高硒玉米而引起急性中毒的病例。

硒的良好来源是海洋食物和动物的肝、肾及肉类。谷类的硒含量依赖于它们生长土壤的硒含量，在从东北到西南的低硒地带种植的谷物含硒量也比较低。在低硒地区，人们通过人工施加硒肥也可以生产出富硒粮食。谷物的精细加工对硒的损耗也很大，所以缺硒地区更应该多吃粗粮。蔬菜和水果中的含硒量很少。

（五）锰

锰元素也与体内的一些酶有重要关系，体内的一些重要生化反应过程需要这种矿物质。

锰与性功能关系密切，缺乏时可干扰精子的成熟，引起精子数量减少、精子畸形。不育男子精液中锰含量减少，影响精子活力，导致性功能障碍、性欲减退。动物实验表明，以低锰饲料喂养的受孕动物生育力低、产仔少、死亡率高、子代生活能力低下。

第四节 维生素

维生素的英文是 Vitamin，根据它的英语发音常翻译为维他命，这个翻译很贴切，既符合它的发音，又符合它的功能。"维他命"就是维持"他"生命的重要物质，这类物质不能在体内合成或合成不足，必须由食物提供。

根据维生素的溶解性将其分为脂溶性维生素和水溶性维生素。能够溶解于脂肪和有机溶剂的维生素为脂溶性维生素，共有4种：维生素A、维生素D、维生素K、维生素E。能够溶解于水的维生素为水溶性维生素，共有9种，主要包括维生素B族和维生素C。

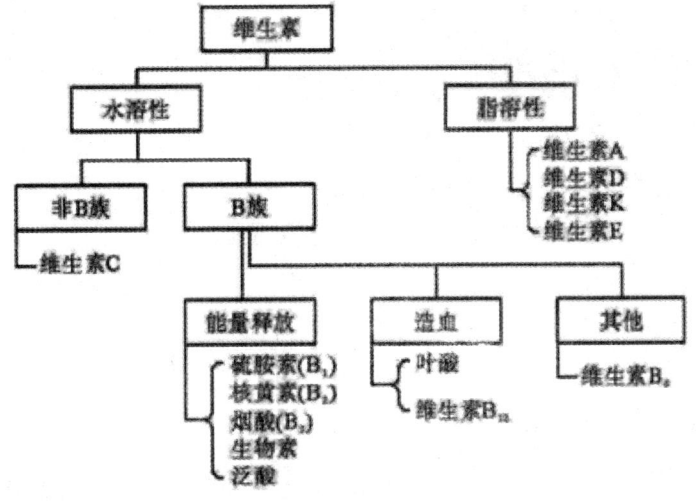

维生素分类

1. 脂溶性维生素

脂溶性维生素随食物中的脂肪释放、吸收和转运，它们不易随尿排出，大多数储存在肝脏和脂肪组织中。脂溶性维生素 A 和 D 过量摄入后，会在体内积累产生毒性。

2. 水溶性维生素

水溶性维生素不易在体内积累，当水溶性的 B 族维生素和维生素 C 被吸收进人体内后，除满足人体新陈代谢等生理功能的正常消耗外，余下的就会随着汗液、尿液等排出体外。

由于水溶性维生素易溶于水，所以在加工、烹饪过程中容易流失，损失率相对比较大。

第五节　水

除了碳水化合物、脂类、蛋白质、矿物质、维生素以外，水也是人体的一种重要营养素。不过由于水很容易获得，比较廉价，所以都没把水当作营养物质。

水是人体中含量最多的成分，成人体内水分含量占体重的一半以上。人体内的含水量与性别和年龄有关。男性体内的含水量高于女性。新生儿体内含水量为体重的70%~75%，随着年龄增长，含水量逐渐减少，到 60 岁以上时男性为体重的 50%，女性为体重的 45.5%。

水是人类赖以维持生命活动的最基本物质。对人的生命而言，断水比断食的威胁更严重。人如果断食而只饮水可以生存数周，直至所有体脂和组织蛋白消耗 50% 时才会死亡；而断水至失去全身水分 10% 就可能死亡，一般 5~10 日即可危及生命。

一、水的摄入与排出

正常人水的摄入量与排出量处于动态平衡，摄入量和排出量每日维持在 2500mL 左右。人体内水的来源包括饮水、食物中的水以及内生水三部分。通常每人每日饮水约为 1200mL，食物中含水量约 1000mL，内生水约 300mL。内生水主要来源于蛋白质、脂肪和碳水化合物代谢时产生的水。

水的排出主要以肾脏为主，约占 60%，其次是经肺、皮肤和粪便排出。一般成人每日尿量为 500~4000mL，最低量为 300~500mL，低于此量会引起体内代谢废物的蓄积，最终影响细胞功能。

当膳食中蛋白质和盐分较少时，产生的代谢废物会比较少，将代谢废物排出所需要的水分也相对较少。吃肉比较多时，应该多喝水，尽快将蛋白质代谢产生的尿素等有害废物排出体外。清晨起床后的第一次尿液颜色偏黄，这是因为一晚上未饮水，导致尿液被浓缩，所以颜色比较黄。

皮肤以出汗的形式排出体内的水。在正常温度和湿度下，皮肤会不自觉出汗，一般成人这部分流失的水为300~500mL；若在湿度低、温度高的环境下，出汗会增加。在剧烈运动时，每小时可达1000mL。

每天由呼吸排出的水分大约为300mL，在温度高、湿度低的环境中，由呼吸流失的水分会增加。此外，正常情况下，还有100~200mL的水分随粪便排出。

二、应该怎么喝水

人们都说每天要喝8杯水，但是没有说使用多大的杯子。人体的需水量与年龄、身体活动、环境温度等因素有关。《中国居民膳食指南》建议，温和气候条件下，轻体力劳动的成年人每日最少饮水1200mL，也就是两矿泉水瓶。

空腹时，饮下的水在胃内只停留2~3min，很快进入小肠，再被吸收进入血液，1h左右就可以补充给全身的血液。体内水分达到平衡时，就可以保证进餐时消化液的充足分泌，增加食欲，帮助消化。有些体形消瘦的人，食欲不佳，这时应该增加每日的饮水量，改善食欲和消化功能。

一次性大量饮水会加重胃肠负担，使胃液稀释，既降低了胃酸的杀菌作用，又会妨碍对食物的消化。因此，喝水应该少量多次。

早晨起床后可空腹喝一杯水，因为睡眠时的隐形出汗和尿液排出损失了很多水分，起床后虽无口渴感，但体内仍会因缺水而使血液黏稠，饮用一杯水可降低血液黏度，增加循环血容量。

很多人睡前不喝水，害怕会造成眼皮浮肿。其实睡前可以喝一杯水，可以防止整晚水分流失导致的缺水，有利于预防夜间血液黏稠度增加。

由于运动时体内水的流失加快，如果不及时补充就可能引起水不足。在运动强度较大时，要注意水和矿物质同时补充。运动后，应根据需要，及时补充足量的水。

人们都知道缺水或长期饮水不足可引起体内失水，会使人体健康受到损害。然而水分过量摄入也会给人体健康带来伤害。水过量时，会引起体液浓度降低，血浆中以钠离子为主的电解质浓度降低，血液中的红细胞数、血红蛋白的浓度也会降低；细胞内、外液的容量增加，引起脑细胞肿胀、脑组织水肿、颅内压增加，并引起头痛、恶心、呕吐、记忆力减退、举止异常，甚至嗜睡、昏迷等症状，严重者可以导致死亡。

三、水中有什么

水中含有什么？有人认为这个问题是多余的，水中含有的自然是"水"了。其实水中不只是水分子，还有矿物质、有机物、微生物等。

（1）在《西游记》中提到一种"无根水"，也就是未落地的雨水，这与地表水确实不同。雨水从地表和海面蒸发到天空形成云，在雨点落到地面之前是纯度很高的水，和蒸馏水类似，里面基本不含矿物质。雨水落到地面后，土壤、岩石中的矿物质会溶解在水中，通常含有钙、镁、钠、铁等多种盐。人体所需要的矿物质约有5%来自饮水，如果长期饮用"无根水"就等于放弃了这部分矿物质的摄入。很多净水机会把自来水中的矿物质过滤掉，使自来水变成了"无根水"。

（2）有一种水的"根"却很"深"，这就是矿泉水。矿泉水原本是从地下深处自然涌出的泉水或者是经人工开采的地下矿水，这种水中除了常见的钙、镁、钠以外，还包括锂、锶、锌、硒等比较稀有的矿物质。

较好的天然矿泉水资源比较稀缺，开采成本也比较高，所以瓶装天然矿泉水都比较贵。和调制白酒一样，人们参照天然矿泉水，在纯净水中加入矿物质，加工成矿物质水。市场上销量最大的康师傅矿物质水就属于这类水。矿物质水中添加的矿物质种类没有天然矿泉水中那么多，通常添加食品级氯化钾和硫酸镁，并没有添加一些稀有的矿物质。不过与天然矿泉水相比，矿物质水有个好处——添加的都是对人体有益的矿物质，有害的矿物质或者作用不明确的矿物绝不添加。

水中不只含有有益的矿物质，还含有有害的物质，如重金属砷、镉、铅、铬、汞等。随着中国工业的发展，矿山开采、金属冶炼、工业废水等产生的重金属污染物越来越多地进入地表水体中，使水体中的重金属含量急剧升高，人类从饮用水中摄入的重金属也越来越多。

目前，大部分净水机采用反渗透膜技术进行净化，这类净水机可以去除自来水中的重金属，不过去除重金属的同时也会去除对人体有益的钙、镁等矿物质。还有一类净水机采用孔径稍大一些的超滤膜进行净化，这种净水机能够保留有益的矿物质，但是也会把有害的矿物质保留下来。鱼与熊掌不可兼得，为了克服这个问题，有的净水机品牌采用了双出水，安装了反渗透和超滤两套系统，饮水时可以根据需要进行选择。这本质上是把"鱼与熊掌"都摆在餐桌上，但是你只能选其中之一，还是没有兼得。国外的一些滤水壶中在滤芯中加入了镁离子交换树脂，能够在净化有害物质的同时，向水中投放镁离子，增加人体的镁摄入量。

离子交换树脂是工业上硬水软化的重要手段。所谓"硬水"是指水中所含的矿物质成分多，尤其是钙和镁。钙和镁越多，硬度越高。不同的地区水的硬度不同，一般泉水、深井水等地下水的硬度比较高。硬水在一定程度上有益于健康，但是对工业却有很大危害，硬度越高，钙盐和镁盐越容易沉淀，造成水管、锅炉等设备阻塞，形成严重的安全隐患。工业上通常用钠离子交换树脂软化硬水，以钠离子交换水中的钙、镁离子。

四、自来水的秘密

随着城市化的推进，越来越多的中国人用上了自来水。在中国，自来水一直被当作饮水安全的标志，那么它真的就安全吗？

城市自来水通常是采用氯化法消毒，在自来水中加入次氯酸钠、漂白粉、液氯等。近些年的研究证明，水经过氯消毒后会产生多种有害物质。消毒产生的副产物三氯甲烷、氯乙酸等具有致癌、致畸、致突变、神经毒性等作用。长期饮用氯化水对生殖也有影响，可能造成新生儿体重太轻、早熟或胎儿生长延迟等，严重时可能引起自然流产、早产、死胎以及出生缺陷。

自来水消毒副产物对健康有害，这个问题美国在20世纪70年代就发现了，那么为什么世界各地的人们还饮用这种氯消毒的自来水呢？有一个国家曾经就放弃了使用氯消毒自来水。秘鲁为了防止氯消毒副产物危害健康，取消使用氯消毒自来水，结果在1991年暴发了大规模的霍乱，有3万多人死亡，后来就规定自来水必须用这些含氯物质处理。

现在自来水厂最主要的意义就在于防止微生物污染引起的大规模的急性疾病，防止这种公共突发事件的发生是最基本的安全要求，安全是基础，安全之后才是健康。

饮用烧开的水是减少自来水中有害物质对身体伤害的有效手段。三氯甲烷、氯乙酸等氯化物是容易挥发的有机物质，在高温的条件下会从水中挥发出去。实验证明，水烧开后持续沸腾3min，可以降低水中含有的氯化物。如果让水继续沸煮，氯化物的含量还会有所下降，但是随着水蒸气不断蒸发出去，水中的其他不挥发性的物质会被浓缩，含量相对增加，同样对人体有害。因此，烧开水以煮沸2~3min为最佳，这段时间可以降低水中的氯化物含量，并杀灭大部分微生物。

喝开水还有一个说法，就是反复烧开的水对人体有害。反复烧开的水又叫"千滚水"，网上传言千滚水中致癌物亚硝酸盐含量高。然而实验证明，自来水加热后随着水煮沸次数的增多，水中的亚硝酸盐含量不升反降。水沸腾时，里面的亚硝酸盐可能会被氧化成硝酸盐，也就是亚硝酸盐会减少、硝酸盐会增加。所以水中亚硝酸盐的浓度随着水加热次数的增多，不但不会升高，还会降低。可见，千滚水中亚硝酸盐含量高的说法纯属谣言。

五、阴阳水

中医关于喝水的说法有很多，在民间流传着喝"阴阳水"可洗肠、排毒的说法，有养生者坚持每天早上喝一杯"阴阳水"。

李时珍《本草纲目》中介绍："以新汲水百沸汤合一盏和匀，故曰生熟。今人谓之阴阳水。"翻译过来就是把从井里打上来的水和煮沸的开水混合，这才是阴阳水。阴阳水中的凉水本来是井水、河水等生水，考虑到饮用生水的安全性问题，现在都用凉开水代替。

百度百科中介绍："阴阳水乃 4/5 的凉水加上 1/5 的沸水，凉水在底，沸水在上，沸水与凉水在短时间内不会融合，但沸水变热水，这个热水就是阴阳水。"

沸水与凉水加在一起在短时间内会不会融合呢？其实这与杯子的深度有关，如果是细高的杯子，确实融合得稍慢，若是像马克杯这种浅一点的杯子，冷热水很容易就混合在一起。其实，"阴阳水"就只是热水和凉水混合而成的温水而已。那么，混合后的温度是多少呢？假定沸水为100℃，室温下的凉开水为20℃。根据热量守恒，按照百度百科所说的"4/5 凉水 +1/5 沸水"，可以计算出混合后的温度为：

$$T=(V_1 \times T_1+V_2 \times T_2)/(V_1+V_2)=(0.8 \times 20+0.2 \times 100)/(0.8+0.2)=36$$

混合后的温度为36t，与人体正常体温一致，这样的水温不会刺激人体，喝了最舒服。但是阴阳水只是温度适中的普通水，没有什么特别的功效。

第六节　保健食品与营养素补充剂

保健食品俗称"保健品"，在很多中国人的眼里，这似乎是与欺骗画等号的贬义词，新闻媒体上经常有保健品诈骗老年人的报道。

保健食品背了如此大的恶名，一方面是确实存虚假宣传，高价兜售保健品欺骗老年人的问题；另一方面则是因为这类产品服用后大部分都在短期见不到效果，甚至是到死都看不到明显效果，能否改善健康很难确定。一些销售人员给老年人把保健品吹得神乎其神，价格也非常昂贵，却看不到功效，所以就把保健品当作骗人的东西。

20世纪90年代，一大批"保健品"在广告的鼓吹下，让保健食品公司赚得盆满钵满。在广告宣传中，"保健品"被包装成治疗多种疾病的万能神药，最终却看不到疗效，这就提前透支了中国保健食品行业的信用，导致大部分年轻人对保健食品完全失去了信任。

其实，要用科学的眼光看待保健食品，不能因噎废食，完全否定保健食品的作用。

一、保健食品的科学定义

针对保健食品行业发展过程中反映出来的问题，管理部门制定了比较科学的管理制度。中国的保健食品从20世纪80年代末至90年代初兴起，经过几十年的发展，现在各项制度基本都已成熟，既有国家标准GB16740《食品安全国家标准保健食品》，又有《保健食品注册与备案管理办法》。

国家标准中对保健食品做了科学的定义："声称并具有特定保健功能或者以补充维生素、矿物质为目的的食品。"从定义中可以看出，保健食品可分为两类：一类是具有特定保健功能的产品；另一类是以补充维生素、矿物质为目的的产品，这类产品也叫营养素补充剂。

世界各国也有类似中国保健食品的产品，美国叫作膳食补充剂（Dietary supplements），加拿大为天然保健品（Natural health products），澳大利亚为补充性保健品（Complementary healthcare products），欧盟为食物补充剂（Food supplements），俄罗斯称为生物活性补充剂（Biologically active supplements）。美国食品药品管理局（FDA）通过《膳食补充剂健康教育法》对膳食补充剂做出了科学的定义，膳食补充剂含有一种或多种如下膳食成分：维生素、矿物质、草本或其他植物、氨基酸或其他帮助增加每日饮食摄入量的食用补充剂。

美国是全球最大的膳食补充剂市场，消费人数达2亿人，2015年市场规模达300多亿美元。在中国，保健食品的主要消费群体通常为容易被虚假宣传蒙蔽的老年人，而美国则完全不同，美国国立卫生研究院的研究表明，受教育程度越高越偏爱服用膳食补充剂。可见，只要进行科学、严格的管理，保健食品还是容易被人们接纳的。

二、保健食品与普通食品

保健食品比普通食品贵很多，价格是价值的体现，所以保健食品要求含有一定量的功效成分，也就是生理活性物质或维生素、矿物质。而普通食品只强调提供基本的营养物质。

保健食品的功效成分是它的关键，人们购买保健食品就是冲着功效成分去的。目前国际上确定的保健食品功效成分有九大类，包括多糖类、功能性甜味料（剂）、功能性油脂、自由基清除剂类、维生素类、肽与蛋白质类、活性菌类、微量元素类以及其他类。这九大类成分可以实现很多种保健功能，截至2016年，中国的保健食品可以申报的功能有27项，具体功能如下：

（1）增强免疫力。

（2）辅助降血脂。

（3）辅助降血糖。

（4）抗氧化。

（5）辅助改善记忆。

（6）缓解视疲劳。

（7）促进排铅。

（8）清咽。

（9）辅助降血压。

（10）改善睡眠。

（11）促进泌乳。

（12）缓解体力疲劳。

（13）提高缺氧耐受力。

（14）对辐射危害有辅助保护功能。

（15）减肥。

（16）改善生长发育。

（17）增加骨密度。

（18）改善营养性贫血。

（19）对化学性肝损伤的辅助保护作用。

（20）祛痤疮。

（21）祛黄褐斑。

（22）改善皮肤水分。

（23）改善皮肤油分。

（24）调节肠道菌群。

（25）促进消化。

（26）通便。

（27）对胃粘膜损伤有辅助保护功能。

保健食品对外宣称的功能必须在这项功能之内，不能宣称有其他功能。如果声称有补肾、壮阳等功能，那么就属于中药材或非法的保健食品。

保健食品不同于普通食品，有一定的适宜人群和不适宜人群。在产品的外包装盒上必须标出天蓝色的保健食品专用标志"蓝帽子"，下方会标注出该保健食品的批准文号，国产保健食品为"国食健字G（年号）××××号"，或者是"卫食健字（年号）第××××号"。

三、保健食品与药品

药品的目的是治疗疾病，保健食品的目的是保持健康。一般认为保健食品的本质依然是食品，虽有调节人体某种机能的作用，但它不能用于治疗疾病。但是维生素例外，如维生素A可以治疗夜盲症、维生素C可以治疗维生素缺乏病。

保健食品与药品广告宣传方面也有不同。处方药广告宣传的对象是医疗工作者，只能在管理部门指定的医学、药学专业刊物上发布广告，不得在大众传播媒介发布广告，也不能以其他方式进行以公众为对象的广告宣传；非处方药可以在大众传媒做广告，但是必须有忠告语"请按药品说明书或在药师指导下购买和使用"；保健食品在广告中不得宣称有疗效，并且必须说明或者标明"本品不能代替药物"的忠告语。

由于保健食品可以使用一些中药材作为原材料，所以普通人很难区分保健食品与中药。在日常生活中，人们购买的一些"保健品"其实并不属于保健食品，而是药品，

2018年闹得沸沸扬扬的"鸿茅药酒事件"就与此有关。广州医生谭秦东因网络帖子《中国神酒"鸿毛药酒",来自天堂的毒药》而被内蒙古警方抓捕,最终以谭医生突发神经病并发出致歉信收场。一些人把鸿茅药酒当作"保健品"喝了很多年,被新闻曝光后才知道是药品。

鸿茅药酒是否真的如谭秦东医生所说,是"来自天堂的毒药",这里不做评说,不过鸿茅药酒配料表中有几种药材确实毒性比较大:何首乌具有肝毒性,会损害肝脏;另一种原材料附子也有毒性,附子是由植物乌头的侧根加工成的中药,而乌头的块根可以当作毒药涂在箭头上,用于捕猎,也可以当作土农药,用于杀虫、杀菌。附子虽是传统中药,但是所含化学成分乌头碱毒性极强,可引起多种肾脏疾病,严重时可致肾功能衰竭。此药酒中还含有半夏、苦杏仁等有毒药材。

传统的中药材中有不少有毒的成分,在中医学中一直就有"以毒攻毒"的说法。不过,用有毒的中药材短时间内治疗急症尚可,如果长期当作保健食品服用,则可能会给身体带来较大危害。

中国的保健食品起源于中药,第一代保健食品主要是以中药材原形为主的产品,基本上只做简单的加工,例如人参、天麻、冬虫夏草、鹿茸等。现在中国保健食品的材料依然很大一部分是中药材,不过活性成分更明确。使用中药材作为保健食品的原材料,这是中国保健食品的一大特色。卫计委公布了100多种可用于保健食品的中药材名单,不过,其中依然有何首乌等这些有毒副作用的药材。

四、营养素补充剂

由于生理需求量增加或供给不足,某些营养素通过饮食可能摄入不足,为解决这类问题,开发出了营养素补充剂。中国的营养素补充剂由维生素和矿物质构成,在宣传上,只能称补充某某营养素,不得声称具有其他特定保健功能。目前,中国将营养素补充剂纳入保健食品管理,属于保健食品九大类功效成分中的两类。

国际食品法典委员会(CAC)对营养素补充剂的管理只限于维生素和矿物质补充剂,2005年通过了《维生素与矿物质食品补充剂通则》,指出营养素补充剂现阶段只涵盖维生素与矿物质。中国的营养素补充剂目前也仅限于维生素和矿物质,并不包括蛋白粉、氨基酸、深海鱼油等。

现在市场上营养素补充剂类产品比较多,包括各种维生素和各种矿物质产品。有些产品根据人体每天的需要量,将多种维生素和矿物质混合在一起,做成"多维元素片",均衡补充人体所需的多种维生素和矿物质,预防因维生素与矿物质缺乏引起的各种疾病。

维生素和矿物质是科学界和消费者认识比较深入的保健食品,消费量也比较大。例如,钙类营养素补充剂一直都是中国居民最欢迎的保健食品,中国人的膳食结构确实容易导致缺钙，尤其是生育过的女性，多数都存在缺钙现象。不合理的膳食造成了营养成分缺乏问题，营养素补充剂就可以很好地解决这个问题。

由于补充维生素和矿物质都有针对性，所以营养素补充剂的使用基本都比较科学合理。有些营养素补充剂得到了很好的推广，例如怀孕期及孕早期服用叶酸可有效将低婴儿神经管畸形的发生率。为了防止佝偻病，医生还会推荐婴幼儿服用维生素 D 补充剂，中国卫计委在 20 世纪 80 年代就制订了《婴幼儿佝偻病防治方案》，指导婴幼儿服用维生素 D 补充剂。

有些营养补充剂过量摄入具有明显的毒性作用，所以要按照外包装推荐量服用，不可过量服用。营养素补充剂的说明书应注明："不得超过推荐量或与同类营养素补充剂同时食用"。

营养素补充剂的功效比其他的保健食品更具体、更可靠。当人患有夜盲症后，服用维生素 A 很快就能见效。根据自己的日常饮食情况，分析自己可能缺乏的维生素和矿物质，适当地补充可以有效预防营养缺乏病的产生。营养素补充剂也可以由含量比较高的相应食物代替，大航海时代后期，海员饮用富含维生素 C 的柠檬汁就可以防止维生素缺乏病的发生。

哥伦布航海途中，船上一些人得了维生素缺乏病，于是把患病的人放逐在小岛上，等返航的时候，发现那些水手不但活着，而且病也好了。这应是由于岛上缺少食物，这些"将死之人"摘野果充饥，结果治好了维生素缺乏病。因此，食物才是最好的营养素补充剂，只要保证每天的膳食结构足够合理，就没有必要服用营养素补充剂。

五、营养强化食品

由于膳食摄入的不均衡，人体容易缺乏维生素和矿物质等微量营养素，服用营养素补充剂是一种有效的方法，不过由于价格高、覆盖人群少，不便于大范围推广，而营养强化食品则是解决这一问题的有效方案。

营养强化食品是在普通食品中人工添加一种或多种营养素，以提高食品的营养价值。营养强化剂所添加的都是公认的营养素，如维生素、矿物质、氨基酸、多不饱和脂肪酸等，范围要比营养素补充剂广。根据最新的食品营养强化剂使用标准 GB14880—2012 的规定，目前可以添加的营养强化剂有 37 种，其中维生素有 16 种、矿物质有 9 种，另外有 12 种氨基酸、脂肪酸、蛋白质等。

营养强化食品并不属于保健食品，添加的营养素按食品添加剂管理，所以营养强化食品不像保健食品那样需要复杂的注册备案程序，只要按照《食品营养强化剂使用标准》生产，就是合法的。

六、营养强化食品有什么好处

食品营养强化、平衡膳食、应用营养素补充剂是世界卫生组织推荐的改善人群微量营养素缺乏的 3 种主要措施。食品营养强化不需要改变人们的饮食习惯就可以增加人群对某些营养素的摄入量，既能覆盖较大范围的人群，又能在短时间内取得不错的效果，而且花费不多，这是经济、便捷的营养改善方式。具体地说，食品营养强化有四方面好处：

（1）有些食物本来就存在营养缺陷，缺少一些营养素，如果添加上所缺乏的营养素，这种食物的营养价值就大大增加。例如，谷物中普遍缺乏赖氨酸，通过添加赖氨酸这种营养强化剂，就可以补齐短板，使谷物中蛋白质的营养价值提高不少。

营养强化食品本质是在食品中加入添加剂，近年来比较流行的富硒米并不属于营养强化食品。富硒农产品的生产通常有 3 种方式：第一种是农产品种植地区的土壤中硒含量比较高，种植出来的农作物自然含硒量高；第二种是在农作物叶面上均匀喷施富硒叶面肥，农作物吸收后使农产品含硒量增加；第三种是给农作物施富硒肥，通过改善土壤硒环境，从而增加农产品的含硒量。据统计，中国 72% 的地区属于缺硒或低硒地区，约有 2/3 的人口存在不同程度的缺硒状况。尽管对植物使用富硒肥可以有效增加农产品的含硒量，不过这只是对植物的营养强化，并不是对食品的直接强化，这样的富硒食品并不按营养强化食品管理。

（2）在食品加工、储藏等过程中损失了一些营养素，通过添加这些营养素，可以使原有食材的营养得以恢复。例如，果汁、罐头加工过程会造成维生素 C 流失，通过添加适量的维生素 C，就可恢复水果原来的维生素 C 的营养特性。

大米和小麦在加工过程中损失了大量的 B 族维生素和矿物质，为了克服这种缺陷，可对其进行相应的营养强化。2002 年国家公众营养与发展中心和国家公众营养改善项目办公室针对中国人群的特点，制定了"7+1"的面粉强化配方：

"7"就是维生素 B_1、维生素 B2、烟酸、叶酸、铁、锌、钙；

"1"就是维生素 A；

之所以写成"7+1"，而不是"8"，是因为前七种必须添加，后一种是否添加由定点生产企业自定。添加量符合"7+1"要求的面粉可获得中心颁发的强化标识。不过，该方案中要求的维生素 A 添加量高于后来的《食品强化剂标准》（GB14880—2012）的规定，具体添加量还应该以实际为准。我国这种营养强化食品尽管被推广多年，但是在市场上依然很少见到，这说明营养强化米面还没有得到广泛认可。其实，如果经济条件不好，无法维持均衡的膳食，又承担不起长期购买膳食补充剂的费用，营养强化面粉是不错的选择。

强化大米在中国同样不受欢迎，人们普遍更愿意接受纯天然的食物，而不喜欢人为添加营养素的食物。很多人认为天然大米吃了几千年都没有什么健康问题，没必要做营养强化。不过，这忽略了大米加工技术的大幅进步，人们吃到的大米越来越白，营养素损失却越来越多。强化大米并不一定要增加什么营养，重要的是找回失去的营养。

（3）婴幼儿奶粉、航天员的食品通常单独食用，不像日常饮食一样可以多种食物搭配着食用，由多种食物共同提供人体所需的营养。这类特殊食品必须尽可能含有所需的各种营养成分，所以要按需求加入各种维生素、矿物质、必需脂肪酸等，这样即使长期只吃这一种食物也不会患上营养缺乏疾病。

婴儿配方奶粉又称母乳化奶粉，就是以母乳为参照标准，在普通奶粉的基础上加入多种营养成分，以满足婴儿的营养需要。婴儿奶粉中除去了大部分饱和脂肪酸，加入了植物油，并且根据婴儿的需要量降低了一些矿物质含量。另外还添加了某些缺乏的矿物质、维生素、氨基酸、脂肪酸等。

（4）特定人群可能普遍缺乏某些营养素，通过在人们经常食用的食品中添加营养强化剂，使这些食品能够补充容易缺乏的特定营养素。中国人普遍比较缺乏维生素A，调查显示这是中国居民缺乏程度排名第三的营养素。维生素A是脂溶性维生素，在食用油中溶解性良好，而且中国人每天的食用油摄入量相对比较稳定，所以食用油是维生素A强化的良好载体。中国政府为此专门制定了《食用油营养强化标准》，并于2008年已经实施。现在市场里经常能看到维生素A营养强化食用油，如果家里有少年儿童，购买食用油时可选购这类油。经常面对电脑，用眼比较多的人也应该多购买维生素A强化油。

碘也是中国内陆地区普遍缺乏的营养素，缺碘会对身体造成一系列损害，所以国家强制给食盐中加入少量的碘化钾。碘盐本质上就是一种营养强化食品，不过为了配合国家的减盐行动，避免居民过多摄入食盐，2012版的《食品营养强化剂使用标准》取消了食盐作为营养强化剂载体。食用盐中碘的使用，生产单位依据国家标准《食用盐碘含量》（GB26878—2011）执行。

总结以下：保健食品是一种特殊的食品，具有特定的维持人体健康的功能，但是不以治疗疾病为目的；有种特殊的保健食品叫营养补充剂，目前的营养补充剂就是指维生素和矿物质，营养补充剂是功效最可靠的保健食品；营养强化食品不属于保健食品，它是大众化的营养食品，以维持多数人的健康为目的，价格便宜、受众范围广。

第四章 转变营养学观念

一个多世纪的传统营养学教育和商业炒作所形成的社会饮食文化，使每个人抱有一种根深蒂固的营养学观念和饮食习惯。20世纪后期出现的后现代新营养学，其理论观念不是来自任何宗教信仰或哲学观念，而是基于确凿的科研数据和大量的人群健康状况及流行病学调查结果，还有若干医生的临床实验，从而提出全新的营养学理论。我们只有经过长期的艰苦工作，包括科学研究、基础教育、社会改革、媒体宣传和市场管理，方能使更多的人树立起全新的营养学观念，逐渐养成健康的饮食习惯。因为良好的膳食营养可以挽救人的生命。在这里需要说明的是，我们不要混淆医学和营养学两种不同的学术理念，不懂得新营养学理念的人不是所谓的"医盲"，而是"营养盲"。

第一节 蛋白质迷信之——动物蛋白最营养

关于蛋白质的话题，有些属于科学范畴，有些属于文化范畴，还有一些是"神秘的传说"。自从1839年荷兰化学家葛哈德·穆德勒（Gerhard Mulder）发现含氮化合物开始，蛋白质就被视为所有营养素中最神秘的化合物。蛋白质这个词来自希腊词汇"PROTEIOS"，在希腊文中这个词的意思是"最重要的"。

20世纪从西方传入了"蛋白质概念"，肉类相当于蛋白质的代名词，认为肉蛋奶最有营养，这个观念贯穿了整个近代营养学。

接受新理论、形成新理念的关键是要解决两个认识问题。首先要在观念上破除"动物蛋白最有营养"这个关键问题，持传统观念的人认为"动物蛋白营养好，植物蛋白营养差"，却不知道过量的动物蛋白会激发和促进现代慢性病易感基因的表达，其促发疾病的作用甚至大于致癌毒素（如二噁英、黄曲霉毒素等）。动物性食物也是"坏"胆固醇和促癌因子——类胰岛素生长因子IGF-1（荷尔蒙）等的来源。动物蛋白促发多种自体免疫疾病（如1型糖尿病等）和促进肌体早衰等一系列疾病（如骨质疏松、关节炎、眼病、肾病、老年痴呆等）。近代动物性食物中含有来自环境污染的持久性有机污染物，如二噁英、多氯联苯PCIk等，可使人体中毒、诱发癌症，人体中积累的这些化合物90%~95%来自动物性食物，因为这类物质易溶于脂肪，能一直稳定地存在于自然环境中和动物体内，即使摄入人体也不易被机体代谢所排除，其在动物体内的含量大大高于植物体内，持久性有机污染物在两者中的残留量之比为 15∶1。现今家畜饲养普遍大量使用生长素（荷尔蒙）和抗生素，其对人体健康影响颇大，动物性疾病也会传给人。动物性食物中最缺乏的物质是抗氧化物质（如类黄酮、类胡萝卜素物质等）。总之，过量食用动物蛋白食物会降低人体免疫力，促发心脑血管疾病、糖尿病、癌症等现代慢性病和促使人体器官尤其肾脏、骨关节和脑组织等早衰。

关于蛋白质的品质优劣，从植物性食物整体来看，其蛋白质中含有我们所需的所有必需氨基酸。但营养学界往往以食物蛋白质转化为人体所需氨基酸的"效率"替代"品质"概念，这样的代换有误导性。大量的研究表明，所谓低品质的植物蛋白，尽管用于合成新蛋白质的速度比较慢，但是很稳定，这种蛋白才是最健康的蛋白，也是身体最需要的蛋白。和动物来源的蛋白质相比，植物蛋白代谢缓慢，但是能稳定地赢得"健康比赛"的胜利。

从总体上说，植物蛋白食物营养更丰富，植物性食物营养能抑制和延缓现代慢性病易感基因的表达，不含胆固醇和荷尔蒙等促发慢性病的有害物质，它最突出的优点是含有丰富的抗氧化物质，如高蛋白食物大豆的异黄酮可预防人体生殖系统癌变（乳腺癌、子宫癌、卵巢癌和前列腺癌等）。大豆是理想的健康食品，干大豆的蛋白质含量在 36% 左右甚至更高，大豆蛋白质至少含有 17 种氨基酸，其中 8 种必需氨基酸的组成十分符合人体的需要，因此它是一种优良的植物性蛋白，特别是它含有丰富的赖氨酸，其含量比谷类粮食高 10 倍，因此如果搭配食用大豆制品与其他谷豆，可明显提高混合食物蛋白质的营养价值。大豆中含 1.1%~3.5% 的磷脂，以卵磷脂、脑磷脂及磷脂酚肌醇为主，它们是人体心脑血管保健的重要物质。

当我们坐在饭桌旁用餐时，用筷子夹了一块肉放在嘴里，不仅吃了一口动物性蛋白质，还吃了胆固醇、饱和脂肪酸和动物荷尔蒙等许多危害身体健康的东西。相反，吃一口豆制品，不但摄入了植物性蛋白质，同时还摄入了卵磷脂和异黄酮等多种有益身体健康的物质。植物蛋白很安全，如稻米蛋白质，对有过敏性体质的人来说，是现有食物中对人体最安全的蛋白质资源，可防治多种病痛。所以植物蛋白食物可提高人体免疫力、防病健体、防老抗衰。

第二节　蛋白质迷信之二——高蛋白等于高营养

早期的科学家，如知名的德国科学家卡尔·沃特（Carl Voit, 1831—1908），是蛋白质的忠实捍卫者。沃特认为蛋白质太好了，吃多少都不过分。

"蛋白质迷信"的另一个表现是认为"高蛋白等于高营养"，摄取再多的蛋白质也没坏处，评论食物优劣就看它含有多少蛋白质。然而，人们却不知道，过量摄入蛋白质是现代饮食的第一大危害。与当前我国城镇人群日常饮食中实际摄入的蛋白质水平相比较，人体对蛋白质的生理需要量是很低的。标准体重的成年男子一天蛋白质生理需要量为 20g 左右（根据一个人一天不进食任何蛋白质时排出的氮素量约 3.18g 计算，蛋白质含氮量约为 16%），再根据人体对食物蛋白质的吸收利用率，估算健康成年人每天需补充食物蛋白质为 30~45g，平均 38g 左右，即可保持氮的总平衡。美国食品药物管理局（FDA）曾认为一个成年男性每天所需的蛋白质为 58g，但最近已改为 38g，甚至更少（"FDA"是国际医疗审核权威机构，由美国国会暨联邦政府授权，专门从事食品与药品管理的最高执法机关。FDA 是一个由医生、律师、微生物学家、药理学家、化学家和统计学家等专业人士组成的致力于保护、促进和提高国民健康的政府卫生管制的监控机构）。世界卫生组织出于安全考虑，推荐每天的膳食总能量中大约应有 10% 来源于蛋白质，也就是每天应摄入 35g 左右。

近年来各国《居民膳食指南》提出建议，成人一天蛋白质摄入量为 70~80g 不等。中国某城市不久前有个调查，平均每个成人一天摄入蛋白质水平高达 85g 以上。美国人平均每天摄入 70~100g 的蛋白质，成年人高达 120g 以上。摄入的蛋白质超过了生理需要量，多余的蛋白质都到哪儿去了？能否保存在体内留着以后再用？蛋白质本身不能在人体内储存，多余的蛋白质会转化成脂肪，使人体肥胖；动物蛋白质是引发现代慢性病的元凶（激发疾病易感基因表达）；蛋白质代谢废物尿酸、氨酸等毒性物质流窜到身体各个部位"搞破坏"，致脑组织退化、智力衰退、老年痴呆、帕金森症和阿尔茨海默症等（贪食肉蛋奶的老年人脑早衰，易患痴呆症），致肝脏、肾脏疾病（肾衰竭、肾结石很普遍）；联合自由基一起攻击骨关节，致关节炎，使人瘫痪；流入血管，使血液酸化，致骨质疏松；未完全消化的动物蛋白质碎片进入血液，人体免疫系统对其制造镜像，引起自身免疫系统对身体不同部位发动攻击，导致 1 型糖尿病等多种自体免疫疾病，等等。

南加州大学的摩根·莱文（Morgan Levin）对超过 6300 名 50~65 岁美国人的饮食习惯进行了调查，发现蛋白质占人体摄入卡路里 20% 的人 18 年内的死亡率比蛋白质占人体摄入卡路里 10% 的人高 75%。

一天膳食总热量 20% 的蛋白质摄入量同多数美国人的膳食水平相当。按《膳食指南》要求，标准体重的成人一天进食量的总热量为 2400kcal（千卡），其 20% 等于 480kcal，相当于 120g 蛋白质的发热墙（1g 蛋白质发热量为 4kcal）。有些美国成年人男子一天进食总热量高达 3000kcal，这时蛋白质进食量高达 150g。蛋白质摄入量超过生理需要量的许多倍。如果按标准膳食热量 2400kcal 的 5% 计算，蛋白质摄入量为 30g，则比标准体重的蛋白质生理需要量稍高。

20 世纪评选的世界五大长寿乡的百岁老人平均摄入膳食热量为 1500cal 左右，当蛋白质占总热量 5% 时，其蛋白质摄入量是 18.75g，是相当低的。有的长寿乡老人以米粥为主食,一日三餐粥,因此被称为粥食长寿乡。现代人的膳食营养中蛋白质数量是不成问题的,300g 稻米或 150g 面包小麦或 50g 黄豆的蛋白质含量即相当于一天 20g 的生理需要量。新疆长寿老人每天吃 1000g 瓜果（含蛋白质 1%~2%）,已接近生理需要量了。蛋白质合理摄入量应高于生理需要量,相当于体重（kg）×0.56（中等体力活动强度的中年男子）,如体重 65kg 一天应进食 36.4g 蛋白质。这是考虑到食物营养成分的吸收利用率和多种食物蛋白质成分互补,蛋白质实际摄入量稍高于生理需要量。一天的膳食量,全谷全豆与多种蔬果合理搭配,即可满足蛋白质的需要量,不需再加肉蛋奶制品,也不必餐餐"精打细算"。

中等体重中等劳动量的中年男子,一天的蛋白质生理需要量为 20 多克。世界卫生组织出于安全的考虑,推荐每天的总能量大约应有 10% 来源于蛋白质,也就是每天应摄入 35g 左右。根据联合国粮农组织和世界卫生组织资料,健康的年轻人,每天、每千克体重摄取 0.57g 蛋白质即可维持氮平衡,成年男性（体重 65kg）一天约需摄取 37g 蛋白质。而低热量低蛋白膳食者一天的蛋白质摄入量要明显低于 30g。

人们常常是怕高脂肪,不怕高蛋白。统计资料表明,高脂肪摄入与现代病有关,但是,如果从脂肪总量中减去动物脂肪,植物脂肪摄入量与现代病发病率之间则没有关联性。脂肪与胆固醇比较,对身体健康影响更严重的是胆固醇,统计资料中脂肪指标实际上是动物性食物总数的表征。肥肉和瘦肉都是胆固醇的来源,不吃肥肉吃瘦肉同样会增加人体的胆固醇,肥肉和瘦肉食物中都有动物蛋白、胆固醇、饱和脂肪酸和荷尔蒙。

第三节　正确认识感病遗传性问题

形成新理念的第二个关键是要解决如何正确认识感病遗传性问题,破除宿命论。有人患上了高血压、糖尿病、心脏病或某种癌症,就认定是自己的家族遗传决定的,是必然的命不好,这也是一种迷信思想。人患某种现代病的确与遗传性有关,即家族中有对某种病的易感基因,但这不是绝对的,有易感基因时发病,也可以不发病。有某种疾病易感基因不可怕,关键在于这个潜在的基因是否表达。我们应该知道现代病易感基因是如何表达的。改进膳食增强免疫力,正是针对有某种疾病易感基因的人来说的,下面对我国近半个多世纪高血压患病率变化趋势进行一番考察。

高血压已成为我国居民健康的头号杀手。高血压发展到后期,会引起严重并发症,患者往往死于脑血管病、冠心病或高血压性心脏病等疾病。20 世纪 50 年代以后,我国 15 岁以上人群高血压患病率呈持续增长趋势。20 世纪我国曾对 15 岁以上人群进行三次大规模调查,1958—1959 年高血压患病率为 5.11%,1979—1980 年高血压患病率为 7.73%,1991 年高血压患病率为 13.58%。

前 21 年增长 2.62 个百分点，后 11 年增长近 6 个百分点。到 2002 年，18 岁以上成年人高血压患病率已上升到 18.8%，1991—2002 年患病率上升了 31%。

据 2014 年 4 月 3 日发表于《美国高血压杂志》的文章，目前中国高血压患病率为 29.6%。同年（2014 年），我国高血压患病率接近 30%（中国原创研究），这是美国等西方发达国家的水平。我国高血压患病率，现在比 60 年前增长了五六倍。如果说这完全是由人体所含遗传基因决定的，五六十年前有百分之五的中国人体内含有高血压易感基因，那么现在有这种基因的中国人增加到 30% 了吗？那多出来 25% 的感病中国人是从哪里来的？一两代人的遗传基因变化有这么大吗？而且许多国家、地区、民族的不同现代病种（心脏病、癌症等）的变化趋势几乎是一样的。生物遗传性有其变异性，更有保守性。所以，我们应关注，是什么激发和促进现代慢性病易感基因的表达的？

据安徽医科大学 2005 年对安徽省直机关干部高血压的调查，其患病率为 68.85%，很惊人。省直机关工作人员来自省内或国内不同地方的各个家庭，因而就他们的家族遗传性来说是随机的，不是一个特殊人群；他们居住区的生态环境与合肥市大多数居民是一样的，不特殊；而就他们的生活方式来说则确实是个特殊的人群。

同样是居住在安徽的其他人群又怎样呢？2005—2009 年，对安徽农村社区常住人口进行了三次抽样调查，成人高血压平均患病率分别为 20.6%、22.9% 和 23.3%。2008 年 8 月，安徽中部地区 41 家企事业单位 2019 名职工在安徽省立医院健康体检中心的体检结果表明，平均高血压患病率为 29.7%。普通农村居民、地方企事业职工的高血压患病率与省直机关干部差距极明显。

在 21 世纪初，全国有 1/5 的人口被高血压所困扰，而安徽省直机关则有 7/10 的机关干部被高血压所困扰。近五六十年，我国居民高血压患病率持续增长，同时机关干部这个群体的高血压患病率又大大高于普通居民，尤其是农民。我们相信，在这样短的时间内，人群的感病遗传基因不会有这么大的变异，高血压患病率的巨大差异只能用发病条件，尤其是诱发感病遗传基因表达的不同膳食来解释。对其他现代慢性病如心脏病、糖尿病、癌症发病率变化的解释也应是如此。

美国学者波普金（Popkin）在"关于营养变迁"的报告中指出，1961—2000 年，全世界人们所吃的猪牛羊肉等动物性食物增加了 2 倍。而在这 40 年间，我们中国人吃的肉却增加了 10 倍。美国全国心、肺、血液研究所对 3 万名研究对象进行了跟踪调查发现，从 1994 年到 2004 年，美国成年人的高血压患病率从 24% 上升到 29%。而 2009 年我国城市成年人的高血压患病率与 15 年前美国人的水平相当了。

大量确凿的科研数据说明，不同人群和不同历史时期现代慢性病患病率的巨大差异主要是由膳食结构的不同造成的。患病率的升高与膳食中肉蛋奶等动物性食物以及精制食品摄取量的增加和天然的谷类、薯类和蔬菜摄取量减少的趋势是一致的。如果说慢性病的增长与不断恶化的环境污染有关，那么人的膳食本身也是环境影响身体健康的重要渠道，在同样环境下，动物体内残留的持久性有机污染物含量是植物体内的15倍。

高血压被证明是一个不可忽视的心脏病发病危险因素，其他还有高胆固醇、肥胖和糖尿病等。与其他慢性病有所不同，现代人心脏病的发展是终生性的，几乎每个人都易感。

以上仅列举高血压症为例，因为高血压在中国很普遍，糖尿病、心脏病、癌症等都是生活方式病。动物性食物会通过一系列生化机制激发和促进现代慢性病易感基因的表达，激发和促进疾病的发生和扩展，而天然的完整的植物性食物则会抑制或延缓疾病易感基因的表达，停止甚至逆转病情的进展。为了预防现代慢性病，或面临发病危险，或已有某种病而想摆脱对药物的依赖时，下决心改变自己的膳食结构是非常必要的，纯天然的完整的植物性食物是对付现代病最有力的武器，这种食物在食谱中占有比例越高越好。遗憾的是，许多人传统的营养学观念根深蒂固，不喝牛奶不吃鸡蛋总是不放心。

人类防治现代慢性病之根本在于提高机体免疫力，人体免疫系统功能是任何药物都无法替代的。当前在官方文件或会议上，对高血压患者的饮食要求中只强调少吃盐，限盐是控制血压的重要方法之一，但仅仅限盐是治标不治本。改革膳食的总体结构，吃天然的、完整的植物性食物，种类多样化，才是改善自己免疫系统、防治高血压等现代慢性病的重要途径。当然，在病情尚未稳定的时候，医生给的控制病情的药物应继续服用。

第四节　摄取良好的膳食营养提升人体免疫系统功能

免疫系统是人体防病保健的支柱，最好的医生是自己的免疫系统。

人体疾病痊愈是自己的免疫系统治好的，而不是吃药治好的，化学药品只控制症状，治标不治本，常常延误病情，而且化学药品都有副作用，伤及人体免疫系统。

植物性食物营养素——其中主要的是植物化学素，它包括类胡萝卜素、植物多酚、类黄酮、有机硫、多糖体和皂苷等多种，此外还有膳食纤维、叶绿素、维生素、矿物质和"好"脂肪酸（油酸、亚麻酸、中链脂肪酸）等，它们可支持人体强大的免疫系统，是免疫系统功能的得力武器。

良好的膳食既能防病也能治病。

一、最好的医生——自己的免疫系统

人生病真正的病因在于自身免疫系统功能太弱，99%的疾病都是免疫系统失调所造成的。人们发现，感染艾滋病（AIDS）的人中有5%的病人体内虽有HIV病毒存在，但过了5年、10年，他们依然没有任何艾滋病症状。结核病带菌者中70%有病状，另30%跟平常一样，所以，病毒和细菌并不是唯一的病因。真正的病因在于一个人的抵抗能力——免疫系统功能。今天科学家们都认为免疫系统功能才是我们得到真正健康的一把钥匙。免疫系统有两大功能：清除和抵抗。许多事实证明，自身的抵抗力比任何化学药品还都强。

当我们谈到营养时，人们对于"营养"的定义是不一样的，有的人以为每天吃肉蛋奶就是很好的营养。事实上，肉蛋奶不代表营养，它们会使百病之根的"自由基"在人体内大量堆积，加速包括大脑在内的人体器官衰老，激发和促进疾病易感基因表达。除了前面提到的这些，还要指出，当我们吃进很多肉类的时候，会产生许多问题，其中之一是我们身体会产生一种荷尔蒙——前列腺素，这种荷尔蒙一旦产生出来，身体的整个免疫系统功能就会下降，使患癌症的概率增加（陈昭妃：《陈昭妃营养免疫学》）。多吃肉蛋奶还会使人体中另一种荷尔蒙——类胰岛素生长因子IGF-1的水平升高，几乎每一种癌症都与IGF-1有关联，IGF-1是一种促使癌细胞生长和繁殖的关键性因素。

二、植物性食物营养素中的"新成员"——功能性植物化学素

功能性植物化学素其实不新，而是人类到很晚的时候才认识它们的。功能性植物化学素被称为人类"21世纪的保护神"，是近代发现的第八类人体营养素（水、蛋白质、脂肪、碳水化合物、矿物质、维生素、纤维素和功能性植物化学素）。在植物营养素中功能性植物化学素的抗氧化力最强，有些成分的抗氧化力是维生素C和维生素E的几十倍，是对人体防病保健功能最好的植物营养素。天然完整的谷豆蔬果中含有多种功能性植物化学素，中草药能养生治病，是其所含的功能性植物化学素起了关键性作用。目前研究较多的植物化学素有植物多酚（如茶多酚、葡萄多酚、苹果多酚、酚酸等）、类黄酮（如黄酮、黄酮醇、柠檬素、大豆异黄酮、花青素、芸香素、橙皮素、松树黄酮、银杏叶黄酮和柑橘黄酮等，类黄酮也是多酚的主要成分）、类胡萝卜素（α-胡萝卜素、β-胡萝卜素、番茄红素、叶黄素、玉米黄质等）、有机硫类（如甘蓝和绿花椰菜的引哚类、异硫氰酸盐、大蒜素等）、多糖也称多聚糖（如香菇多糖、灵芝多糖、黄芪多糖、枸杞多糖等）和皂苷（如人参皂苷、黄芪皂苷、党参皂苷、绞股蓝皂苷等）等，涉及8000多种甚至可能上万种，今后还会发现许多新种物质，它们存在于各种天然的完整的植物中。

目前对植物化学素虽有些研究，但对其概念和功能大多数人都尚不知晓，人们只要提吃什么防病保健就讲维生素，不知道植物化学素，就连一些文献资料和健康报告也如此。

天然的完整的植物性食物，如一棵完整的植株或一枝花、一个果实、一粒完整的种子（如糙米、全麦、大豆粒等）、一颗芽苗（如苜蓿芽、香椿芽、小麦草等）是大自然

的造物、"上帝的恩赐"、大自然亿万年演化的结晶,是人类取之不尽的营养宝库、防病保健的法宝,含有上万种和人力难以计数的植物化学素,再高明的人工配方也望尘莫及。它是任何人工制造的营养品和药品(如维生素 C 之类)所无法比拟的。吃超量含有维生素 C、维生素 E、维生素 A 等营养素的补充剂,有增加患癌症和心脏病的危险,而吃两个橘子或几根胡萝卜,其中若干种天然营养素,如类黄酮、β-胡萝卜素、维生素等很多,如按美国食品药品管理局摄入标准计算可能超量,但是人吃了却平安无事,因为摄取自然食物是多种营养素自然协调运作,不产生那种单一化学药品成分的毒性作用。植物化学素是植物营养素中抗氧化功能最强的物质,其抗氧化力比维生素 C、维生素 E 大几十倍,是清除人体内致病致衰因子"自由基"、防止毒物侵袭、保护血管、防治癌肿和平衡营养的最得力的武器。

举例说明,松树是地球上古老的长寿植物,含有抗逆护身性能极强的抗氧化物质——植物化学素,这是该树种在严酷的自然环境(严寒酷暑、紫外线强光照射、风霜干旱、水土污染和各种病虫侵袭等)中长期繁衍进化、自然选择的结果。它的植物化学素含量最丰富,其单位含量是短命树种如杨树、泡桐的 100 倍,有人著书列举松树的类黄酮等植物化学素可防治人体 28 种之多的病痛。再如,在严酷的生态环境中长期进化的沙漠植物沙棘和仙人掌,同样含有极丰富的营养素,有人说达上万种,对人体有多种保健功能,这又是个很好的例证。世界上多种自然食物中,植物化学素也是非常丰富的,而且食味很好。当我们吃下一粒野果山钉子(中国东北兴安岭特产)或一粒蓝莓或一株幼小的菠菜苗(各地都有),身体内就摄入了无数种珍贵的营养素——植物化学素。香料植物和中草药都含有种类繁多的植物化学素,植物化学素是这类植物的主要功能成分。坚持长期摄取多种类、天然的和完整的植物性食物,定会强化自己的免疫系统功能,提高免疫力,不生病,少生病,小病自愈。

三、天然完整的植物性食物——真正的营养

天然完整的植物性食物才是真正的营养,含有完全、丰富的植物营养素和功能性植物化学素。但由于错误的加工过程,把自然食物一步步变成精制食品,其必然结果是破坏了对人体健康有益的植物营养素,食物品质严重劣化,甚至毒性化,天然的营养食物被一步步地变成人工"毒品"。

用小麦食品加工系列的品质功能变化举例来说明。从最富营养的食物开始,一步步加工、精制、漂白,绝大部分有益物质丧失殆尽,再来加添加剂、烧烤、烹炸,最后变成有毒素的食品。回头看看什么是我们真正需要的良好膳食,以我们的日常食物小麦为例,叙述如下。

(1) 小麦草(麦苗粉)

小麦草含有几乎人类所有生命所需的物质。科学家从小麦草(株高 20 厘米左右的

绿色麦苗）汁液中分析出了优质蛋白等 100 多种营养成分。15 磅新鲜小麦草的营养价值相当于 350 磅蔬菜的营养价值。其中，钾含量同比香蕉多出 25 倍，钙比牛奶多出 10 倍，铁比菠菜多出 5 倍，镁比小麦面粉多出 6 倍，还有其他食物中找不到的微量元素锌等。含有非常丰富的维生素 B 族，其中，维生素 B1 比番茄多出 16 倍，维生素 B2 比生菜多出 45 倍，叶酸比菠菜多出 8 倍，维生素 C 比甜橙多出 7 倍，维生素 E 比小麦面粉多出 20 倍。含有可贵的麦绿素以及超氧化物歧化酶等生物活性物质。小麦草具有强力消炎、解毒、除臭、抗癌、保护肝脏、增强细胞活力、降糖、减肥、防治贫血和明目醒神等保健作用。服用麦苗粉可辅助治疗多种病症，包括各类癌症、心脏病、关节炎、风湿症、糖尿病、低血糖症、过敏症、气喘、便秘、头痛、各类溃疡、胆结石、肾炎、血管肿胀、癫痫症、结肠炎、黏液囊炎、肋腔炎、肺结核、尿道结石、痔疮、狐臭、喉头发炎、妇女白带和性无能等。

（2）完整的小麦粒和全麦粉（100% 完整麦粒，包括皮层和胚芽磨成的粉）

全麦食物是膳食纤维、维生素、矿物质和抗氧化物质的极佳来源。除复合碳水化合物和蛋白质等常规营养物质外，还含有大量人体需要的其他重要营养素，如类胡萝卜素、维生素 B 族（叶酸、烟酸、硫胺素）、维生素 E、钾硒铁等矿物质和不饱和脂肪酸等，是维护身体健康的最佳食物之一。对人体防病保健具有重要作用的活性物质主要集中在麦麸（包括皮层和胚芽）部分。根据 1991 年版《食物成分表》全国代表值比较可知，与小麦精制面粉比较，麦麸的蛋白质高 0.5 倍，膳食纤维高 51 倍，维生素 E 高 5 倍，尼克酸（维生素氏）高 5 倍，核黄素（维生素 B2）高 4 倍，硫胺素（维生素 B1）高 0.76 倍，钙高 6.6 倍，磷高 198 倍，铁高 2.67 倍，锌高 5.16 倍。对人体健康非常重要的类胡萝卜素、类黄酮等抗氧化物质几乎全在麦麸中。如麦麸中含有丰富的植物性雌激素（木质素、异黄酮）等。麦麸中的植物雌激素经肠道细菌"再加工"使总量增加 10 倍左右。麦麸的植物雌激素作用对更年期妇女有重要意义。这类物质还有抑制癌细胞生长和降低胆固醇的作用。

全谷类食物含有丰富的多种植物化学素——植物多酚和类黄酮等抗氧化物质以及优质膳食纤维，是人类健身防病的法宝，多吃全麦食物能提升我们的健康指数。吃全麦食品可调节血压、降低"坏"胆固醇、预防动脉硬化、脂肪肝、心肌梗死和脑中风等病症。据调查每天食用 2~3 片全麦面包的女性，较每天只食用半片全麦面包的女性，罹患中风的危险性降低了 30%~40%；每天食用大量全麦食物使糖尿病发生的风险降低了 38%。全麦可缓解便秘，有助减肥，健脑益智，延缓衰老，有助牙齿健康，对几种癌症都有预防作用。吃全麦食品可使人长寿，美国明尼苏达州立大学对挪威近 3.4 万名成年人的研究发现，与很少吃全麦食品的人相比，那些多吃全麦食品的人，死于心脏病发作的危险性低 23%，死于各种癌症的危险性低 21%。

（3）标准粉（出粉率 85%）

去掉麦粒皮层（果皮和种皮）、胚芽和大部分糊粉层，保留胚乳制成的粗粉，主要是淀粉和蛋白质，仍残留部分维生素和色素物质如类胡萝卜等，面粉呈微黄色，是 20 世纪中国人的常用食品。

（4）精制粉（出粉率 70%）

籽粒外层组织（果皮、种皮、胚芽和糊粉层）全部清除。

小麦标准粉和精制粉把许多营养丢弃了，包括绝大部分植物化学素、大量维生素和矿物质以及优质蛋白、有益脂肪酸等。人体保健功能物质的大部分或全部清除了，主要保留了热量——淀粉和蛋白质。

（5）漂白精制粉

漂白精制粉是目前国内普遍食用的面粉品种，把精制粉少量残留的类胡萝卜素和维生素等清除干净，食用品质进一步劣化，还残留有化学漂白剂毒素，小麦粉原有的品质和天然香味损失殆尽。

面粉中含有的多种类胡萝卜素、类黄酮，包括 p-胡萝卜素、叶黄素等，它们是对人体健康非常有益处的植物抗氧化物质，需要经常从食物中摄入，以便清除体内的有害物质"自由基"，如叶黄素是保护眼睛的重要功能物质。而面粉漂白与上述保健功效正相反，清除好的营养物质，启动"坏"的"自由基"。

面粉增白剂过氧化苯甲酰等对人体健康没有任何好处，特别是过量添加过氧化苯甲酰，不仅会严重破坏面粉中的类胡萝卜素、维生素 E、维生素 B 等营养成分，使面粉在剧烈的氧化作用后失去固有的色、香、味，降低面粉的质量，过氧化苯甲酰在面粉中发生作用后的分解产物—甲酸、苯酚等有毒物质，还会加重肝脏负担，长期食用会对肝脏造成损害，尤其对肝功能衰弱的人、儿童以及老年人影响更大。

（6）精制面点、煎炸食品

你喜欢吃炸油条和方便面吗？此类食品热量高、营养低、毒性大，所以被称为"垃圾"食品。经常进食高温烧烤煎炸食品的人易肥胖，这类食品是导致高脂血症和冠心病的危险食品。高温煎炸烧烤，将严重破坏食物中的维生素，食用香精和色素等添加剂过多，会对肝脏功能造成负担。普遍含有反式脂肪酸的起酥油（氢化植物油、人造黄油），常吃易导致心脑血管疾患，在油炸过程中，往往产生大量的致癌物质。碳水化合物在高温的油炸过程中，会产生有神经毒性和致癌作用的丙烯酰胺，俗称丙毒，油炸土豆条中的致癌物质丙毒含量较世界卫生组织推荐的饮食中允许的最大限量（1μg/L）要高出 500 倍以上。有研究表明，常吃油炸食品的人，其癌症的发病率远远高于不吃或极少进食油炸食品的人群。此外，常吃油条，长期积累下来的损害结果还有记忆力减退、抑郁和烦躁，严重的可导致"老年痴呆症"。

糙米变成精白米、粗制原蔗红糖变成细白糖，冷榨植物油变成精炼油、无烟油等，品质由优变劣的情况类似。

糙米（保留稻谷种皮和胚芽的粗制米）——天赐的营养宝库，营养全面而有特色。植米中IP6（六磷酸肌醇酯）含量为精米的4.56倍，它有多种保健功能，有天然的"癌症杀手"之称；米糠中提取一种叫"RBS"的多糖类物质，给患癌症的白鼠使用，可提高其机体免疫力，疗效比现有的抗癌药都要好。常吃糙米有益防癌、降血压、降血脂、健脑、清肠防秘、防治贫血、镇静安神、美肤、强身，对肥胖者和糖尿病患者特别有益。对过敏性体质的孩子，多吃糙米和蔬菜，能使孩子的过敏性体质得到改善。美国人和加拿大人特别看重糙米的营养价值，市场上米糠粉制品的价格与美国产的枸杞子保健食品相当（每千克价格近100美元）。

"吃食物，不吃食品"——中国台湾有营养学家把天然完整的植物性食品叫"食物"，精制的"三白"（白米、白面、白糖）、糕点和罐头等加工过的食物叫"食品"，规劝人们吃"食物"不吃"食品"。

错误的饮食观驱使人们一味地追求精、细、美、白，不吃带皮的和粗制的食物，如吃苹果、黄瓜和葡萄要削皮或吐皮，甘薯（红薯、地瓜、山芋）、马铃薯（土豆）要剥掉皮，麦粒、稻谷要磨去皮。在这里我们请那些牙口较好的人吃有机果蔬时，能连皮吃的都不要去皮。因为自然食物中，有益于人体健康，提高免疫力的功能性营养物质绝大多数在皮层里，尤其在各种色素物质中，买食物首选颜色深的、鲜艳的。地球上绿色植物在接收阳光照射，进行光合作用，合成各种营养物质的同时，太阳光紫外线也侵入植物体，产生大量缺失电子的"自由基"（氧化剂），氧化破坏细胞组织。与紫外线破坏作用相类似，促使植物体产生"自由基"的外来入侵物，还有有害的理化因子（如环境污染物）和病源微生物的侵袭。而植物在严酷的多种环境下长期进化（天然选择）和个体生长发育中形成和积累了组成极为丰富的抗氧化物质，通称为功能性植物化学素（现已知有8000多种，实际数以万计）。植物在可能产生高度活性物质和具有潜在危险的地方竖起一面由抗氧化物质组成的"防护罩"，用以抵御入侵的外敌以及机体新陈代谢的负面作用，阻断自由基的生成和清除大量自由基堆积，转危为安，保护生命延续。

在大自然里抗逆性和生命力顽强的植物机体中，抗氧化物质的种类和数量都非常丰富，不老松的寿命可长达四五千年以上；松针和松树皮中类黄酮等抗氧化物质含量是短命树种（如泡桐、杨树）的100多倍，所以松针和松树皮是抗氧化物质的最佳来源。再如被称为植物活化石的银杏树，树叶中的银杏素具有多种保健功能。人体没有任何遮挡暴露在阳光下几小时都受不了，而一棵植物的一生可在空旷草原、林地或沙漠上生长发育，短则几个月（如一株小草、小麦），长达几千年（如松柏），安然无恙。其中由抗氧化物质组成的"防护罩"功不可没，绿色植物的上部器官，是接受阳光较多的部位，紫外线照射也较多，皮色较深，因而皮层的抗氧化物质积累量大大超过其他部位，其他营养物质如含糖量等也是接受充分光照的部位含量较高，如一个西瓜的向阳面，皮色深、瓜瓤甜，所以，瓜果蔬菜首选深色的、鲜艳的。谷豆种子的皮层同样含有丰富的功能性营养物质。动物吃了天然植物，才能得到功能性植物化学素，增强自己的免疫力，所以应该称功能性植物化学素为"生命保护神"。

总之，从天然的、完整的植物性食物经过系列精细加工，变化必然趋势是：丢失有益健康的营养物质，提高热量，添加致病毒素。在社会经济文化高度发展的今天，很多人被多种疾病所困扰，在应该享受幸福生活的时代反而受罪。科学已经发现了膳食与疾病的关系，每个人都要好好想想，做出自己的抉择。

我们回头看看，人类的远祖类人猿主食是野果，中华民族的祖先尝百草为药，吃五谷杂粮，维持这个优秀民族在世界上繁衍发展。

人类的饮食来自大自然，还应回归大自然，试想一下，如果我们的祖先从远古时开始就以饼干、油条、方便面为主食，再吃些维生素片，还能进化发展到今天吗？精米与糙米、白糖与黑糖、精炼无烟油与冷榨粗制油、化学提取的营养素补充剂与天然食物相比，哪个营养好？我们需要一场膳食营养观念社会大转变，是一个从营养学观念、科学研究、文化教育、生产加工技术、市场管理、环境保护到生活习惯的大转变。回归大自然吧！

四、维生素片——让你远离大自然的药品

我们说维生素 C、维生素 E、β-胡萝卜素和膳食纤维等能够预防癌症等现代病，那是指在摄取的食物中含有的那些天然物质，那么人工造的化学品中维生素 C、维生素 E 和 β-胡萝卜素药片或纤维补充剂能有这些健康益处吗？答案是否定的。因为健康并不依赖于单个营养素，而是含有多种营养素的纯天然食物。换句话说，就是植物来源的食物。例如，一碗菠菜沙拉中含有纤维素、抗氧化物质以及数不清的其他营养素，这些营养素好像是一支乐队，共同演奏着健康的协奏曲。摄取健康的膳食营养实际上是很简单的，尽量摄取纯天然的水果、蔬菜和包括皮层在内的完整谷粒豆粒。这样的话，我们就能获益匪浅，我们的健康将受到多重保护，身心能享受到各种各样的益处。

在对人体的生理效应上，人工制造的营养补充剂（如维生素片）与包含无数营养物质构成综合体系的天然食物之间有天大的差别。《英国营养学杂志》刊载的一项研究结果（2007年）显示，意大利米兰大学人类营养学系 Serena Gnamieri 领导的研究小组，用三种饮料——橙汁、维生素 C 水溶液和白糖水，分别给三组参试人员饮用，前两种饮料的维生素 C 含量相同，均为 150 毫克，糖水中不含维生素 C。实验对象饮后 3~24 小时取血样进行化验，结果饮用橙汁和维生素 C 水的人血浆中维生素 C 浓度都会上升。当血样与过氧化氢（一种强氧化剂，可导致人体 DNA 氧化受损）接触时，研究人员发现，饮用橙汁的人血样受到的损害较小；同时，饮用糖水对血液氧化没有任何保护效果；然

而，出乎研究人员意料的是，维生素 C 水的抗氧化效果也是微乎其微。

约有 70% 的美国人服用各种营养补品。45% 的英国家庭经常购买维生素制剂，其中主要是维生素 C。过去有人认为，服用维生素 C 和维生素 E 可以预防癌症、心脏病和心绞痛，但大量科学实验证明没有这种效果。迄今至少有 30 个双盲对照试验，对大剂量维生素 C 能否预防感冒进行了验证，结果毫无例外都是否定的。长期大剂量服用维生素片对身体有害无益。

现在大量维生素等营养素补充剂充斥市场，把食物中综合营养素的整体保健作用简化为单一营养素的作用，是科学简化主义的典型表现。它被商人利用，大量用于广告宣传，帮助商人赚了大笔的钱。有 70% 的美国人每天服用营养素补充剂，同时保守不健康的饮食习惯不变，而流行的心脏病和癌症等现代病发病率却有增无减。

只摄入含有人工制造的某种营养素补充剂，并不能带来商家许诺的那些好处，反而会给我们的健康带来重大隐患。如果我们需要维生素 C 或是 p-胡萝卜素，不要去买那些补充剂，请多吃些水果或是绿叶蔬菜吧。

科学简化主义的另一个典型是把动物性食物对人体的不利作用仅仅归罪于脂肪。脂肪成了替罪羊，"低脂"变成了"健康"的同义词。只强调脂肪是一个误导，致使低脂和脱脂的高动物蛋白食品大量行销。在所谓的低脂膳食中，脂肪量有所减少，而胆固醇和动物蛋白明显增加。在美国，尽管全脂牛奶摄入量减少了，但低脂和脱脂牛奶摄入量更高了。奶酪的摄入量在过去的 30 年当中增加了 50%，低脂肉类如禽类、鱼类等摄入量也在增加。现在人们的膳食当中，肉制品总摄入量达到了历史的高峰。此外，低脂但不健康的食品也照样行销。

可悲的是，随着人们将注意力集中在脂肪或其他单个营养素上，动物性食物作为整体对癌症以及其他富贵病的影响却被忽略了，甚至被刻意地歪曲了。

第五节　良好的膳食营养能挽救我们的生命

膳食与疾病关系的惊人发现——动物性食物营养素会激发和促进疾病易感基因的表达，植物性食物是安全的。

现代营养学世界权威美国康奈尔大学营养科学系坎贝尔（T.Colin Campbell）教授对膳食与疾病关系进行了多年研究，取得了重大成就。

20 世纪 60 年代，肝癌在菲律宾曾是非常严重的流行病，人群患病率高，原因是玉米和花生食品被黄曲霉毒素严重污染，黄曲霉毒素是已知化合物中致癌性最强的一种毒素。坎贝尔教授在菲律宾考察发现，在患病儿童中，那些患肝癌的多是来自富裕家庭，动物蛋白质摄入量最高的儿童中，肝癌发病率是最高的。

一、动物蛋白质对癌症发展的促进作用

之后,坎贝尔领导实验人员进行了多年动物实验和细胞学研究。研究结果证明了,在癌症发病的启动、促进和进展三个阶段中,动物蛋白质对癌症发展的促进作用比黄曲霉毒素更强,而黄曲霉毒素本身却是排位很高的致癌物。坎贝尔及其领导的实验人员根据这些动物实验的结果,在一些顶级的科学刊物上共发表了100多篇科学论文。

在较长时间进行的实验研究总体设计包括三种处理:全部实验鼠都接种黄曲霉致癌毒素,诱发肝细胞癌变,按食物热量比在饲料中加入蛋白质:20%酪蛋白(牛奶蛋白质组成中87%是酪蛋白),5%酪蛋A,20%植物蛋白(来自小麦和豆类)。然后观察癌病灶细胞团发展变化,并进行了100周大型实验,观察实验鼠生存率。

癌症的发病分为三个阶段——启动阶段、促进阶段和进展阶段,实验结果如下。

启动阶段:在高蛋白(20%酪蛋白)摄入组观察到的酪蛋白激发作用:①导致更多的致癌毒素进入细胞;②激活黄曲霉毒素代谢酶——混合功能氧化酶(MFO)活性;③提高黄曲霉毒素与DNA加合物的形成量,导致更多的细胞突变。在低蛋白(5%酪蛋白)摄入组发现,酶活性下降76%,DNA结合率下降72%。高酪蛋白膳食能提高癌细胞的发生率,而低酪蛋白膳食则能显著降低癌细胞的发生率。该阶段几乎是不可逆的。

促进阶段:这个阶段也是癌症可以被逆转的阶段。他们的发现非常与众不同:病灶细胞团的发育几乎完全取决于蛋白质的摄入量,而与黄曲霉毒素的摄入量没有关系。经黄曲霉毒素启动后,用20%酪蛋白饲料饲养的大鼠,其病灶细胞团的生长速度比用5%蛋白饲料喂养大鼠的病灶细胞团的生长速度要快得多。而接种较高水平致癌物的大鼠,饲以5%的蛋白饲料时,病灶细胞团要少得多;而接种低水平致癌物的大鼠,饲以20%的酪蛋白饲料后,病灶细胞团要多得多。一条规律:病灶细胞团的发展,尽管在最初的启动阶段取决于接种致癌物的剂量,但实际上在癌的促进阶段,受到膳食中蛋白质摄入量的调控。蛋白质摄入量产生的效果要超过致癌物对细胞的影响,与开始接触到的致癌物质剂量大小没有关系(坎贝尔:《中国健康调查报告》52页)。

进展阶段:前两个阶段中实验动物饲以20%的酪蛋白质饲料后,病灶细胞团数量开始增加。但是在第三阶段改用低剂量(5%)蛋白质饲料饲喂实验动物时,病灶细胞团的数量急剧下降。然后,又恢复给实验动物提供20%酪蛋白的饲料,病灶细胞团的数量又重新开始上升。如同实验动物一样,人的身体也有记忆功能。人曾接触过致癌物,并引发少量的癌细胞,尽管这些癌细胞处于休眠状态,但是如果以后摄入的膳食营养有问题的话,这种癌细胞则会被再次"唤醒"。

这项实验最显著的发现是:当摄入的蛋白质水平达到或超过动物生长所需的水平(生理需要量)时,就可能导致癌症的发生。尽管这项研究结论来自动物实验,但是对人来说也有相当重要的意义。因为在成长期的大鼠和人类对蛋白质的需求量以及成年大

鼠和成年人维持身体健康所需的蛋白质M（蛋白质所占食物热量比）是非常接近的。这个实验再次证明，低蛋白质膳食具有可以抑制毒性非常强的致癌物的作用。

他们设计、组织了一个规模很大，包括数百只大鼠的实验项目。在这个实验中，用几种方法检测了大鼠肿瘤发展的情况。结果看到，蛋白质对肿瘤发展的影响是非常惊人的。大鼠通常的存活期是两年（2×52周）左右，因此这项研究设计的周期长达100周。实验开始时，所有的大鼠都给予了黄曲霉毒素，同时分组饲喂不同剂量的蛋白质。结果，饲以20%酪蛋白的实验组，在100周时，大鼠不是已经因为肝癌死亡，就是濒于死亡；而给予同等剂量水平黄曲霉毒素，但是饲以5%酪蛋白饲料的大鼠都还活着，而且行动机敏、体形苗条、毛色鲜亮。这个实验结果，在以前的研究中是没有过的。

随后，他们还进行了两项植物来源蛋白质的促癌实验。用同样的检测方法，全部实验鼠接种过黄曲霉毒素，以20%的酪蛋白为对照，分别以谷蛋白（小麦籽粒中的一种蛋白质）和大豆蛋白饲喂实验鼠，实验结果是，即使摄入的植物蛋白质剂量达到很高的水平（20%），大鼠体内并没有出现早期的病灶细胞团，即植物蛋白质没有促进癌细胞生长的作用。实验结果确凿无误地证明，安全的蛋白质来自植物，包括小麦和豆类。

二、来自其他方面的研究，更深远的影响

研究发现，酪蛋白、鱼肉蛋白、膳食脂肪和抗氧化剂（类胡萝卜素）等营养素，可以通过一系列高度协同机制，促进或抑制肝癌、乳腺癌和胰腺癌的发展。营养在调控癌症促进方面的作用远比启动性致癌物的剂量重要得多。营养主要影响促进阶段（癌症发展的第二阶段）的肿瘤发展，这是营养与癌症关系的一大特性。坎贝尔在研究中发现了这样的规律：动物性食物营养素促进肿瘤的发展，而植物性食物营养素能抑制肿瘤的发展。

其他方面的研究。摄取肉蛋奶会增加人体荷尔蒙，如促使类胰岛素生长因子IGF-1（一种促进细胞生长活性很强的荷尔蒙）的水平升高。摄入更多的动物性食物，我们体内就会合成更多的IGF-1。多项研究表明，几乎每一种癌症都与IGF-1有关联，它是促使癌细胞生长和繁殖的关键因素，现已证明它是癌症发病的一个预测性因子，就好像胆固醇水平是心脏病的一个预测性因子一样。动物性食物也会增加雌性生殖激素的生成，增大女性患乳腺癌的危险性。另有报道，多吃肉类食物会使人体内产生一种荷尔蒙，叫作前列腺素Ⅱ（Prostaglandin 2）。这种荷尔蒙一旦产生出来，身体整个免疫系统功能就会下降，易引发各种疾病（前列腺素是最初发现时的命名，是种类和功能比较复杂的一类荷尔蒙，与男性前列腺没有直接关系）。

看了这些资料我们不难理解，为什么动物性膳食与多种癌症高患病率之间存在着极显著的关联性。人们在每天的生活中可能都会接触一定量的致癌物，但是这些致癌物是否导致肿瘤则取决于营养素有无促癌作用。癌症是一种令人谈虎色变的疾病，美国近年

来的癌症发病率，男性为48%，女性为38%，美国人对癌症的恐惧程度超过了其他任何一种疾病。躺在病床上，被病魔折磨长达数月甚至数年，最终离开人世，是多么悲惨的一件事啊。

动物性膳食量与肥胖症、高血压、高血脂、糖尿病和心脑血管疾病等发病率有极明显的关联性。心脏是人类生命的核心，但对于美国人来说，更是造成死亡的罪魁祸首。据CIRICA发表的调查研究报告，美国是西方心脏病死亡率最高的国家。现在，心脏以及循环系统功能障碍导致的死亡病例占美国总死亡人数的40%。心脏疾病在过去100年中几乎是美国人民的头号杀手，心脏病可以称作"美国人"的疾病。原因就是美国人摄入的动物性食物比例太高。肉蛋奶是高胆固醇食物，血液胆固醇水平与心脑血管疾病和某些癌症有显著的相关性。动物蛋白的摄入会导致低密度脂蛋白水平升高，动物蛋白摄入量与血液胆固醇水平的关联性比饱和脂肪酸摄入量与胆固醇水平更明显。吃瘦肉也会增加胆固醇，每100g猪肥肉的胆固醇含量为109mg，每100g猪瘦肉的胆固醇含量为81mg。

吃肉会使人体内红细胞质量降低、形体变大，这样的红细胞缺乏生命力，容易破裂。低质量红细胞组成的人体，自然适应能力与同化功能大大削弱。摄取动物性食物会使体液酸性化，酸性体液是百病的"温床"。

摄入过量蛋白，伤肾、伤脑、伤关节、伤全身。动物性食物对人体健康有广泛的影响，摄入的蛋白质如果超过人体生理需要量，多余的蛋白质其代谢废物尿酸和氨酸等在身体各处产生极大的破坏作用，会破坏我们的肾脏，导致肾衰竭，形成肾结石，会促发白内障、眼底黄斑变性、脑认知功能障碍、血管性痴呆、阿尔茨海默病、关节炎和骨质疏松症等。

摄取动物蛋白质可能引起多种自体免疫病。常见的自体免疫病有（排名从最常见到最罕见）：甲状腺机能亢进、风湿性关节炎、甲状腺炎、白癜风、恶性贫血、肾小球肾炎、多发性硬化症、1型糖尿病、全身性红斑狼疮、斯耶格伦氏综合征、重症肌无力、多发性肌炎/多发性皮炎、阿狄森氏病、硬皮病、原发性胆汁性肝硬化、葡萄膜炎、慢性活动性肝炎等。某些动物蛋白质与人体蛋白质相类似，正常的免疫系统能够将外来入侵的蛋白质与人体自身的蛋白质加以区别，但有时会发生错误。未完全消化的动物蛋白质碎片进入血液后，我们自身的免疫系统把它看作入侵之敌而制作"镜像面膜"（分子模拟——氨基酸序列），动物蛋白与人体蛋白组成相似，因而把制成的"镜像"与自身蛋白质相混淆，于是免疫系统把自己的身体细胞错误地当成了最凶恶的入侵之敌，凭借其机制便会发起对自身器官组织的攻击。1型糖尿病是一种严重的自体免疫病，与儿童过早停止母乳喂养改为摄入牛奶有关，是免疫系统攻击产生胰岛素的胰腺细胞造成的。在一项对12个国家14岁以下儿童的牛奶摄入量与1型糖尿病发病关系的调查发现，两者间存在非常好的线性关系（1991年）。

坎贝尔在实验动物研究的基础上，继续去指导生物医学研究史上规模最大、最全面、以人为研究对象的膳食、生活方式与疾病之间关系的研究项目——中国健康调查。这是由美国康奈尔大学、英国牛津大学以及中国预防医学科学院联合开展的一项规模空前的调研项目。该项目从1983到1989年，在中国的24个省、市、自治区的69个县（市）开展了三次关于膳食、生活方式和疾病死亡率的流行病学调查研究，考察了大量的疾病与膳食及生活方式因素之间的关系，一共得到8000多项具有统计学意义的显著性相关数据。坎贝尔教授在该项调查研究的基础上出版了《中国健康调查报告》一书，《纽约时报》称其为"流行病学研究的巅峰之作"。

社会健康研究从本质上讲是一种统计学研究。在中国健康调查中一共取得了8000多组具有统计学显著意义的相关关系，其价值是无可估量的。这个项目真正与众不同之处在于，在疾病与膳食的8000多项关系中，许多关系都指向同一个发现：动物性食物摄入最多的人，慢性病最多。即使摄入动物性蛋白质的数量相对比较少，也会造成不良的后果。而那些以植物性食物为主的人群身体最健康，容易避免慢性疾病的发生，这些结果不容忽视。事实上，从最早有关动物蛋白效应的动物实验研究到大规模的人群膳食模式调查，结果都是一致的，都证明以植物为主的膳食和以动物为主的膳食对人体健康产生的效应是截然不同的。

必须重新定义我们想象中的良好营养。坎贝尔从事了40年的生物医学研究，其中包括一项长达27年的科学实验项目（由美国最知名的资助机构赞助完成），它可以证明：良好的膳食可以挽救你的生命。笔者建议大家认真阅读坎贝尔的《中国健康调查报告》一书。在此引用约翰·罗宾斯（《新美式膳食》《回归健康》和《饮食革命》的作者）在《中国健康调查报告》英文版序言中写的一段话："如果你想早餐时吃烤肉和鸡蛋，然后再吃降胆固醇的药物，那是你的权利。但是如果你想真正掌握健康生活的主动权，请阅读《中国健康调查报告》，并尽快在生活中落实书中的建议！如果你能按照书中的指导安排你的饮食，你的身心将在余生中获益匪浅。"

三、良好的膳食能防病也能治病，可以挽救我们的生命

我们的身体健康与三件事有关：早餐、午餐和晚餐。近代大量研究都证明，良好的膳食是我们对抗疾病的有力武器。

世界各地的研究都证明：对预防癌症有效的膳食，对预防心脏病、肥胖、糖尿病、白内障、肌肉退化、阿尔茨海默症、认知功能障碍、多发性硬化症、骨质疏松症、骨关节炎和其他疾病等都有效。而且，这样的膳食对每个人都有效，无论各人的遗传背景和生活方式的喜好如何。有一种膳食能够抵抗所有这些疾病，那就是以纯天然的植物性食物为主的膳食。纯天然的植物性食物不仅能预防慢性病，也能治疗慢性病，而且是最好的治疗途径。

（1）心脏病

事实告诉我们，对于心脑血管疾病，人人都应早预防。美国路易斯安那州立大学医学中心的研究人员，在3岁肥胖儿童的主动脉血管内壁发现了胆固醇的脂肪条层，由此表明，动脉粥样硬化始发于3岁以前的儿童，并随年龄的增长逐渐加重。现代心脑血管病起源于儿童少年，植根于青年，发展于中年，发病于中老年，预防心脏病应从早年开始。

心脏病是美国人的高发疾病，男女平均发病率为42.5‰。每24小时，大约就有3000名美国人会发生心脏病，2000名美国人死于这种疾病。心脏以及循环系统功能障碍导致的死亡病例约占美国总死亡人数的40%，这个比例超过了包括癌症在内的任何其他疾病。这种疾病的发生不分性别或种族，所有人都被笼罩在其阴影之下。如果询问女性朋友对她们来说最具威胁的疾病是什么，她们大多会毫不犹豫地回答——乳腺癌。但是她们的这个说法是错误的。女性心脏病的死亡率比乳腺癌死亡率高8倍。如果有一种疾病能称得上是"美国人"的疾病，那就是心脏病。

如果我们考察一下生活方式更为传统的国家就会发现，这些国家中心脏病的发病率与西方国家的差异更为明显。例如，早期南太平洋巴布亚，新几内亚高原的原住民，几乎很少被各种研究提及，因为在他们当中，心脏病极为罕见。另外一个例子是中国农村心脏病的发病率，也是非常低的。20世纪后期，美国成年人群与中国成年人群相比，他们心脏病的发病率几乎比中国同龄人要高17倍。

不同国家和人群之间的心脏病患病率为什么有这么大的差别，答案非常简单：膳食结构不同造成的。心脏病发病率较低的国家，其居民膳食中动物来源的蛋白质和饱和脂肪酸的比例较低，天然的谷类产品、水果和蔬菜的比例较高。换言之，他们主要依赖植物性食物，而美国人主要摄入的是动物性食物。

动物性食物摄入得越多，人患心脏疾病的危险性就越大。1955年CIRICA对20个西方国家55~59岁男性心脏病死亡率的统计（Jolliffe N 与 Archer M，1959），美国死亡率最高，为7/1000，其次是芬兰、加拿大和澳大利亚，而南斯拉夫心脏病死亡率最低，不到1/1000，其他较低的国家是锡兰、葡萄牙、法国和日本。坐标图显示，这20个国家动物蛋白占总热量摄入的比例由2%到8%，其心脏病死亡率则由低于1/1000上升到7/1000，相关系数64（极显著）。

这项研究显示，动物蛋白质摄入越多，心脏病的发病率就越高。而且，有多项动物研究结果证实，用动物蛋白（如酪蛋白）饲养大鼠、家兔或是猪，能够显著地增加它们的胆固醇水平，但是如果给它们摄入植物蛋白（如大豆蛋白），能显著地降低它们的胆固醇水平（Gibney MJ，1983）。在人体中进行的实验研究，不仅仅验证了这些发现，而且证明了人食用植物性蛋白后对胆固醇的降低效果，比较仅仅限制脂肪或胆固醇摄入的效果要更好（Sirtori CR，1983）。现在知道，将注意力仅仅集中在脂肪上是一种误导。大家可能从来没有想过这样一种可能性，就是脂肪酸和胆固醇仅仅是动物性食物摄入的一种指征性代表。

因此研究者将注意力集中在膳食上，发现血液中的胆固醇水平会随着膳食摄入动物蛋白增加而升高。相反，血液中的胆固醇和摄入的复合碳水化合物之间呈现的是一种负相关关系（KatoH 等，1973）。简单地说，动物性食物与血液中的高胆固醇水平相关，而植物性食物与血液中的低胆固醇水平相关。

这项研究很清楚地证明，膳食是导致心脏疾病的重要病因之一。而且，这与早期研究得到的结论是高度一致的：摄入饱和脂肪和胆固醇越多（实际上就是摄入更多的动物性食物），人们患心脏疾病的危险就越大。现在越来越多的国家开始模仿美国人的饮食习惯，这些国家的心脏病发病率也在迅速地升高。最近，某些国家心脏疾病的死亡率甚至已经超过了美国，科学家多年大量研究结果证明，血液胆固醇水平和高血压是不可忽视的心脏病危险因素。血液胆固醇水平高和心脏疾病之间存在着显著的关联性。研究者注意到男性的胆固醇水平如果超过 244mg/dL，其冠状动脉心脏病（CHD）的发病率比胆固醇水平低于 210mg/dL 的人高 3 倍（Kennel WB 等，1961）。可是，美国仍有 35% 的心脏病发作是在胆固醇水平为 150~200mg/dL 的人发生的。美国公众的胆固醇水平为 170~290mg/dL，平均水平大约为 215mg/dL，而 20 世纪晚期中国人平均水平大约为 127mg/dL。真正的胆固醇水平安全线应该在 150mg/dL 以下。在三名非常知名的美国脏病学专家：比尔·卡斯特里博士、比尔·罗博慈博士和小卡德维尔·埃塞尔斯廷博士的职业生涯中，还没有发现哪个患者血液中的胆固醇水平低于 150mg/dL 时会死于冠状动脉疾病。总的来说，降低危险因素，如血液胆固醇水平和血压，就降低了心脏疾病发病的危险。已经有充分的证据证明，动物蛋白的摄入水平与血液胆固醇水平的关联性比饱和脂肪酸与膳食胆固醇更明显。还有，如果膳食中 10% 的热量来自脂肪，这样的膳食对逆转心脏病，或减轻心脏病症状是最为有效的。

总之，预防心脏病的几个真实可信的安全指标应该是食物中胆固醇含量：为零毫克，血液胆固醇在 150mg/dL 以下，膳食中 10% 的热量来自脂肪。

但是直到今天，治疗心脏病时，大多数人仍将注意力集中于如何通过机械的或是化学药物的方式来干预、治疗那些病情严重的患者，而把膳食干预置之一旁。实际上，化学药物治标不治本，而且所有的化学药品都有严重的副作用。手术治疗只是虚幻的"救世主"。据《美国医学协会杂志》（JAMA）2000 年发表的巴巴拉·思达菲尔德博士的一篇文章称，美国每年由于医生误诊、用药错误以及药物不良反应和手术失误造成的死亡人数达到了 225400 人。临床医疗差错已经成为美国第三大死亡原因，仅仅排在心脏病（710.76 人/年）和癌症（553.09 人/年）之后。

血管分流术最近变得非常流行，1990 年美国大概一共进行了 38 万例这样的手术，但是每 50 例手术患者中就会有 1 人死于手术并发症，其他的不良反应还包括：心脏病发作、呼吸并发症、出血并发症、感染、高血压和脑卒中。大约 79% 的患者在接受手术7天后，会表现出认知功能的损伤。3年后，大约1/3的患者仍然会感到胸部疼痛。10年中，做过分流术的半数患者会死亡、心脏病发作或是再度发生胸痛。另外，这些接受了分流术的患者，其心脏病发作并不比没接受分流术者少。

冠状动脉成形术的情况也差不多，危险也比较大。大约每16个接受这项手术的患者中就有1人，在手术过程中会发生"血管突然堵塞"，导致心脏病发作、死亡或是需要进行紧急的分流术。在手术后4个月内，有40%的患者，其经过挤压而被撑开的动脉血管仍会被关闭，导致手术失效。

所以，综合考察之下，看起来最有效的这些治疗方法其实是非常令人失望的，冠状动脉成形术和分流术并不能治疗心脏病的病根，并不能预防心脏病发作，也不能延长心脏病患者的生命（除了对病情最严重的患者进行抢救外）。

（2）肥胖

肥胖既是一个独立的疾病，又是2型糖尿病、心血管病、高血压、中风和多种癌症的危险因素，被世界卫生组织列为导致疾病负担的十大危险因素之一。肥胖和超重是许多现代慢性病的前兆。

世界通行用体重指数BMI（BodyMassIndex）估测人体的肥胖程度。计算体重指数的方法为：体重指数BMI=体重（kg）/身高平方（m^2）。BMI能较好地反映机体的肥胖程度。

国际上通常用世界卫生组织制定的体重指数界限值，即体重指数BMI25.0—29.9为超重，BMI>30为肥胖。美国人的体重问题正变得越来越严重。2/3的美国成年人体重超重，而1/3的成年人属于肥胖。

上述体重指数标准是根据西方人的身体素质制定的，对中国人来说显然是偏高了。国际生命科学学会中国办事处中国肥胖问题工作组根据我国人群大规模测量数据，汇总分析了体重指数与相关疾病患病率的关系，提出对中国成人判断超重和肥胖程度的界限值，BMI24.0—27.9为超重，BMI>28为肥胖；腹部脂肪蓄积的界限值，男性腰围>85cm，女性腰围>80cm，各项指标载入《中国成人超重和肥胖症预防控制指南》，1990年以来中国进行的13项大规模流行病学调查，总计约24万成人的数据汇总分析，结果表明：体重指数BMI等于或大于24者，患高血压的危险性是体重正常（BMI=18/5—23.9）者的3~4倍，患糖尿病的危险性是体重正常者的2~3倍，具有两项及两项以上危险因素（危险因素聚集，主要的5个危险因素包括血压高、血糖高、血清总胆固醇高、血清甘油三酯高和血清高密度脂蛋白降低）的危险性是体重正常者的3~4倍。BMI>28的肥胖者中90%以上患有上述疾病或有危险因素聚集。

男性腰围达到或超过85cm，女性腰围达到或超过80cm者患高血压的危险性约为腰围低于此界限者的3.5倍，其患糖尿病的危险性约为2.5倍；其中有两项及两项以上危险因素聚集者的危险性约为正常者的4倍以上。

在10个地区对24900名35~59岁人群的前瞻性调查中，冠心病事件、脑卒中和缺血性脑卒中事件对超重和肥胖的归因危险度分别为32%、30.6%和53.5%，即这些疾病的发病由超重和肥胖引起的可能性很大。

肥胖是健康状况普遍恶化的最明显征兆之一，西方国家普遍面临这样的问题。而越来越多的中国人也加入了这个行列，目前我国肥胖者已超过9000万人，超重者高达2亿人，他们的体型也越来越像西方人了。

摄取动物性食物，多余的热量以脂肪的形态储存在机体里，日积月累使机体肥胖起来，而摄入以纯天然植物性食物为主的膳食可通过热量平衡的方式来维持体重。其主要的作用机制有两个：一是将多余的热量以体热的方式散发出去，而不是作为脂肪储存起来，在实验中观察到，并没有因多摄入热量造成体重有重大偏差；二是以植物性食物为主的膳食有助于刺激身体做更多的体力活动，而且随着体重的减轻，体育锻炼也变得更为容易。膳食和锻炼协调起来不仅能减轻体重，而且能极大地改善身体素质。

摄取复合碳水化合物（蔬菜、水果和全谷类）的素食者比肉食者更苗条，体重比肉食者平均要轻5~30磅。在一项干预性的研究中，实验者告诉肥胖的研究对象"可以放开吃低脂的纯天然植物性食物，想吃多少就吃多少"，结果3周的时间内，这些人的体重平均减轻了17磅（ShintaniTT，1991）。在普里提金中心，大约4500名肥胖者参加了一个类似的为期三周的实验项目，实验的结果也大致相同。研究中心为这些人选择了一种以植物性食物为主的膳食，并叮嘱这些人要加强锻炼。试验结束时，这些人的体重平均下降了5.5%（BarnardRh，1991）。

使用低脂纯天然食物（以植物性食物为主的膳食）进行的干预研究还有很多，发表的研究结果证明：

12天体重减轻2~5磅~3周体重减轻大约10磅~12周体重减轻16磅~1年减轻24磅。

减轻体重的解决方案就是按照以纯天然的植物性食物为主的膳食进餐，吃全谷（糙米、全麦食品和杂粮杂豆等）和多种类蔬菜、水果，纯天然植物性食物，同时进行适量的体育运动，5年或更长一些时间就会收到良好效果，要长期坚持下去。这是个利在长远的解决方案，不是一个快速解决问题的权宜之计。它能给我们带来持久的健康，能在很长时间内维持我们的体重，同时降低患慢性病的危险。美国康乃尔大学坎贝尔教授从20世纪80年代开始放弃动物性食物，吃天然植物性食物，常运动，坚持到2015年的时候体重减轻45磅，体型就像25岁时那么好。

2010年64岁的美国前总统克林顿说，长期素食的女儿切尔西·克林顿向他提出要求，减肥15磅（6.8千克）后出席她的婚礼。于是克林顿向美国著名医生迪恩·奥尼什、考德威尔·艾色尔斯坦和营养学家克林·坎贝尔请教，研读坎贝尔的专著《中国健康调查报告》，学习中国传统的饮食经验，用植物性食物膳食减肥，在数月时间里成功减肥24磅（约11千克），重新回到了他上大学时的苗条身材。他所选择的植物饮食法不包含任何的牛奶和肉类，放弃了他至爱的汉堡、比萨和烤肉，只吃青豆、蔬菜和水果。每天早上喝一杯混合了水果和植物蛋白粉的杏仁浆，他说这已经可以吸收一天所需要的蛋白质。他会偶尔吃点鱼，但绝对不会吃其他任何肉类，包括鸡肉和火鸡。这种植物饮食减肥法不仅让克林顿成功瘦身，甚至还有效控制了他严重的心血管疾病（克林顿2004年接受心脏搭桥手术，2010年较早时再发现心血管阻塞，进行手术植入支架）。

当然，有些人也食用植物性食物，却收不到减肥效果，这里面有几个原因。首先也是最主要的一个原因是，如果我们的膳食中含有太多的精制碳水化合物，尽管这是以植物性食物为主的膳食，也不太可能会减轻体重，比如甜食、软点心、白面食品等，这些对减轻体重是没有什么帮助的。这些食品中含有的糖分和精制淀粉的量太高了，而且软点心这类食品中也经常含有大量的脂肪。这些精制食品，并不属于天然状态的植物性食物，无助于减轻体重，也不能改善我们的健康。

某些人有家族性的遗传体质，比较容易导致肥胖。这种情况会使减肥变得更艰难。如果你碰巧是这种人，你可能需要特别严格地控制你的膳食，并加强锻炼。对于有肥胖体质遗传性的人来说，膳食模式好不好，在较短的时间内，并不能对他们的体形造成太大的影响。保持正常的体重，实际是长期生活方式（包括良好的膳食和体力活动）选择的结果。

被誉为美国"减肥教父"的著名心脏外科医生罗伯特·阿特金斯博士，在20世纪70年代倡导"食肉减肥法"，他认为脂肪和蛋白质并不是造成肥胖的决定因素，罪魁祸首乃碳水化合物（米面蔬果）。1972年，他推出《阿特金斯减肥革命》一书，推广"少吃淀粉质，多吃脂肪和蛋白质"的减肥食谱。由此，许多减肥人士敞开肚皮吃肉，却拒绝米面、薯类和蔬果。这本书刚一推出便卖了个"满堂红"，至今销量超过了1500万本，成为历史上最畅销的书籍之一。几十年来，这本书深远地影响了美国乃至欧洲的数百万甚至上千万人。

好像历史在跟我们开玩笑。2003年4月，这位72岁的"减肥教父"阿特金斯医生，在回家路上因意外滑倒，陷入昏迷状态，经过9天的医治，最终医治无效而死亡。医检报告显示，阿特金斯原来是个大胖子，逝世时6英尺（约1.82米）高的他，体重竟有258磅（约117千克）。若计算体重指数BMI，阿特金斯属于"超肥一族"。除此之外，他还患有心脏病、心肌梗死及高血压等病，导致体质虚弱。他的夫人在丈夫的网站上留言说："他死之前3年已患上了心肌梗死。"美国疾控中心研究他的病历资料得出结论，阿特金斯死于肥胖引发的综合征。归根结底，阿特金斯死于自创的减肥理论。

"食肉减肥法"或称"高蛋白低碳水"（多吃肉蛋奶少吃米面蔬果）减肥法是"没病找病"的方法，纯属误导，请不要上当。这里的"碳水"是"碳水化合物"的缩写，包括米面谷物、薯类和蔬果等食物。高动物蛋白膳食是导致现代人肥胖的主因。简单讲，摄入的蛋白质超过生理需要量必定转化成脂肪存入体内，使我们更胖。与现代人实际膳食蛋白质摄入量（80~120g/d）比较，人体对蛋白质的生理需要量是很低的，一个标准体重（65kg）的人约为21g/d。摄入过量蛋白还伤肾、伤脑、伤关节、伤全身，高蛋白是肥胖、三高、脂肪肝、糖尿病、心脑血管疾病和癌症等百病之源。而糙米、全麦、杂粮和蔬菜水果等高纤维低热量的食物，会增加饱腹感，确能助我们减肥。但要注意，"垃圾食品的素食"（吃精制面点甜食、高温油炸食品等高热量无营养食品）不但不减体重，反而增肥。

饥饿疗法限制热量摄入，可短期减轻体重，但效果不能持久。不搞饥饿疗法，不要急于求成，短期突击减肥有害健康。而长期的饥饿会降低身体的代谢速率，这是人体保护自身的一种自然反应。

事实上，我们能够控制身体的肥胖，答案就在我们每天的饮食之中。做起来很简单，即吃纯天然的完整的植物性食物、多种类，长期保持良好的饮食习惯和适量的体力活动。

（3）糖尿病

2型糖尿病是最常见的一种病，经常伴随肥胖发生。8%以上的美国成年人患有糖尿病，但仍有1/3的糖尿病人并不知道他们患有此病。现在青少年也开始患上了原来40岁以上的成年人才得的这种病。2型糖尿病的病人可以产生胰岛素，但是胰岛素不能发挥正常的生理功能，这被称为"胰岛素抵抗"。这意味着当胰岛素对血糖进行分派时，身体拒绝对胰岛素的"指令"做出反应。这样胰岛素就失去了其生理效能，血糖不能得到正常的代谢。

糖尿病容易导致的并发症有高血压、心脏病、脑卒中、失明、肾脏病、神经系统损伤、截肢、牙科疾病等。

现代药物和手术治疗并不能根治糖尿病。目前最好的情况是，借助药物使糖尿病患者能够维持正常的生活能力，这些药物并不能根治糖尿病，所以糖尿病患者将面临终生服药的困境。

但是，预防和治愈糖尿病并不是没有希望的，相反，我们有很大的希望。

合理的膳食可以预防糖尿病。业已证明，糖尿病低发病率人群和高发病率人群之间的膳食有显著差异。在1925—1935年，H.P.西摩沃斯总结了6个国家（美国、荷兰、英格兰和威尔士、苏格兰、意大利、日本）的糖尿病与膳食关系的研究成果，他发现，随着植物性食物摄入比例的增加和动物性食物摄入比例的下降，每10万人中死于糖尿病的人数比例从20.4（美国）骤降到了2.9（日本）（HimsworthHP，1935）。

30年后，这个问题被重新提出来接受验证。经过对东南亚和南美的四个国家进行分析研究，研究者再次证实，高比例的植物性食物和糖尿病的低发病率之间存在着非常显著的关联性。研究者注意到，糖尿病发病率最高的国家乌拉圭，其居民的"膳食结构是典型的'西方式'膳食结构，高热量、高动物蛋白、高脂肪（总脂肪和动物脂肪）"。而糖尿病发病率比较低的国家，其膳食中"蛋白质（特别是动物来源的蛋白质）、脂肪、动物性脂肪的比例比较低,很大一部分热量摄入来自碳水化合物,主要是米饭"。(West KM 与 Kalbfleisch GM,1966)。

20 世纪后期另一项研究(Tsunehara CH 等,1990)表明,在同一种族遗传背景的人群中由于饮食习惯改变带来的后果:居住在华盛顿特区的美籍日本人糖尿病的发病率是日本本土居民的 4 倍。那些患糖尿病的美籍日本人也是摄入动物性蛋白、动物性脂肪和膳食胆固醇最多的人。这类膳食也是导致他们肥胖的主要原因。与在日本本土出生和生活的同龄人相比,这些患病的第二代美籍日本人,他们的膳食中含有更多的动物性食物,植物来源的食物很少。研究者总结说:"很明显,居住在美国的美籍日本人,其饮食习惯更接近美国大众,而不是日本本土居民。"而这种饮食习惯的后果是,美籍日本人糖尿病的发病率是日本本土居民的 4 倍。

另有研究者对爱荷华州 36000 名妇女在 6 年中的糖尿病发病率进行了跟踪调查(Meyer KA 等,2000)。研究项目初始时,这些妇女都没有糖尿病,6 年后,其中 1100 多人患上了糖尿病。研究发现,最不容易得糖尿病的妇女是那些全谷类食物和纤维摄入量较高的妇女,她们的膳食中碳水化合物(全谷食物中的复合碳水化合物)的比例最高。

大量研究结果证明,无论在同一人群中还是不同人群间,高纤维全谷、以植物性食物为主的膳食都有助于预防糖尿病,而高脂高蛋白、以动物性食物为主的膳食会促进糖尿病的发生。

合理的膳食不仅可以预防糖尿病,而且可以治疗糖尿病。美国詹姆斯·安德森博士(Dr.James Anderson)是当今膳食和糖尿病关系研究的知名专家之一,他仅仅通过改变膳食的方法,就取得了显著的疗效。在他进行的一项研究中,他让 25 名 1 型和 25 名 2 型糖尿病住院患者进食高纤维高碳水化合物低脂膳食,观察这种膳食对他们的影响(AndersonJW,1986)。这 50 名患者体重都不超重,都定期注射胰岛素以控制他们的血糖水平。实验膳食主要由全植物性食物和搭配少量的肉组成。他首先让患者按照美国糖尿病研究协会推荐的传统美式膳食进食一周,一周后让试验对象改为按照实验性的植物性膳食进食三周,然后检测患者的血糖水平、胆固醇水平、体重以及用药量。试验结果非常令人吃惊。三周实验后,1 型糖尿病患者使用胰岛素的剂量平均降低了 40%,血糖的状况得到了显著改善。而同样令人惊讶的是,其胆固醇水平降低了 30%。2 型糖尿病患者食用低脂高纤维膳食后,其效果更为显著。25 名试验对象在接受了三周的饮食疗法后,其中 24 人已经不需要再用胰岛素治疗了。

在普里提金医学中心的一组科学家,通过给予患者低脂、以植物性食物为主的膳食并鼓励患者锻炼,也得到了同样的结果。实验开始时,有 40 名依赖药物的患者,26 天后,其中有 34 人已经完全不需要任何药物了(BarnardRJ 等,1982)。这个研究组还证实,只要这些患者继续进食这种以植物性食物为主的膳食,其效果可维持数年之久

（BarnardRJ 等，1983）。

另有十几篇论文都证明，高纤维高碳水化合物膳食能使胆固醇水平下降，并显著改善患者的血糖水平。

想象一下，如果人完全采用最健康的膳食，会发生什么情况？所谓最健康的膳食，就是以植物性食物为主的膳食。坎贝尔在他的书中说"我有种强烈的预感，坚持良好的饮食习惯，我们能战胜糖尿病"。

空腹血糖高于正常人标准 3.3~5.6mmol/L（60~100mg/dL），叫"糖调节受损"（IGR），它向我们亮出了"黄灯"，意味着我们跨进了"糖尿病前期"的门槛，"糖尿病前期"的标准为空腹血糖 5.6—6.9mmol/L（100—125mg/dL。跨进糖尿病前期的人，糖尿病向我们亮出"黄灯"，再往下走一步就是正规的糖尿病，我们可以转身走出险境，使血糖值逆转，最要紧的是转变营养学观念，摄取纯天然完整的植物性食物——全谷全豆和多种蔬果。

（4）癌症

①乳腺癌

乳腺癌已经成为当今社会最关注的焦点之一。美国大概每 8 名妇女就会有 1 人被诊断为乳腺癌。很多人持基因决定论观点，BRCA-1 和 BRCA-2 基因的发现，更强化了"乳腺癌主要是遗传背景决定的"这样一个概念。很多人这样说："这是遗传决定的，没办法。"基因确实在乳腺癌发病过程中扮演了重要的角色，但是影响乳腺癌发病的也不仅是以上提到的两个基因。有一研究小组发现，完全由家族病史造成的乳腺癌病例占全部病例的比率不足 3%，绝大多数的乳腺癌病例并不是由家族病史或基因决定的。

雌激素水平是乳腺癌发病危险的决定性影响因子，而膳食是决定雌激素水平的一个重要因素。至少有 4 个很重要的乳腺癌危险因素受到营养的影响，即月经初潮过早、绝经期延迟、血液中雌性激素水平高和血液胆固醇水平高。雌激素和相关荷尔蒙水平升高实际上是摄入高动物蛋白、高脂肪、低纤维的传统西方膳食的结果。

根据《中国健康调查报告》一书提供的数据，西方女性一生中接触的雌激素水平至少要比中国农村妇女高出 2.5~3 倍。在比较不同国家的乳腺癌发病率时发现，如果雌激素水平降低 17%，乳腺癌的发病率将会有明显下降（PremiceR 等，1990）。在 20 世纪中国健康调查中发现，中国妇女的雌激素水平比西方妇女低 26%~63%。

乳腺癌发病机制的核心是雌激素的接触量，这个观点对乳腺癌的防治有着深远的意义，因为膳食是决定雌激素水平的一个重要因素。如果我们能通过膳食将雌激素保持在一定水平之下，乳腺癌的发病危险是可以得到控制的。我们已经找到足够的证据，低动物蛋白、低脂肪、高纯天然植物性食物的膳食能够有效降低雌激素的水平。

坎贝尔在书中介绍了最近的一项研究结果（DorganJF 等，2003），有几种女性荷尔蒙的水平随着青春期的来临而升高，通过给 8~10 岁的女孩提供适当降低脂肪和蛋白质比例的膳食（脂肪含量不超过28%，胆固醇含量少于150mg/d），为期7年，则会使她们的荷尔蒙水平平均降低20%~30%（黄体酮的水平甚至降低50%）。这项研究结果是非常与众不同的，因为在这项研究中，只是对膳食进行了适当（幅度不大）的调整，就取得了如此明显的变化。而且这个效应恰好作用在女性发育的一个非常关键的阶段，这个阶段也是乳腺癌的萌芽阶段。这些女孩子摄入的膳食中脂肪的含量不超过28%，胆固醇的含量也少于150mg/d，这是一种适当的以植物性食物为主的膳食。

乳腺癌高危妇女可以有四种选择：一是等待观望；二是终生服药（如他莫西芬这类防癌药，有导致其他重病危险；三是做乳房切除术；四是摄取不含动物性食物而由蔬果和粗制碳水化合物食物组成的良好膳食。另外，乳腺癌高危妇女需定期进行监测。最好是第四种选择，即使是那些已经接受了一次乳房切除术的患者最好也采用这种膳食。在人体试验中，已经看到这种膳食对多种疾病都有非常好的疗效，包括晚期心脏病、2型糖尿病、晚期黑素瘤（一种致死性皮肤癌）以及肝癌（动物实验证明）。

激素替代疗法（HRT）是很多妇女到更年期后采用的一种治疗方法，主要用于减轻更年期症状。现在已经证实，激素替代疗法可能有严重的副作用，会增加乳腺癌的发病危险。与其依赖激素替代疗法，不如通过饮食来控制更年期反应，摄取富含植物雌激素的食物，如大豆、亚麻籽等。以植物性食物为主的膳食是世界上最奇妙的东西，是任何药物都不能比拟的。

②大肠癌（结肠直肠癌）

结肠癌和直肠癌都是大肠癌，在诸多方面两者具有很多相似之处，因此，常被合称为结肠直肠癌。以死亡率而言，它是世界第四大和美国第二大癌症。6%的美国人患有结肠直肠癌，甚至有人宣称，在"西方化"的国家中，70岁以上的人有一半以上会患有大肠肿瘤，其中10%会发展成恶性肿瘤（KinzlerKW与VogelsteinB，1996）。

北美、欧洲、澳大利亚以及富裕的亚洲国家，其结肠直肠癌的发病率非常高，而非洲、亚洲和大多数的中南美洲国家中，结肠直肠癌的发病率则很低。据2000—2001年的两项调查，捷克每10万名男子中有34.19人死于结肠直肠癌，而在孟加拉国，每10万名男子中只有0.63人死于这种癌症（FerlayJ等，2001）。膳食和生活方式是结肠直肠癌的重要病因。

20世纪70年代发表的一篇经典的论文中（ArmstrongD与DollR，1975），研究人员比较了世界上32个国家的环境因素和癌症发病率的关系。他们发现结肠癌和肉类食品之间的关系是癌症与膳食因素间最具代表性的关联性之一。这篇报道指出，摄入肉食、动物蛋白和糖较多而谷类较少的国家中，妇女的结肠癌发病率较高。其中新西兰两项统计值最高，其次是美国、加拿大，而当时新西兰的工业并非十分发达，环境污染不严重，但人均肉食量最高。

1990年，有一组研究人员总结了60项有关纤维和结肠癌关系的研究项目，大多数研究结果支持纤维预防结肠癌的观点。将研究结果综合后发现：摄入纤维量最高的人和摄入纤维量最低的人相比，前者结肠癌发病危险要比后者低 43%；而摄入蔬菜最多的人和摄入蔬菜最少的人相比，前者结肠癌发病危险要比后者低 52%（TrockB，LanzaE 与 GreenwaldP，1990）。尽管在如此之多的数据面前，研究人员仍指出，这些数据并没有提供足够的证据表明预防效果究竟来自蔬菜中的纤维成分还是非纤维成分。

但在现实生活中，我们仍不能肯定结肠直肠癌的预防有多少归功于含纤维的食物，因为当人们摄入更多植物性食物时，摄入动物性食物的量就会减少。换言之，预防效果是来自水果、蔬菜和全谷类食物的保护性作用，还是因为减少了肉制品的摄入，因此降低了对健康的不利影响，或者是两种作用都有，我们无法确定。最近在南非的一项试验帮助我们解答了这个问题。南非白人大肠癌发病率比黑人高 17 倍。早先人们曾认为，黑人主要食用的没有经过加工的玉米给黑人提供了更多的膳食纤维。但最近几年，黑人越来越多地食用精加工的玉米，这些玉米经粉碎研磨后没有纤维，所以他们现在摄入的纤维甚至比白人还少，但黑人的结肠癌发病率仍然非常低。这让我们怀疑，结肠直肠癌症的预防效果有多少来自纤维本身。经研究证实，南非白人结肠直肠癌发病率更高可能是因为他们摄入的动物蛋白、总脂肪和胆固醇量更高。白人动物蛋白的平均摄入量是 77g/d，而黑人是 25g/d，白人总脂肪的摄入量是 115g/d，而黑人是 71g/d；白人胆固醇摄入量是 408mg/d，而黑人是 211mg/d。研究者认为，白人结肠癌的高发病率很可能是动物蛋白和脂肪摄入量高造成的，而不是因为缺乏膳食纤维的保护作用（O, KeefeSJD 等，1999）。

要提醒大家，碳水化合物有两类：精制的碳水化合物和复合碳水化合物。前者是指通过机械方式将植物脱皮得到的淀粉和蔗糖，而在被脱去的皮层中含有许多植物维生素、抗氧化营养素、矿物质、蛋白质和纤维。这种精致食物（糖、精白粉等）的营养价值很低。我们应该尽量避免食用以精制面粉制成的白面条、白面包、含糖谷类、甜食和含糖软饮料。应该多摄入纯天然含复合碳水化合物的食物，如未经加工的新鲜水果、蔬菜和全谷制品，比如糙米和全麦。这些未经加工的碳水化合物，特别是来自水果和蔬菜的碳水化合物，对健康特别有益。

遗传背景可能对结肠直肠癌发病率有影响，但因遗传基因而患结肠直肠癌的病例只占所有病例的 2%~3%。大多数与家庭有关的结肠直肠癌病例仍然是由于环境和膳食因素造成的。即使出身于高发病率家族的人，导致患病的危险比较高，仍建议他们采用以天然完整的植物性食物为主的膳食，即使这种膳食不能完全避免患病，但也会在最大限度上降低患病危险。

③前列腺癌

前列腺癌是美国男性中最常见的确诊癌症，大约占到所有常见肿瘤的 25%。70 岁以上的成年男性中大约一半有潜伏性的前列腺癌。据研究报告，膳食对这种病有重要的影响。前列腺癌的高发病率主要存在于膳食和生活方式都非常西化的国家和社会中。在膳食和前列腺癌之间，最紧密也最特殊的关联关系是奶制品摄入与前列腺癌的关系。

2001年哈佛大学的一篇综述，提出了非常充分的证据：在23项研究中有19项研究证明，那些摄入奶制品量最高的男性，他们前列腺癌的发病危险是那些摄入奶制品量较低者的2倍，而他们当中恶性或致命性前列腺癌的发病危险是后者的4倍（ChanJM与GiovannucciEI，2001）。

1998年发表的一篇综述中也提到了一个类似的结论：在病例——对照研究和前瞻性研究中发现，动物蛋白、肉制品、奶制品还有鸡蛋的摄入与前列腺癌发病率的升高之间存在着相关关系，即它们显著地提高了前列腺癌的发病危险（引用了23项调查结果）。值得注意的是，这种关联关系主要存在于老年男性中（引用6项调查结果）。另指出，奶制品的摄入与前列腺癌的关联关系，至少部分来自奶制品中的钙和磷的含量（GiovannucciE，1998）。

大规模观察性的研究证明，在前列腺癌和动物性食物为主的膳食特别是奶制品比例比较高的膳食之间，存在一定的关联关系。这些研究结果几乎是不容置疑的，因为每一项研究结果背后，都至少有十几项深入分析和细致考察的单项研究。这样大量的文献无疑是非常有说服力的。

动物性食物促进前列腺癌的发病机制较为复杂。第一种机制与我们体内一种荷尔蒙——类胰岛素生长因子（IGF-1）有关。现已证明这种生长激素是癌症发病的一个预测性因素，就好像胆固醇水平是心脏病的一个预测性因子一样。如果我们的膳食以动物性食物为主，我们血液中IGF-1的水平就会升高。在正常情况下这种荷尔蒙能够有效地控制细胞生长的速度，决定机体如何产生新的细胞以及如何清除旧的细胞。而当机体健康状况不良的时候，IGF-1就变得非常活跃，它能够刺激细胞的生长，产生很多新的细胞；同时它能抑制旧细胞的清除。而这两个效用的叠加就会导致癌症的发生（引用7项研究数据，ChanJM等*2002）。

就前列腺癌来说，当血液中IGF-1的水平高于正常水平时，发生这种晚期前列腺癌的危险是正常水平下的5.1倍（ChanJM等，2002）。不仅如此，如果血液中缺乏一种能够结合并灭活IGF-1的蛋白，那么患晚期前列腺癌的危险将是正常人的9.5倍（ChanJM等，2002）。这些数字给人的印象是非常深刻的，它们证明当我们摄入更多的动物性食物，例如肉制品和奶制品的时候，我们体内就会合成更多的IGF-1（引用3篇论文）。

第二种机制与维生素D的代谢有关。我们身体能够合成所需数量的维生素D（只要我们每隔几天晒15~30分钟太阳），合成活化维生素D的过程受到机体的精确调控。这个过程是证明我们的身体具有自然平衡能力的一个经典范例。研究证明，膳食能够影响机体产生活化维生素D的能力，也能对活化维生素D的生理效应的发挥产生影响。我们摄入的动物蛋白能够抑制活化维生素D的生成，导致机体内这种活化维生素D的水平比较低。如果身体中活化维生素 D 的水平一直比较低，就比较容易产生前列腺癌。

另外，如果我们长期地大量摄入钙，也会导致活化维生素 D 的水平下降，从而使前列腺癌的发病危险性更高。牛奶中大量的钙也能够抑制活化维生素 D 的生成。

我们应该正视这样的事实，动物性食物的毒害是导致癌症的罪魁祸首。现在已经有充分的证据证明：调整膳食是治疗肿瘤的可行方案之一。应该向公众宣传推广纯天然植物性食物的膳食，这类膳食在预防肿瘤方面有令人难以置信的效果。

第五章　饮食文化与膳食改革

第一节　素食和营养

什么是"素食"？什么是"营养"？不能把"良好膳食营养"与"素食"混为一谈。在笔者的文稿中，没提过一句劝人"吃素"的话，笔者是说"天然完整的植物性食物为主的膳食"才是良好的膳食营养。一个人吃糙米饭、全麦面包、香蕉、苹果，喝豆浆、绿茶，而另一个人吃方便面、油炸果子，喝汽水、可乐，他们不是都在"吃素"吗？实质上，第一个人在食用良好的膳食营养，而另一个人却在"服毒"。

一、中国人说的"素食"或"吃素"是个传统观念

中国人说的"素食"或"吃素"是个传统观念，素食有全素、奶素、蛋奶素、寺院素之分。中国"素食"传统的一大来源是宗教的"不杀生"，不吃肉，但牛奶和禽蛋可以吃，这样动物性食物肉蛋奶中有2/3能吃了，至于说吃"三白"（白米、白面、白糖）、精细面点、油条、炸薯片，喝汽水可乐等更不在话下，"素"得很。

西方的"Vegetarian"概念与中国流行的"吃素"意思有许多不同。英文 Vegetarian 常译成中文"素食"，Vegetarian 的词根是植物、蔬菜，VegetarianDiet 就是吃植物吃蔬菜水果，不吃动物性食物，更没有不吃"地五荤"的意思。Vegetarian 与中文"吃素"的意义不等同。现在的西方人中也一定程度上受东方宗教（如印度教、佛教）的影响，不吃全素。

著名的现代营养学家、美国康奈尔大学坎贝尔教授反对中国人在"良好膳食"上加"素食"标签，在美国有人问"你在家里吃什么"，回答是"吃植物"。坎贝尔教授的中国合作者和著作的中文译者都不了解教授的原意，甚至在坎贝尔专著的中译本封面大标题中出现"吃药不如吃素"六个大字，就是错的。

二、国内流行的"素食",实际上等同于偏食

国内现在流行的"素食",实际上等同于"偏食",其后果是"缺素+毒素"。"三白"(白米、白面、白糖)等精制食品把70%~90%对人体健康有益的营养物质丢弃了,例如,谷物中含有抵抗人体多种癌变的活性物质IP6,粗制糙米(只去掉稻粒最外层的谷壳,保留种皮和胚芽的稻米)是人们天天吃的精白米的4.56倍。再如维生素E含量在100g的食物中,全麦粉(完整麦粒100%磨成粉,包括皮层和胚芽)有2.20mg,而白面馒头只有0.09mg。精制食品在烹饪和加工过程(精制、漂白、煎炸、烧烤、添加剂)中还加入和产生了不少促血管硬化和致癌物质。这种"素食"易使人生病。

三、提倡以天然完整的植物性食物为主的膳食

我们提倡以天然完整的植物性食物为主的膳食。营养不是人们常说的几种蛋白质和维生素那么简单,多种类天然完整植物性食物为主的膳食等于无数营养素组成的综合营养体系,是植物亿万年进化的结晶,是上帝(大自然)对人类的恩赐,其中到底有哪些、有多少物质成分,可能永远也搞不清楚,这才是实实在在而又威力无比的"万灵丹"。尽量保持天然植物完整形态的粗制食品,多种类互补互作,是最富营养的。人体是高度发达和精明的自动化机器,摄入复合食物营养物质后,它知道如何消化吸收和利用其中的哪些成分,吸取多少,用在何处,能巧妙和适量地消化和输送给身体各器官组织细胞所需要的营养成分。

饲养家畜家禽生产肉蛋奶,其最初营养物质来源也是出自完整植物——全草、全谷、全豆等天然完整的植物性食物,还有谷豆加工时丢弃的糖皮,而不是把其他动物的肉蛋奶拿来喂家畜,也不喂精炼的糖油蛋白制品。再看看我们人类吃的那些精细食品,其营养价值则与猪牛吃的饲料差得多。但是,多种类的天然完整植物性食物提供的膳食营养才是既丰富又健康的。

膳食改革,一日三餐吃"天然的完整的植物性食物为主的膳食"是最基本的,别去追求市上泛滥的"仙丹宝药""极品绝招""排毒专方"和"辟谷",那是舍本求末,甚或是歪门邪道。

还有,在我们走进超市选购食品(制成品)时,必须细看其配料(Ingredients)优劣,这比看营养成分含量表重要得多。

第二节　用时空发展观来看膳食模式

宇宙中、地球上一切事物的发展演变都有"时""空"两个系统，了解事物这两个系统演变规律可帮助我们辩别事物的真伪对错。人群的膳食模式有"谷菜型"和"肉乳型"两种。与人群平均寿命和疾病演变有关的重要因素有社会发展（经济、文化、医疗）水平、生态环境和生活方式等。发达国家医疗条件好，人群平均寿命较长，不言而喻。以下两点给我们另一些重要启示：第一点，显示人群居住地理空间；第二点，显示国家经济发展和生活方式演变的时间前后。

一、世界长寿乡都分布在农耕区

国际自然医学会、世界长寿之乡考察团在20世纪用17年时间考查世界各地，饮食文化与膳食改革。

1991年宣布世界五大长寿乡（10万人口中百岁老人不少于7人）是外高加索的格鲁吉亚、巴基斯坦的罕萨、南美厄瓜多尔的比尔卡班巴、中国新疆的和田和广西的巴马，它们的共同特点都是以食用谷菜食物为主，饮食结构是粗制主食、蔬果野菜、高纤维低热量，那里几乎没有心脑血管疾病和癌症。广西巴马长寿老人多是一日两餐玉米粥，玉米、甘薯（山芋）、火麻仁油和山茶野菜是巴马长寿老人的四宝。中国南疆和田长寿老人全年平均每天吃近1千克瓜果。

猎区、游牧区和牧业为主的地区，没有长寿乡，人平均寿命是短的，20多岁就开始骨质疏松，弯腰驼背。

二、人类高发现代慢性病，西方先行，东方随后

心脑血管疾病、糖尿病和癌症，在20世纪以前很少见。欧美发达国家20世纪早期开始，随着经济发展水平提高和膳食结构的改变，现代慢性病发病率逐年上升，现在美国心脑血管疾病加癌症已占死亡率的70%。亚洲是现代慢性病流行的后进者。从20世纪80年代开始，经济在快速发展，现代慢性病的发病率在逐年上升。世界各地大量流行病调查资料一致显示，人群现代慢性病发病率与肉蛋奶消费量呈正相关趋势，这是一条规律。

第三节 慢性病与其病因之间的关联性

人群膳食结构与现代慢性病的关联性研究是生物统计学研究课题。在较大的群体中对病种、死因或预期寿命与食物种类做统计学相关性分析，排除非目标因素干扰，达到统计学相关显著性指标，即可确立其关联性。

这是指群体，个体间则有所不同。群体研究显示多吃肉者有短命趋势，但是，在同一个群体中可能有少数常吃肉的人也长寿，因为不同人对某种疾病易感基因敏感性不同，两人吃同类食物，也会有一个胖，另一个不胖的现象发生。

第四节 如何看动物性食物营养的两面性

看事物离不开"一分为二"，如果说肉蛋奶对健康全是坏处则令人难以接受。现代人脑子里有一个公式，"动物蛋白＝健康营养"。这种自1839年荷兰化学家葛哈德穆德勒发现含氮化合物开始，近两个世纪文化教育形成的传统观念，很难被动摇。在中国，熟人见面常说"你胖了"是赞美你。

从广义营养学来，摄入动物蛋白有许多好处，肉蛋奶的蛋白质氨基酸组成完全，与人体相近，含有人体8种必需氨基酸，还有矿物质和几种维生素，人体吸收利用效率较高，人称优质蛋白。动物蛋白在人体内代谢转化速度快，能促进生长，调节机体生理功能，推动生命活动，其主要功效是提供完全蛋白和热量。我们转过身来看另一面——对人体疾病的作用，动物性食物还带给人体促癌物质、"坏"胆固醇、荷尔蒙、饲料中添加的药物和代谢毒素，以及传递生态环境中的持久性有机污染物（DDT的代谢物DDE、多氯联苯PCB－153、六氯苯、多氯联苯PCB-180、多氯联苯PCB-138、六六六等），有机污染物溶于动物脂肪而长期保存，会促使人体动脉硬化、器官老化和诱发细胞癌变等多种疾病。动物蛋白本身不是致癌物，但它有激发和促进人体癌症病灶的作用（许多普通人体内都可能潜伏有癌细胞，动物蛋白可激发促此类细胞扩展成癌症病灶），高动物蛋白膳食比致癌物的害处还要大（请看坎贝尔《中国健康调查报告》，关于动物蛋白促发癌症的细胞学研究）。再说，多吃动物性食物促使人体发育快，表面上看似是好处，同时也必定带来一系列负面效应，如肥胖、性早熟、乳腺癌等。植物性蛋白在人体内转化速度较慢，但很稳定，对人体是安全的，完整植株的营养是全面的，如熊猫吃竹子茎叶即可正常生长发育，大象吃草力大无穷。摄取天然的完整的植物性食物，多种类食物互补，其整体效应大大好于动物性食物，上面提到的生长发育和防病治病两方面的问题都能得到很好解决。

"人老腿先老""老糊涂了"，是国人常说的话。这两个健康问题——骨关节病和大脑认知功能劣化都是"自由基"作怪。"自由基"是个化学名词，在前面有较详细的阐述。肉蛋奶在人体内代谢的结果是增加了大量自由基，全身无处不在，表现比较明显的地方有骨关节、大脑神经细胞和皮下脂肪老人斑。天然完整的植物性食物含有多种抗氧化物质（如类胡萝卜素、类黄酮等），其主要功能是清除自由基。从青年起注重饮食会有良好的预防效果，老年人可以延缓和减轻骨关节病和老年痴呆等病患。我们在饭桌上吃一口动物蛋白（肉蛋奶）的同时，也摄入了动物脂肪、"坏"胆固醇、荷尔蒙、饲喂动物的众多药物和环境毒物等多种毒害身体的物质，"蛋白质营养"，实际上是众多有害物的一个"代号"。

第五节 人类肠道结构类似草食动物

人类是由果食动物古猿进化而来的，取火杂食是晚期，人体肠道类似草食动物。肉食动物肠道短，其肠道总长度相当于身体干的3~4倍，消化液的酸度很高，食物在体内消化排出较快，留存时间短。而我们人类肠道类似草食动物，肠道（十二指肠、小肠和大肠）总长度是身体干的12倍，消化液酸度低，肉类食物不含膳食纤维，大量肉食其代谢废物在肠道内滞留时间可长达4~5天，粗制的植物性食物通过人的肠道消化排出较快，只需一天半左右。

动物性食物在人的肠道里蠕动缓慢，代谢废物留于肠道的时间长。肉类腐败得很快，犹如动物腐尸，腐败物长时间滞留于肠道，会破坏有益微生物群落，产生和释放许多毒物，如硫化氢、胺类、尿酸、偶氮苯、脱氧胆酸和石胆酸等，还有现代家畜圈养、屠宰和肉类加工过程中增加了许多有毒物质（如荷尔蒙、抗生素药物和镇静剂、动物疾病、屠宰时分泌的毒素、肉品保鲜剂和高温烘烤油炸产生的毒素等），毒化人体血液和肠道环境，对肝、肾等器官极其有害，会诱发肠黏膜细胞突变和动物蛋白促进癌细胞团扩增，高动物性食物膳食会诱发多种疾病，尤其促发大肠癌（结肠癌和直肠癌）。

20世纪70年代的一项统计资料表明（原文比较了32个国家），不同国家人均肉食量与女性结肠癌发病率之间呈显著的正比关系（ArmstrongD，DollR."Environmental factors and cancer incidence and in different countries，with special reference to dietary practices" Int.J.Cancer15（1975）：617-631）。其中，高肉食国家中的新西兰和美国，人均肉食量分别是309g/d和280g/d，10万女性人口中结肠癌发病人数分别是41和33；而在低肉食国家中的日本和尼日利亚，这两类数字则分别是30g/d和18g/d，10万人中发病人数分别是 7 和 1 以下。以动物性食物为主的西方发达国家，大肠癌发病率居癌症总发病率的第一、第二位。

近年由于我国民众肉食量快速增长，大肠癌发病率正以每年 4.2% 递增，高发人群年轻化（高发年龄段 40~50 岁）。20 世纪大肠癌发病率在我国所有肿瘤发病率中排名第五位，如今在经济发达地区上升到第二、第三位。我国大肠癌高发区主要是长江三角洲、珠江三角洲以及中国港澳台地区，苏浙沪三地是最高发病区。

第六节 饮食文化与膳食改革

目前，经济利益是社会变革的重要决定因素，饮食业作为一个社会领域也难独立独行。

在大势之下，饮食多元化也是可行的，近年来欧美国家的素食人口增加较快。根据中国素食慈善文化论坛资料（2010 年），素食人口占总人口的比例是：英国 7%（6000 万人口中有 400 万），美国 10%（3 亿人口中有 3000 万），中国台湾地区多达 500 万，而我国大陆现有素食人口只有 1800 万人，以上都是广义素食人口。

饮食领域折中主义盛行。美国心脑血管疾病仍是美国人第一死因，但美国人膳食中 70% 蛋白质仍来自动物性食物。都说饱和脂肪酸不好，于是就把脱脂和低脂牛奶及奶制品捧为健康上品，结果是美国人膳食中的动物蛋白量没减少反而增加了，现代慢性病流行照旧。

人类饮食变革的基础是文化。正确的饮食选择需要较高的现代文化基础，笔者在学习研究和传播饮食改革知识过程中，接触很多人，看到许多社会现象，对此深有体会。

西方发达国家不健康食品泛滥和较高饮食文化并存，全谷类食物（100% 全麦面包占超市货架近一半，还有糙米杂粮等，选购很方便），多种类蔬菜水果，坚果种子，周年供应充足，任大家挑选。相比之下，我国市场上 100% 全麦和糙米等食物品种较少，人们仍然追求精细美白，有关健康饮食的科学研究也落后。

在世界进入后现代时期，膳食科学的发展出现了全新的营养免疫学和现代膳食营养学，提倡"天然的完整的植物性食物为主的膳食"，多种类食物互补，强化人体免疫系统。现代膳食营养学、营养免疫学，是建立在现代科学基础上的膳食营养学，阐述良好的植物性食物膳食营养是人体健康的最基本保证。

现代人的健康饮食是"三低一高"，即低蛋白、低脂肪、低热量和高植物营养素——膳食纤维、功能性植物化学素、维生素和矿物质，造就全方位的人体健康，应对现代慢性病。今天的营养免疫学和膳食营养学是建立在现代科学基础之上的，主张从根本上强化人体免疫系统功能，能提高健康素质，是应对现代慢性病的必由之路。营养学家坎贝尔和陈昭妃是现代膳食营养学和营养免疫学的代表人物。

在我们享受物质文明带给我们舒适生活的背后，隐藏着巨大的危机——人类饥饿和地球温室效应。

世界各国大力发展畜牧业，消耗大量粮食。生产1千克牛肉要消耗7~16千克的粮食。全世界每年有1/3以上的谷物用于饲养牲畜，此外还要占用大面积草场。仅美国，每年牲畜就吃掉70%以上所生产的谷物，这些谷物可养活8亿人。联合国粮农组织2009年公布的数据显示，全世界超过10亿人处于饥饿状态，每年有500多万儿童因饥饿或营养不良而死亡。

增加肉蛋奶的消耗量会导致更严重的后果——畜牧饲养业快速膨胀，将毁灭地球两极冰盖、高原冰山和热带雨林正在快速消失。全球暖化正在演化为人类历史上的一场巨大危机，地球气温每升高1℃，就会引起生物和气候的重大变化，使气温升高6℃，两极冰盖溶化掉，海平面将上升60~70m，所有沿海城市和村庄、地球上80%以上的耕地都将被没；暖化将进一步导致有毒气体从海底排出，海底蕴含的毒气量足以毒死地球上的每一个人。前联合国秘书长潘基文曾发出警告："世界正处于重大灾难的边缘！"（2007年11月19日四川新闻网——成都商报讯http://www.sina.com.cn.）地球温室气候的成因90%归答于人类活动，特别是人类错误的生活方式。2006年全世界有10.5亿头牛，人类在2005年吃掉的动物数量总计4242亿只。饲养牲畜产生的温室气体已经超过了汽车，生产1千克牛肉的二氧化碳排放量相当于欧系汽车（德国大众、法国标致等）行驶250千米的排量，足以使一支100瓦的灯泡亮20天。联合国粮农组织2006年年底的报告指出，饲养牲畜是造成气候变化最大的元区。牲畜饲养及其副产品加工生产的温室气体排放至少占全球总排放量的51%（也有估计80%）。人类活动产生一氧化碳的65%、甲烷的37%和氨的64%都来自肉食。还有牲畜饲养排放大量粪便和污水，污染环境。2005年中国生猪出栏头数估算有6.5亿头，2006年仅我国牲畜粪便的排放量就达26亿吨。

英国环境部长宾·布莱德萧（Ben Bradshaw）曾说过，饮食中减少肉类的消耗是稳定气候变化的长久之计。

肉蛋奶消耗减少了，世界能源危机、粮食危机、环境污染和全球暖化等问题会得到很大程度的缓解，甚至是根本的解决。

第六章 不同群体的食疗养生

第一节 孩子饮食养生重在摄入营养

一、辅食，均衡孩子的营养

辅食是完整均衡的营养，对成长中的孩子是很重要的，特别是在0岁阶段的营养给予，更是奠定宝宝一生健康的根基。在婴儿阶段，母乳当然是宝宝最理想的食品，但随着婴儿的成长，单纯依靠母乳的喂养已经不能满足孩子生长的需求，这时如果不及时添加辅食，孩子就会营养不良，生长发育也会减慢或者停滞。

给幼儿加辅食的过程是循序渐进的，家长可以根据以下步骤慢慢来：

4—6个月以后：婴儿必须开始添加辅食。研究与实践证实，儿童生长发育所需的热能与营养素如锌、铁等主要来自动物性食物及蔬菜。让宝宝逐渐熟悉各种食物的多种味道和感觉，适应从流质食物向半流质食物的过渡。

7—9个月：除继续熟悉各种食物的新味道和感觉外，还应该逐渐改变食物的质感和颗粒大小，逐渐从泥糊状食物向幼儿固体食物过渡，以配合宝宝的进食技巧和胃肠功能的发育，使辅食取代一顿奶而成为独立的一餐；同时锻炼宝宝的咀嚼能力。

10—12个月：不仅要满足宝宝的营养需求，还要继续锻炼宝宝的咀嚼能力，以促进咀嚼肌的发育、牙齿的萌出和颌骨的正常发育与塑形，以及肠胃道功能及消化酶活性的提高。这时，单纯吃泥糊状食物虽然能够满足营养均衡的要求，但是其余的任务却很难实现。可以适当增加食物的硬度。这时，宝宝的食物应从稠粥转为软饭，从烂面条转为包子、饺子、馒头片，从菜末、肉末转为碎菜、碎肉。

12—15个月：宝宝牙齿已经基本发育完全，口腔内的"消化程序"已相当完善。这个时期虽然在辅食食材的选择方面已没有太大的戒律，但在烹调方面还是要注意口味比成人的口味稍淡一些，重油或很甜、很咸的食物对于这个时期的宝宝来说，还是太早了。

总之，家长为孩子增加辅食，需要注意以下一些原则：

1. 添加的辅食必须与宝宝的月龄相适应

不同月龄的婴幼儿的身体发育不一样，需要对应不同的辅食。如过早添加辅食，宝宝会因消化功能尚欠成熟而出现呕吐和腹泻，消化功能发生紊乱；过晚添加会造成宝宝营养不良，甚至会因此拒吃非乳类的流质食品。

2. 逐渐增加食物的种类

开始只能给宝宝吃一种与月龄相宜的辅食，尝试3~4天或一周后，如果宝宝的消化情况良好，排便正常，再尝试另一种，千万不能在短时间内一下增加好几种。宝宝如果对某一种食物过敏，在尝试的几天里就能观察出来。

3. 从稀到稠

宝宝在开始添加辅食时，都还没有长出牙齿，只能给宝宝喂流质食品，逐渐再添加半流质食品，最后发展到固体食物。例如：米糊＋粥＞软饭。

4. 从细小到粗大

宝宝的食物颗粒要细小，口感要嫩滑，锻炼宝宝的吞咽功能，为以后过渡到固体食物打下基础。在宝宝快要长牙或正在长牙时，妈妈可把食物的颗粒逐渐做得粗大，这样有利于促进宝宝牙齿的生长，并锻炼他们的咀嚼能力。

二、孩子的饭要单独做

生活中，我们经常看到许多大人图省事，让才几个月大的孩子和大人吃一样的东西，孩子牙齿都没长全，虚弱的胃肠不能将食物消化、吸收，只能是通过粪便排出来。虽然孩子吃进去饭了，可并不代表就能消化吸收，饭菜里的营养成分得不到吸收，久而久之，孩子就会营养不良。所以家长一定要考虑到孩子身体发育的特点，进行正确喂养。提早喂孩子固体食物，是对孩子的不负责任，家长不妨做一下实验，你们可以去尝一尝孩子的米粉、奶糕等，这时你们就会发现，孩子吃的这些东西口味很淡，甚至可以说很难吃，远不如大人的饭菜可口。其实，这些食物是根据孩子身体发育的特点来制作的，孩子不能过早地吃带甜味的食物，那样他们的小肚子会胀，也很容易积食，引起上火；孩子也不能过早地吃盐，因为他们的肾脏发育还不完善，食盐过多，无法自行排泄的钠会滞留在体液中，促使血量增加，导致血压增高，很可能发生高血压甚至中风；过咸食物还会加重心脏负担，也可引起水肿和充血性心力衰竭；摄入盐分过多，还会导致体内的钾从尿中排出。钾丢失过多，对心脏功能会造成伤害，严重者会引起心衰而死亡。所以，只有等孩子4个月后，才能在他们的食物里稍稍加一点儿盐。小孩子的味蕾比较敏感，如果过早让孩子尝到了大人饭菜，而且他习惯了吃大人的饭菜，那以后就很难再喂进去他们该吃的饭了。所以，孩子的喂饭都应放在大人吃饭之前，让孩子吃饱了，大人再吃饭，这样孩子就不会馋大人的饭菜了。

另外，不要过早地给孩子吃动物的肝脏。动物肝脏营养丰富，是补铁以及维生素A

的佳品，所以很多妈妈喜欢把它安排在宝贝的食谱里。研究发现，动物的肝脏虽然营养丰富，但由于肝脏是一个最大的解毒器官，又是一个"大型的生化工厂"，所以动物肝脏中的有毒物质和气体化学物质的含量，要比肌肉多好几倍。如果过早过多地给宝贝食用，会对宝贝健康不利。另外，动物肝富含维生素A，维生素A是一种脂溶性维生素，过多食用容易在体内蓄积，从而引发不适症状。

三、给孩子吃最适合他们的食物

到了夏天，我们会经常看到许多宝宝都会产生一系列生理反应，如精神不振、食欲减退。虽然爱子心切的妈妈们焦虑万分，却又束手无策。为了避免厌食给孩子的健康埋下祸根，在这里我们就为大家就宝宝的夏季饮食出谋划策。

充足的睡眠：睡眠充足，精神才会抖擞，食欲自然也会有所提高。因为消化道的活动与大脑皮质的功能息息相关，睡眠不足会抑制丘脑的进食中枢，使消化液的分泌和胃肠道的蠕动明显减少。所以，充足的睡眠是提高食欲的先决条件。

不要强迫孩子进食：由于复杂的生理、心理和环境等因素的影响，宝宝有时吃得多些，有时吃得少一点，这是很自然的事，有些家长却大惊小怪，紧张得不得了，怀疑宝宝是否患病了，或者硬要他吃完这份饭菜，有时由于硬塞反而会引起恶心、呕吐。有的孩子甚至产生反感、拒食，日久形成厌食。尤其是在炎热的夏天，这种情绪会更明显。

吃清淡易消化的食物：夏季宝宝饮食宜保持清淡，多吃蔬果，补充在汗液中丢失的维生素和矿物质。不食或少食肥腻食物，因为这些食物会伤害肠胃，影响消化吸收。而清淡饮食却有助于健脾清热，开胃增食。

应该注意孩子的营养搭配：宝宝夏季食欲下降，更要注意营养的补充。每天吃新鲜的蔬菜水果和富含优质蛋白质的鱼、肉、蛋、奶等。可采用蒸、炖等容易消化的烹调方式，保持食物的色香味，并注意粗细粮的搭配和干稀搭配。

可以多给孩子食用苦味、酸味的食物：苦味以其清新、爽口的味道刺激舌头上的味蕾，激活味觉神经，在增进唾液分泌的同时刺激胃液和胆汁的分泌，从而能增进食欲，促进消化，对增强体质有益。含有苦味的食品以蔬菜和野菜居多，如莴苣、生菜、芹菜、茴香、香菜、苦瓜、萝卜叶、苔菜等。在干鲜果品中，有杏仁、桃仁、黑枣、茶叶、薄荷叶等。另外，还有食药兼用的五味子、莲子心等，用沸水浸泡后饮用为宜。

可以适量给孩子补锌：夏季，宝宝体内锌元素随汗液排出而不断丢失。同时宝宝食欲差，锌摄入减少。因此，夏天给孩子补锌很重要。宝宝的日常饮食应包括一些含锌量高、容易吸收的食品，如蛋黄、牛羊肉、猪瘦肉、海产品等。

此外，下面几种食物，对改善孩子的厌食都有很好的效果：

茴香苗：将小茴香苗洗净切碎，稍加食盐、芝麻油、味精，凉拌当菜吃，每日半小盘。也可将小茴香加少许肉馅包馄饨、饺子或包子，让孩子进食。食量要由少增多，不可过量。小茴香可健胃，理气化滞，食后可消食除满，增进食欲，实为治小儿厌食的美味佳肴。

猕猴桃又名奇异果，它的维生素C含量在水果中名列前茅，一个猕猴桃能提供一个人一日维生素C需求量的2倍多，故被誉为"维C之王"。猕猴桃还含有丰富的可溶性膳食纤维，对食欲低下、消化不良有很好的治疗功效。

橘皮：橘子皮洗净，切成条状、雪花状、蝴蝶状、小动物状等各式各样小块，加上适量白糖拌匀，置阴凉处一周。小儿用餐时取出少许当菜食之。每日2次。橘皮药名陈皮，是一种理气、消积、化食的良药。

家长要想孩子身体好、少生病，只有在孩子的一日三餐上下功夫，多学一些烹饪知识，尽量将饭菜烧得色、香、味俱全，让孩子每餐都吃得饱饱的，才能让宝宝健康成长。

四、流食最能养孩子娇嫩的脏腑

很多年轻的父母不懂如何喂养孩子，在孩子很小的时候就给他吃干硬的食物，要不就跟着大人一起吃饭。小孩子的肠胃脆弱而窄小，过早吃干食、硬食就很容易生病。其实流食，也就是稀、烂、软的食物最能养孩子娇嫩的脏腑。

刚出生不久的婴儿，因消化酶发育不完全，特别是淀粉酶很少，是不能吃大米、面粉、玉米、小米、红薯、马铃薯、芋头等含淀粉较多的食物的。但是以前的人们并没有充足的牛奶、奶粉给孩子喝，另外还有母亲缺乳或母乳不足时，都是给孩子喂米汤、面汤等流食，孩子一样长得好好的。

我们知道消化的目的是将食物磨碎，分解成小分子物质，顺利通过消化道的黏膜进入血液，而大分子的物质只能通过粪便排出。

西方营养学中有种叫"要素饮食"的方法，就是将各种营养食物打成粉状，进入消化道后，就是在人体没有消化液的情况下，也能直接吸收。由此看来，食物的消化吸收与食物的形态有很大关系，液体的、糊状的食物因分子结构小就可以直接通过消化道的黏膜上皮细胞进入血液循环来滋养人体。

想想喂养孩子的过程，其实也是这个道理。孩子出生时喝母乳、奶粉等液体的食物，不需要任何帮助就直接进入血液。6个月后，增添的稀饭、肉泥等同样在进入消化道后被顺利地吸收化生成血液。

越细碎的食物越能滋养孩子的脏腑，固护孩子体内的阴气，但是现在许多家长图省事，孩子才几个月，就大人吃什么，孩子也跟着吃什么。孩子牙齿都没长全，胃肠又虚弱，哪能将食物消化、磨碎？只能是通过粪便排出来。所以，很多孩子的喂养问题都出现在10个月后开始增添固体食物的时候：以前不爱生病的孩子容易生病了，以前胖乎乎的健康孩子变得消瘦了，气色也暗淡了，这就说明孩子的胃、肠还没发育到能消化固体食物的程度。这时候孩子必须回到吃流食的过程中去。

大一些的孩子，生病后胃口不好，消化、吸收功能减弱，家长也应给孩子吃一些有营养的、糊状的、稀烂的、切碎的食物，能很快帮助孩子恢复健康。

五、一定要让孩子爱上蔬菜

许多小儿都有偏食的坏习惯，不爱吃蔬菜，只吃荤菜。有的孩子是因为不习惯蔬菜里的某种味道，有的孩子则是因为某些蔬菜纤维较粗，不容易嚼烂。然而，如果不吃蔬菜，孩子很容易出现营养不平衡、便秘、肥胖、维生素缺乏等后果，影响正常的生长发育。

李女士的儿子乐乐今年三岁了，每次吃饭时，乐乐总是把绿菜叶都挑出来，只挑那些鱼和肉食吃。有时候，李女士将菜叶裹在肉片中给乐乐，小家伙照旧能给你挑出来。为此，李女士可谓是用尽了办法，每天给他变着花样做，可做得再好看，他也一点儿不碰。后来李女士听说不爱吃蔬菜水果的小孩抵抗力会变差，她更心急了，尤其是乐乐还经常感冒、小病不断。

其实李女士遇到的问题也是让很多妈妈焦虑的问题。究竟怎样才能让孩子爱上蔬菜呢？在孩子小的时候早一点给孩子吃蔬菜可以避免日后厌食蔬菜。从婴儿期开始，就应该适时地给孩子添加一些蔬菜类的辅助食物，刚开始可以给孩子喂一些用蔬菜挤出的汁或用蔬菜煮的水，如西红柿汁、黄瓜汁、胡萝卜汁、绿叶青菜水等，然后可以给孩子喂些蔬菜泥。到孩子快1岁的时候就可以给他们吃碎菜了，可以把各种各样的蔬菜剁碎后放入粥、面条中喂孩子吃。对于不喜欢吃炒菜、炖菜的小儿，可给他们吃一些生菜，如凉拌黄瓜、蔬菜沙拉等。

总之一句话，一定要让孩子爱上蔬菜。因为蔬菜是人体重要的营养来源。蔬菜中含有维生素A、维生素B、维生素C、胡萝卜素、蛋白质、钙、磷、铁、锌、硒等，以及丰富的纤维素。以上营养物质对婴幼儿生长发育尤为重要，绿叶蔬菜中含有的大量的维生素C，能防坏血病；维生素A可保护视力和维持呼吸道上皮细胞的正常代谢，减少呼吸道感染；钙是骨骼和牙齿发育的主要物质；铁可促进血色素的合成，刺激红细胞发育。

富含纤维素的蔬菜还是人体的"清道夫"，可保持小儿大便通畅，使有害物质迅速排出体外，并能刺激胃液分泌，增加食物与消化液的接触面积，有助于人体消化和吸收。

另外，不爱吃蔬菜的孩子容易发胖，容易内热大、鼻子易出血、脾气急躁、注意力不集中，这些都是身体内营养不均衡、体内不和谐造成的。

家长也不妨试一下这个方法：孩子的共同特点是喜欢听故事，用讲故事的方式向孩子介绍食物的特点，幼儿很容易接受，可以在心理上增加对食物的感情。例如，在给孩子吃萝卜之前，先讲小白兔拔萝卜的故事，然后给孩子看大萝卜的可爱形状，最后将它端上餐桌，孩子可能就会高高兴兴地品尝小白兔的食物了。

总之，让孩子爱上蔬菜是妈妈们当前最需要做的事情，希望还没有意识到这种现象的妈妈们及时行动起来，让你的孩子做一个健康的蔬菜宝宝。

六、孩子一定要少吃桂圆和虾

现在的父母对孩子是宠爱有加，觉得什么食物对身体好就经常给孩子吃。有的小孩个子瘦小，家长以为桂圆补血，就天天给吃桂圆；孩子爱吃海鲜，就常常买虾。家长也不去了解孩子该不该吃，吃的分量又是多少。

桂圆产于南方。南方多热，七月的夏日更骄阳似火，桂圆在那时成熟，得火气，也必然增加人体火气，偶尔食用无妨，可天天吃它，体内必然火旺。

《本草纲目》记载："虾，甘，温，有小毒。"

暂且不说古代医家的经验，单纯看虾，它的形状如同人体的脊柱，虾是水中动物，肾主水，所以吃虾能激发人体的肾气从经络外泄。肾脉沿脊柱循行，负责脊柱的营养供给。足少阴肾经本与督脉相通，食虾可抽提督脉之气，使其沿足少阴肾经外泄，所以古人用虾来壮阳。

因为人体本该储存的督脉与肾脉的精气被虾激发向外以供人体挥霍，所以人们吃了虾之后，往往会感觉仿佛生命更有了活力，但从长久的角度看，等于是提前预支了人体的精气，有害而无益，长期这样下去，会为身体埋下隐患。

桂圆和虾会直接导致孩子内热，所以孩子遇到风寒，或者皮肤的散热功能稍有障碍，身体里的大量内热便无处可泄，就会表现为高烧不退。

遇到这种情况的时候，家长就要给孩子吃骨头汤、青菜粥等常规食品，尽量不吃鱼、虾、桂圆、炒制与烤制食品。改变饮食习惯，平衡孩子的体质，一段时间后，孩子自然就不容易发烧了。

虾味道鲜美，孩子难免受到诱惑。健康的孩子，平时偶尔吃一些也无妨，但绝不能每天都给孩子吃，而且一次也不能让孩子吃得过多。容易发高烧的孩子，则不管何时何地，都要严格禁止食用虾。

七、"蛮补"的效果无异于"拔苗助长"

现在的家长为了给孩子增加营养，经常是大补特补，恨不得把全天下所有的补品都拿过来。但是"补"的结果却不容乐观。

一位年轻的妈妈因为两岁的孩子经常生病，就用一枝东北人参炖鸡，想让孩子补一补。没想到，孩子吃下去三小时后就大哭大闹，还出现呕吐和出鼻血症状，送到医院才知道孩子是人参中毒，抢救了半天才捡回一条命。

一棵小树，因为它长不高就拼命给它施肥，那么它可能连生命会要受到威胁；一粒种子因为它不能很快发芽就不停地给它浇水，那么它可能因涝而亡；同样，一个孩子因为体弱、厌食、长不高等原因就给他进补，那么他原本健康的身体可能由此改写。一些家长往往过于迷信补品保健强身、防病治病的作用，擅自给孩子服用滋补品，殊不知，小儿不宜都进补，很多时候，进补反而会让本来健康的孩子出现性早熟等问题。

乐乐今年七岁，是一个不爱吃饭的孩子。父母害怕长期下去孩子会营养不良，于是就给她服用增强食欲的保健品。有一天，乐乐起床后发现床上有血迹，吓得大哭起来，乐乐的父母也吓了一跳，赶紧带孩子去医院。医生告诉乐乐的父母，孩子可能是因为长期服用补药而导致了性早熟。

厌食、挑食、不爱吃饭，很多孩子都有这种情况，作为父母应该从饮食上去调教，而不是从"补"上下手。中医所说的"补"是对"虚"而言的，对于身体健康的儿童来说，则没有进补的必要。

每个孩子都有自己的成长规律，"蛮补"的效果无异于"拔苗助长"。对处于生长期的儿童来说，只要吃得科学、补得合理，就有利于机体和智力的成长发育。但大部分家长还不知道儿童"蛮补"易生一系列儿童病症。

1. 补钙过多易患低血压

缺钙的儿童应该在医生指导下合理补钙，不宜补得过多。因为医学研究认为，儿童过多补钙易患低血压，并使他们日后有患心脏病的危险。

2. 补锌过多易出现锌中毒

儿童补锌必须有医生的检查指导，才能确保安全。因为补锌过量会造成锌中毒，其表现为食欲减退、上腹疼痛、精神不振，甚至造成急性肾功能衰竭。

3. 吃糖过多易生"儿童嗜糖精神烦躁症"

此症表现为情绪不稳定，爱哭闹，好发脾气，易冲动，睡眠差，常在梦中惊醒，注意力不集中，面色苍白，抵抗力降低，易患感冒、肺炎等病。此外还会引起腹泻腹胀、厌食、呕吐、消化不良、水肿、肥胖症、糖尿病、心血管疾病、龋齿等。

八、烤红橘，可以治疗孩子咳嗽

橘子常与柑子一起被统称为柑橘，颜色鲜艳，酸甜可口，是日常生活中最常见的水果之一。

橘子营养价值很高，含有非常丰富的蛋白质、有机酸、维生素以及钙、磷、镁、钠等人体必需的元素，这是其他水果所难以比拟的。橘子不但营养价值高，而且还具有很高的药用价值，其味甘酸、性温；具有开胃理气，止咳润肺、清肠利便的功效；主治肺隔结气、呕逆少食、胃阴不足、口中干渴、肺热咳嗽。秋冬季节吃它是再合适不过了。秋冬季节气温变化大，气候又比较干燥，稍不留神，孩子就很容易感冒，咳嗽不停。

孩子一不舒服，最焦心的就是家长了，怕孩子咳嗽是有了炎症。发炎可不能忽视，说大能大，说小能小，一个不小心，就会种下病灶。吃药吧又怕对孩子不好，毕竟是药三分毒，能不给孩子吃药的就尽量不吃。可除了吃药还有什么办法呢？有，不仅不伤身体,而且味道还不错,孩子也喜欢吃。方法就是取一个新鲜的川红橘,不要剥皮,用筷子在橘子顶部把橘皮戳开一个小洞,顺着小洞灌进去一点菜籽油,如果没有菜籽油也可以用花生油代替。再把橘子放到炉火上用明火烧大约半分钟,看到油沸腾,橘皮大部分变成黑色就可以了。

然后剥开橘皮,趁热连油带橘肉一起喂孩子吃下。注意,橘子刚烧好的时候,里边灌的油温度比较高,小心另烫到了孩子。这样烧出来的橘子甜甜香香的,对小孩子来说,比较苦的药好吃多了,又特别安全平和,家长也不用担心会给孩子造成什么不适。其实,小孩生病,一般都先表现在呼吸道和消化道。只要看到孩子一出现咳嗽、食欲不振等早期症状,马上给他吃一个火烧红橘,基本上就可以药到病除了。

那大家可能要问了,直接给孩子吃橘子就好了,为什么还要放油呢?加油的原因是油有润燥滑肠的作用,利于润肺止咳和通过大肠排出病毒。为什么加菜籽油最好呢?因为菜籽油不仅润燥,还有一定的散寒解表作用。菜籽油在南方比较常见,是家庭常用的食用油。它的特点是耐高温,煎炒烹炸都可以用。如果没有菜籽油,用其他的油也完全没问题,但最好不要用橄榄油或芝麻油,因为这两种油不耐高温。

而放在火上烧烤,是因为橘肉微凉,小孩子胃功能较弱,凉性的东西不宜食用,但烤热食用则不会伤胃。同时,橘皮的部分有效成分经过火烧析出渗入橘肉,也加强了疗效。

市面上橘子的品种很多,如果入药的话,还是以产自四川的川红橘效果最好。如果买不到,用其他品种的橘子代替也是可以的,只是效果相对来说要弱一些。

川红橘很容易辨认,它跟市场上一般的蜜橘、芦柑之类有明显的区别。这种橘子最明显的特征是皮为鲜红色,有核。跟其他品种的橘子相比,它芳香的气味更浓,皮比较松,很好剥开,里面的橘络多而长。

九、有了椿根皮,小儿腹泻不用愁

椿根皮治腹泻,是民间常用的止泻良方。尤其是在农村,椿树几乎随处可见,取材方便,治疗效果又好,因此,这个偏方也很受大家的肯定和推广。

椿根皮分为两种,一种是香椿树的根皮,另一种是臭椿树的根皮,其中臭椿树的根皮又叫樗白皮。不过,由于二者的主治功能大体相同,因此中医使用中通常不加以区分。中医认为,椿根皮为清热燥湿的药物,具有收敛固涩的作用,故能止带、止泻、止血固经。在临床上用于湿热带下,常与黄檗、白芷、白芍等配合应用;用于湿热痢疾、腹泻等症。

黄英的儿子拉肚子已经两天了,一天能去六七趟洗手间,整个人看上去面色蜡黄、萎靡不振。黄英看着儿子的可怜模样,心里也不是滋味,可是买了不少药吃,效果似乎不大,她真不知道怎么办好了。情急之中,她想到了民间的偏方,她从小是在农村长大的,对农村的那些稀奇古怪的老偏方也有些了解,很多时候,偏方确实能治大病。于是,她给自己的母亲打了电话,把儿子的情况说了一遍。母亲了解女儿的心思,孩子是妈妈的心头肉，有一丁点儿的不舒服，做妈妈的都寝食难安。母亲急忙说："你别急，你去药店买些椿根皮，回家后用小火焙一焙，然后煮水给孩子喝。"黄英按母亲说的方法做了，儿子喝了一次后，去厕所的次数明显减少了，等到第二天，儿子已经可以正常吃饭，胃口也不错。

其实，椿根皮的临床使用效果是非常好的。椿根皮有收敛的作用，治疗久泻久痢疗效十分显著。一般煎服就可以，取椿根皮6克，加水煎服至一碗，分两次服用就可以。

关于腹泻，民间还有许多偏方，治疗效果也同样不错，下面给大家介绍几种：

1. 鲜桃治腹泻

如果发现孩子有便溏或腹泻初发的症状，可以给孩子吃鲜桃，鲜桃要饭前吃。然后在吃饭的过程中吃两瓣大蒜。鲜桃有补益气血的功效，可以促进食欲，而大蒜可以起到杀菌、清肠毒的作用，二者合用，能够使腹泻立止或大为减轻。

2. 熟吃苹果可治腹泻

酸甜可口的苹果具有收敛的作用，能够止泻，但腹泻的时候可别"吃反了"，因为吃新鲜苹果有通便的作用，而有良好止泻作用的应是煮熟的苹果。苹果内含有鞣酸和果胶，鞣酸是肠道收敛剂，它能减少肠道分泌而使大便内水分减少，从而起到止泻的作用。而果胶则是个"两面派"，未经加热的生果胶有软化大便缓解便秘的作用，煮过的果胶却摇身一变，具有收敛、止泻的功效。因此，小儿腹泻初期把洗净的苹果放入碗中隔水蒸软后，去掉果皮给孩子食用，一天可以多吃几次，效果极好。

十、健脾消积，掐断小儿腹泻的病根

婴儿期腹泻多为水样便或蛋花汤样便，有急性及慢性肠炎之分。婴儿腹泻病因很多，可由肠道内或肠道外感染、饮食不当及气候改变等引起，但重型腹泻多为肠道内感染引起。

短期内禁食，减轻肠道负荷，适应于较重腹泻及有频繁呕吐者。禁食时间6~8小时，营养不良者禁食时间可短些，禁食期间给予静脉输液。禁食后，给予部分母乳及米汤，米汤含有淀粉，易于消化吸收，可供给少量热量，然后给予脱脂奶，7天左右过渡到全脂奶。之后再给予胡萝卜汤，因富有电解质及果胶，有利于大便成形。此外，对于肠道感染引起的腹泻，要注重脾胃功能的调理。下面介绍几款家庭食疗法，对孩子腹泻很有效：

（1）山楂神曲粥：先选取山楂30克，神曲15克，粳米100克，红糖6克。将山楂洗净，神曲捣碎，一起放入砂锅，加水煮半小时，去渣取汁备用。将粳米洗净，放入砂锅，加少量水煮沸，改文火加入药汁煮成粥，加入红糖即可食用。此粥具有健脾胃、消食积的作用，适用于消化不良、小儿腹泻。

（2）山药粥：取山药100克洗净切薄片，小米100克洗净后加水适量，旺火煮开，然后文火慢煮至稀粥状，分次给孩子喂食即可。

（3）蛋黄油：将若干个鸡蛋煮熟，去蛋白取蛋黄，把蛋黄置于小锅内加热翻炒，蛋黄逐渐变焦，变黑，最后渗出蛋黄油，去渣后服用。2岁以下的孩子每次服5毫升，其他年龄孩子根据症状酌情加减。

十一、海带，让男孩发育得更好

现在，孩子肥胖成了家长很重的心理负担，特别是一些正处在青春期的男孩子。其实，青春期有许多男孩子往往身高迅速增长，体重一般没什么变化，所以很多男孩子都长得高高瘦瘦，看上去已经有几分成年人的样子了，却显得十分单薄。这种现象符合男孩子的发育特点。随着年龄的增长，他们的体形会越来越魁梧。可是，有一些男孩子却出现了横向发展，身高增长慢而体重迅速增加，显得十分肥胖。肥胖对于男孩子的生长发育是不利的，不但让男孩子行动不便、体形不美，还会影响到男孩子正常的生理发育，甚至会导致男孩子出现女性化特点，第二性征消失。这对于男孩子一生的幸福都会是一个沉重的打击。而这也正是家长们所担心的问题，要想解决这一难题，最根本的方法就是让孩子减肥。

小伟今年15岁，身高1.64米，体重却已经达到了150多斤，看上去比同龄的孩子矮胖许多。因为肥胖的缘故，他行动起来缓慢，而且很容易就会感到累，动不动就气喘吁吁。特别是在上体育课的时候，同学们都在操场上尽情地玩耍，而他只能站在一边看，因为他一进行剧烈的运动就上气不接下气。

小伟的肥胖问题一开始并未引起父母的注意。其实，这也是很多家长的一个通病，认为孩子还是胖一点好，胖一点的孩子身体好。可是小伟并没有因为肥胖而身体强壮，相反的，小伟还经常感冒，抵抗力也差，而且一点体力活也干不了。这时，小伟的父母才意识到孩子需要减肥了。为了给小伟减肥，这一家人可是下了大功夫。节食、锻炼、吃减肥药、按摩等，只要一听说有减肥效果，他的父母就一定会尝试。可是一段时间下来，父母倒是清瘦了许多，小伟却一点也不见瘦。后来，小区一位研究中医的老大爷向小伟的父母推荐了一种减肥法，既省钱又放心，小伟的父母就抱着希望让儿子坚持一段时间。没想到一个月下来，小伟的体重有了明显的降低，这让他的父母信心更足了。

其实，老大爷介绍的方子很简单，就是多喝海带汤，多吃海带。

中医认为，肥胖是人体肾、脾、肺等脏器的功能失调造成的。胖人多虚，也就是说胖人容易出现气虚，脾气虚则运化功能失调，进入体内的水谷精微不能转化为精气被人体利用，而积食难化。而且脾主运化水湿，脾气虚则水液代谢不畅、造成水湿停滞。水湿停滞，津液不行，则会化湿成痰，造成痰湿停滞。肥胖的人之所以常常感觉上气不接下气，就是因为脾、肺气虚造成的。而水谷精微不能转化为精气会造成肾中精气不足，肾气无法充盛就会影响到胖人的正常身体发育。

而海带性寒，味咸，中医称之为昆布，有化痰散结、泄热利水、止咳平喘、祛脂降压的功效。肥胖的人多食用海带，能够促进痰湿的化解，有很好的减肥功效。特别是对于久减不下的肥胖者，收效很好。海带的吃法很多，可以凉拌也可以煮汤，都十分适合肥胖的人食用。还可以用海带和豆腐一起搭配着做汤，这道汤对于青春期的男孩子来说，既美味又可达到减肥的效果。具体做法是：海带 100 克，豆腐 50 克，盐适量。把海带洗净泡软，切条，放入开水中烫一下去腥味，捞出浸入冷水。豆腐也放入开水中烫一下，捞出。用适量高汤煮开，放入海带和豆腐，煮开后加入盐调味即可；也可以在汤中加入其他蔬菜，美味又简单。

需要注意的是，有的孩子不适宜大量食用海带。海带本身按中医讲是偏寒的，所以脾胃虚寒的人，在吃海带的时候不要一次吃太多，或者搭配的时候不要跟一些寒性的物质搭配，否则的话会引起胃不舒服。

最后提醒大家，为了增进海带减肥的功效，青春期的男孩子还要注意多运动，减少食物中的零食和甜品，尽量食用新鲜的蔬菜水果，只有让孩子养成一个良好的饮食习惯，才能够真正让孩子恢复身材，发育得更好。

十二、小儿盗汗，饮食来调理

盗汗是中医的一个病症名，是以入睡后汗出异常，醒后汗泄即止为特征的一种病症。众所周知，"盗"有偷盗的意思，这个名词的解释听来颇有一些意思。古代医家用盗贼每天在夜里鬼祟活动，来形容该病症具有每当人们入睡或刚一闭眼而将入睡之时，汗液像盗贼一样偷偷地泄出来。

盗汗有生理性和病理性之分，小孩生理性盗汗的发生率很高，有时弄得家长非常紧张，这就需要掌握如何区分生理性和病理性盗汗。

生理性盗汗：小儿时期，皮肤十分幼嫩，所含水分较多，毛细血管丰富，新陈代谢旺盛，自主神经调节功能尚不健全，活动时容易出汗，若小儿在入睡前活动过多，机体内的各脏器功能代谢活跃，可使机体产热增加，在睡眠时，皮肤血管扩张，汗腺分泌增多，大汗淋漓，以利于散热。其次，睡前进食使胃肠蠕动增强，胃液分泌增多，汗腺的分泌也随之增加，这可造成小儿入睡后出汗较多，尤其是在入睡最初 2 小时之内。此外，若室内温度过高，或被子盖得过厚，或使用电热毯时，均可引起睡眠时出大汗。

病理性盗汗：有些小儿入睡后，出汗以上半夜为主，这往往是血钙偏低引起的，低钙容易使交感神经兴奋性增强，好比打开了汗腺的"水龙头"，这种情况在佝偻病患儿中尤其多见。但盗汗并非是佝偻病特有的表现，应根据小儿的喂养情况，室外活动情况等进行综合分析，还要查血钙、血磷及腕骨 X 线摄片等，以确定小儿是否有活动性佝偻病。

小儿常见的盗汗形式一般都是生理性盗汗以及因缺钙引起的盗汗，对于这两种盗汗，建议家长可以用食疗方法来给孩子治疗，泥鳅鱼汤就是一种很好的食疗方法。

制作泥鳅鱼汤的方法和我们平时做鱼汤的方法没有什么差别。取泥鳅鱼一条，重量

200~250 克，用温水洗去鱼体的黏液，去头尾、内脏；上锅加用适量的菜油，油热之后放鱼煎至黄色，然后加适量清水，小火慢熬至约有半碗汤，放少许食盐，关火即可。最后给孩子喝汤吃肉。

本方治疗因营养不良、自主神经功能紊乱、缺钙、佝偻病等引起的盗汗，效果非常好。

另外，再给大家推荐几种很有功效的食疗方子，以便大家选择使用：

（1）太子参炖排骨汤。用猪排骨 1000 克，加太子参 50 克炖汤，对治疗小儿盗汗也很有效。太子参是中药里面用来滋补的常用药，中医认为，太子参味甘，性温，可用于气虚津伤的肺虚燥咳及心悸不眠、虚热汗多。

（2）核桃芝麻蜜。需要用到的材料有核桃肉 20 克、黑芝麻 15 克（炒香）、蜂蜜 30 克，先将核桃肉、芝麻研细末，加入蜂蜜调匀，每日 1 剂，分 2 次用温开水给孩子送服。从营养方面看，核桃是食疗佳品，无论是配药用，还是单独生吃、水煮、做糖蘸、烧菜，都有补血养气、补心健脑的功效，而且最主要的是核桃还能治盗汗，治疗效果显著。

第二节　女人饮食要注重固养气血

一、激素不可或缺

人体就像一部精密的仪器，每时每刻的运转都由自身能量系统来供能，以完成各种生命活动。而在这个生命运转的过程中，我们还必须感谢一种叫作激素的神奇物质。

激素的名字源于希腊文，是"激活"的意思。它在我们体内的量非常少，但它的力量却远远超乎你的想象。它能够通过调节蛋白质、糖和脂肪等物质的代谢与水盐代谢，维持人体物质代谢的平衡和能量代谢的平衡，从而为你的一举一动、生长发育、情绪变化等各种生理活动提供能量。进入青春期后，女人体内的激素便开始快速运转，促进身体发育，使一个充满稚气的小女孩蜕变成一个女人味十足的魅力女人。到了生孩子的年龄，女人的排卵、受孕及生育整个过程，都离不开激素这位功臣的调节作用。甚至进入更年期以后，激素的起伏变化都影响着女人的健康与衰老。

你可能会问："激素看得见吗？我怎么知道它不够了呢？"没错，我们的肉眼是看不见激素的，但是女人一旦缺乏激素，就会通过身心各方面的非常态变化而表现出来。一般来说，激素不足主要表现在四个方面：

（1）失眠头痛。主要表现：失眠、多梦、疲倦、头痛。晚上催眠的方法都用尽了，两只炯炯有神的大眼睛还是不能"停止工作"。白天注意力不集中，困倦嗜睡，严重影响日常生活。

（2）月经不调。主要表现："老朋友"总是不按时出现，不是提前就是推后。

（3）皮肤衰老。主要表现：皮肤出现松弛，白皙的肌肤也日渐粗糙，毛孔也膨胀粗大起来，甚至连色斑也跳出来捣乱，镜子中呈现出来的是标准的"黄脸婆"。

（4）烦躁胸闷。主要表现：心慌气急、易激动甚至狂躁，会因一件小事与同事或家人争吵，总是摆出一副"不高兴"的样子，有时很难控制自己的情绪；夜间睡觉时会因为胸闷而被憋醒，严重时血压就会像你的暴脾气一样，说翻脸就翻脸。

中医指出，在人体的五脏里，与激素分泌有关系最密切的就是肾了。肾脏具有调节激素分泌平衡的作用，对身体中出现的一些不良症状，它会首先做出反应。所以想保持体内激素平衡，先要补好肾。除了黑色食物（黑芝麻、黑豆等）益肾外，依据易理，肾为坎卦，坎卦对应为水，所以在水中生长的动植物都较多地得了坎水之气，补益人体坎水（肾脏）的效果同样很好。在这里，给大家简单地列举几种补益人体坎水之肾的动物类食品。

坎为水，鱼类生活在水中，得了坎水之气，可以直接补益人体之肾。鱼有多种烹饪方法，你平时可以依据自己的口味烹制，如果是作为保健，用鱼炖汤喝滋补效果最好，番茄鱼片就是一道不错的选择。你可以准备：草鱼肉200克，洋葱50克，豌豆30克，番茄酱50克。再根据个人口味，准备适量的油、料酒、白糖、盐、鸡精、淀粉等配料。做的时候，将洋葱切片；草鱼肉切成厚片，加上料酒、淀粉上浆，放开水锅中氽熟，备用。锅内加适量油烧热，放洋葱煸香，倒入豌豆，加清水焖至八成熟即可。

不过，除了肾脏以外，肝脏和脾脏也对激素的分泌起到重要的调节作用。所以在养肾的同时，也不要忽略对肝、脾的保健。黄色食物（豆腐、南瓜、夏橘、柠檬、玉米、香蕉和鹌鹑蛋等）可以健脾，增强胃肠功能，恢复精力，补充元气，进而缓解女性激素分泌衰弱的症状。绿色食物（菠菜、绿紫苏、白菜、芹菜、生菜、韭菜、西兰花等）含有对肝脏健康有用的叶绿素和多种维生素，能清理肠胃防止便秘，保持体内的酸碱平衡，在压力中强化体质。女性朋友平时应注意这类食物摄入。

二、每天一杯豆浆，补充天然激素

激素对女人的作用是非常大的，尤其是更年期以后，雌激素减少会使女人发生情绪上的波动和一些第二性征的退化，如乳房松弛下垂、阴道干燥、毛发变少、月经停止、皮肤老化等。对女人来说，每一次排卵的过程就是一次激素的代谢，体内激素水平正常的女人，脸色红润细腻有光泽。而代谢不好的女人，脸色是灰黄、毫无生气的，布满斑斑点点，看起来比实际年龄要老很多。

所以说，女人是离不开激素的，要想延缓机体的衰老，就要注意补充激素，但一定得是天然激素。人工合成的激素虽然能让你的皮肤变好，但对身体的伤害也是非常大的，严重的还会造成乳腺增生或乳腺癌，所以一定要注意补充天然激素。

大豆中含有双向调节功能的微量雌激素，可以补充体内雌激素的不足，如果体内激素太多还会起到抑制作用，从而保持体内激素水平的正常。

女性一定要坚持每天喝豆浆，当然我们喝的豆浆最好是自己制作的豆浆，因为超市里卖的豆浆加糖太多了。自己制作可以加冰糖，冰糖比白糖清润，还能控制加糖的量。自制豆浆还有其他好处，想补肾可以加点黑豆，想补血可以加花生，还可以做杏仁豆浆，秋天喝可以润肺止咳。

三、做个暖女人，血液温暖才能流得顺畅

冷是对女人健康和美丽的最大摧残。女人如果受了冷，手脚冰凉，血行则不畅，体内的能量不能润泽皮肤，皮肤就没有生机，面部也会长斑。不仅如此，女人如果是在经期"惹"了寒气，后果会更加严重。经期血液受了寒，就会发生阻、瘀的现象，随之而来的就是月经经常推迟，经期腹部疼痛剧烈，经血颜色深或带有瘀块，等等。

所以，血液温了流得才顺，经期里，女人一定要"暖"。有些女性朋友为了减肥，只吃青菜和水果，殊不知，青菜、水果性寒凉的居多，很容易使女人受凉。一位纯素食主义的女士，尤其喜欢素食里的寒性果蔬，如香椿、黄瓜、梨等。她说别人告诉她只吃蔬菜和水果是保持苗条身材的最好方法，于是自己就开始不吃肉了，坚持了一年多，甚至有时候以黄瓜为饭，沾着酱吃，其他的就什么都不吃了。结果身材是不胖了，但皮肤却出现了暗沉，而且每次月经都不像以前那样准时了。更让她苦恼的是，每次月经来了，不仅小肚子痛，浑身都感觉不舒服，手脚也冰凉。她怀疑是年龄过了三十体质下降了，其实真正的原因是寒气打破了身体原本平衡的能量系统，侵入血液，导致血流缓慢、受阻，甚至瘀滞。全身血流都不顺畅了，经血又怎么能自然舒缓地流淌呢？

事实上，做个暖女人并不难，从日常饮食入手就可以。平时要多吃"暖性"食物。狗肉、羊肉、牛肉、鸡肉、鹿肉、虾、鸽、鹌鹑等食物中富含蛋白质及脂肪，能产生较多的热量，有益肾壮阳、温中暖下、补气生血的功能，能够祛除体内的寒气，效果很好。补充富含钙和铁的食物可以提高机体防寒能力。含钙的食物主要包括牛奶、豆制品、海带、紫菜、贝壳、牡蛎、沙丁鱼、虾等；含铁的食物则主要有动物血、蛋黄、猪肝、黄豆、芝麻、黑木耳、红枣等。海带、紫菜、发菜、海蜇、菠菜、大岛菜、玉米等含碘丰富的食物，可促进甲状腺素分泌，甲状腺素能加速体内组织细胞的氧化，提高身体的产热能力。非经期适当吃些辛辣的食物也可以帮助我们防寒。辣椒中含有辣椒素，生姜含有芳香性挥发油，胡椒中含胡椒碱，冬天适当吃一些，不仅可以增进食欲，还能促进血液循环，提高御寒能力。另外，有一点要提醒女士们注意，除了多吃上面的这些食物外，我们还要忌食或少食黏腻、生冷的食物，中医认为此类食物属阴，易使我们脾胃中的阳气受损。

四、天干物燥，依然能吃出水润容颜

随着寒冬的到来，很多女性经常会有嘴唇干裂、皮肤干痒、头发干枯、咽喉肿痛、鼻子出血等困扰，所以，女人要做好自身的养护工作，更要注意滋阴。其实，冬令时节，只要合理调整饮食，美丽的容颜就可以"吃"出来。

1. 吃大枣、喝蜂蜜，使你"面如桃花"

冬季皮肤干燥，缺水少油，蜂蜜中含有各类丰富的生物活性物质，能改善皮肤的窘养，使皮肤保持细嫩光滑。蜂蜜采百花之精，有女性"美容圣药"之美称，经常食用蜂蜜可使人"面如桃花"。

经测定，红枣中的维生素含量为百果之冠，被人誉为"活维生素丸"。维生素A的重要功能之一是激活和调节表皮细胞的生长，抗角化，所以补充维生素A有助于改进皮肤的水屏障特性，若与维生素E同时使用，可延缓皮肤的衰老。故俗话说得好，"一日吃三枣，终生不显老"。

2. 吃龙眼、嚼胡桃，为你"保湿补水"

将龙眼肉加冰糖熬制成"玉灵膏"，每天早晚冲服一汤匙，简单方便，易于保存。龙眼又名桂圆，味甘性平，有养心安神、滋阴补血的功效，最适合于体弱多病、心悸失眠、面色无华的女性进补之用。

传说，慈禧太后年老而面容不衰，与常食胡桃肉有关。胡桃民间又称长寿果，有强身健脑、养颜益容之功。胡桃中含有丰富的维生素E、不饱和脂肪酸，能延缓衰老、滋补养颜，并迅速补充体力。若将胡桃肉和黑芝麻研碎合用，更是珠联璧合、相得益彰，因为黑芝麻中含有丰富的胱氨酸和B族维生素、维生素E，可增加皮脂分泌，改善皮肤弹性，保持皮肤细腻。用脑过度、神经衰弱、体虚疲乏、皮肤干燥者饮用尤佳。

另外，在此特别向大家推荐一种补益气血、滋润肌肤、颐养容颜的食补方——冰糖燕窝乳鸽羹，此羹独具补气润肺、滋养容颜的功效。

取燕窝20克，乳鸽1只，冰糖适量。将燕窝浸发，除去绒毛、杂质；乳鸽宰后去头、足、肠杂，切成肉丝或切为碎块，然后放入清水锅内，武火煮滚后，改为文火煲至鸽肉烂，加入冰糖，至糖溶化即可。亦可隔水炖之，此量可供1~2人用。可滋阴润肺、补脾益气、美容润肤。

五、猪蹄黄豆煲，冬天让肌肤不再感冒

寒冷的冬季里，女孩们都裹上了厚厚的棉衣，身上是暖和了，可是面部皮肤还暴露在寒风中，脸蛋、耳朵都冻得红彤彤的：进到温暖的屋里，脸上就开始发烧，尤其是耳朵最热。一次两次还好，如果经常让面部肌肤承受这么大的温差变化，它也会"感冒"

的、起皮、发红、脸色暗淡等问题就都出来了,其实这些就是皮肤生病的表现。

所以,冬天里一定要护理好自己的皮肤,否则皮肤"感冒"了影响颜面不说,还很不好治。《本草纲目》中就记载了猪蹄的美容功效,值得我们一试。

猪蹄、猪皮等食物中胶原蛋白很丰富,冬季里煲一锅猪蹄黄豆汤很不错的。先用清水泡黄豆,后把猪蹄洗净,放入水中,加料酒、葱姜煮40分钟后(此时,汤已变成乳白色),捞出切块。起油锅,加入猪蹄煸炒,加入料酒,盖盖稍焖,然后加入黄豆、生抽、胡椒粉,再加一些煮猪蹄的浓汤,中火炖15分钟后改小火直至猪蹄酥软,撒上葱花即可。

猪蹄富含胶原蛋白质,有美容作用,而且还能补血、祛寒热、解药毒,民间一直有"冬食猪蹄胜补药"之说。大豆富含植物雌激素,有防治血脂增高、提高非特异性免疫的作用。

六、茯苓拯救经期里的"瞌睡虫"

女性朋友恐怕多半都有这样的经历:经期来了,无论自己怎么克制,似乎都改变不了昏昏欲睡的状态,而且即便腾出时间来大睡一天,但第二天仍感觉困意绵绵。女人经期嗜睡,中医里叫"周期性睡眠过多症"。它就像女人每个月定了时的"闹钟",通常会在月经期间及月经来的前两三天,准时给女性带来无法克服的困倦,即便你主观上试图保持清醒,但还是忍不住想睡觉。从根本上讲,导致这个问题主要就是身体的能量系统出了偏颇。具体主要有两大方面原因:气血不足和脾虚湿困。

气血不足的女性,通常身体偏瘦,脸色显得暗黄。到了经期,这类女性通常会有心跳加快,并伴有眩晕的感觉,即使不参与任何运动也是如此。同时,她们的月经量较少,经血颜色较淡且稀薄。平时,你可能看不出她们像个瞌睡虫,但到了经期,她们仿佛变成了一个纯粹的瞌睡虫,每天只想睡觉,尤其在每餐进食后睡意表现得尤其明显。

属于此类情况的女性,可买些新鲜菠菜和猪肝,回来将菠菜洗净,切段,氽烫后沥干水分;然后将猪肝洗净,切片,加酱油、淀粉拌匀腌10分钟,放入滚水中氽烫,捞出,沥干;最后放入少许姜片及猪肝煮熟,再放菠菜、盐及鸡精等调味。由于猪肝煮久了易老,所以切片时尽量薄一些,氽烫时要快一些。

至于脾虚湿困所致的经期嗜睡女性,身材多数偏胖,而且脸部会有明显的水肿。她们多半患有贫血,平时常出现大便偏稀,白带和经血的量也较正常人多些。在月经来临前就开始出现昏昏欲睡,她们即使是刚刚睡醒,也是一副四肢无力、头重脚轻的困倦模样。再有,其中很多人还会在经期及其前后一两天里脚部较平时出汗多。

中医里讲,脾主运化,人体的能量代谢,包括能量的吸收与释放,都离不开脾的努力,所以这类女性要想彻底解决经期嗜睡的烦恼,必须从调养脾脏着手。茯苓既可以健脾,又可以化湿,还可以养心安神,与山药粥一起煮粥,可以很好地调养脾脏。你每次可以准备山药50克、茯苓50克、粳米250克,然后先将粳米炒焦,最后与山药、茯苓一同加水煮粥即可。

一个女人从青春期到绝经期,有30多年的时间都在和月经打交道。这段漫长的时间里,如果每次都需要天天拖着一副昏然欲睡的躯体,会错过多少人生的美好想必大家自己都能算出来了。所以,如果你在经期是个"瞌睡虫",那就尽快调理一下吧。

七、痛经了,这些东西不要碰

从经期饮食的宜忌上来看,有痛经经历的女性,需要避讳的饮食主要有以下三种:

(1)生冷寒凉食物:妇女平时或经期,如嗜食寒凉生冷食品,血为寒凝,以致血行受阻,不通则痛,可致痛经;且多食此类食品,易伤脾阳,使寒湿不化,伤于下焦,客于胞中,血被寒凝致痛经。所以素体气阳虚者,或女性正值经期或经期前后,应忌食生冷和寒凉性食品。此类食品包括各类冷饮、生拌凉菜、螃蟹、田螺、蚌肉、蛏子、梨、柿子、西瓜、黄瓜、荸荠、柚子、橙子等。

(2)酸涩食物:酸性食品味酸性寒,具有固涩收敛作用,使血管收缩、血液涩滞,不利于经血的畅行和排出,故痛经者忌食此类食物。酸性食物包括米醋、酸辣菜、泡菜、石榴、青梅、杨梅、草莓、杨桃、樱桃、酸枣、芒果、杏子、李子、柠檬等。

(3)刺激性食物:有一部分痛经病人是由于湿热蕴结胞宫所致。如此类病人再食辛辣温热之品,会加重盆腔充血、炎症,或造成子宫肌肉过度收缩,而使痛经加重。辛辣温热之品有辣椒、胡椒、大蒜、葱、姜、韭菜、烟、烈酒及辛辣调味品等,痛经病人应该尽量少吃或不吃。

八、养生米汤,调理生理不适

粥,作为我国传统饮食,在养生调理上发挥了重要的作用。这里推荐给大家几种适合女性经期食用的米粥,帮你缓解经期不适。

(1)山楂桃仁粥:这款粥,食材常见,取用方法简单,经常食用可以起到活血化瘀、润燥美肤、消食化滞的作用。血气通则不痛,能有效缓解女性痛经症状,也适用于经行面部痤疮的预防。

取山楂15克,桃仁10克,粟米100克,白糖20克。将桃仁、山楂加水煎2次,取药汁备用。粟米淘洗干净,置于砂锅内,加药汁,小火熬粥,粥成时加入白糖拌匀即成。注意事项:时间掌握在50分钟以上,温火。

(2)当归益母草粥:这款粥采用了中医药材为原料,讲究火候和用量。经常食用可以起到补血调血、活血止痛的作用,适用于气血亏损所致的月经先后无定期。

取当归15克,益母草15克,大枣10枚,粟米50克,红糖20克。把当归、益母草除去杂质,洗净放入砂锅或不锈钢锅内,加600克水,浸泡1小时;用大火煮沸后改用小火煎30分钟，用双层纱布过滤，约得200克药液，为头煎。药渣加500克水，煮法同前，得200克药液，为二煎。大枣、粟米拣去杂质，淘洗干净，放入锅内，注入头煎、二煎药液及清水共500克。将锅置大火上煮沸，再换小火熬至米化汤稠成粥，加红糖，稍煮即成。

注意事项：每日早晚各一碗，热服。连服一个月左右可以看到明显的效果。但是，因血热阴虚、湿热蕴结所致月经不调者不宜服用。

九、蛋黄疗法，降低经期的痛感

从疼痛的持续方式上讲，经期疼痛属于慢性疼痛的一种，又和其他病症引发的慢性疼痛有着本质上的区别，具有明显的周期性。前文中我们已经介绍了不少帮助女性朋友缓解痛经的方法，这次的方法与其他方法最为不同的是，不论是材料还是时间，都是超低成本，这就是蛋黄抑痛疗法。

营养学家指出，鱼、蛋黄和人造黄油等食物都富含维生素D，能保证骨质的健康。女性朋友们应该每天摄取足够的维生素D，以缓解慢性疼痛。而在众多含有维生素D的食物中，蛋黄中的含量较高而且摄取方便，所以蛋黄疗法成为不少女性的选择。

一般来说，女性吃鸡蛋不要过多，特别是妊娠期的妇女，每天吃1个蛋黄为宜，因为一个蛋黄就包含了健康成年人每天应当摄取的胆固醇数量的2/3，吃多了就有可能引起胆结石等症状。专家推荐女人吃蛋黄的最佳吃法是水煮蛋，但不宜煮得过熟，鸡蛋以沸水煮5~7分钟为宜，还要注意细嚼慢咽，否则会影响吸收和消化；利用鸡蛋还可以滋阴养血，若与益母草同食，起到活血化瘀、减轻痛经疼痛的作用。做法也很简单，先将益母草择去杂质，清水洗净，用刀切成段，沥干水；把鸡蛋全部放入水中，逐一清洗净；将益母草、鸡蛋下入锅内，加水同煮，20分钟后鸡蛋熟，把外壳去掉，再放蛋在此汤中煮15~20分钟即成。做好之后，吃蛋喝汤，是痛经患者的食疗佳品。

此外，经期要保持饮食均衡。少吃过咸的食物，多喝水，必要的时候还可以摄取适量的维生素。在月经前及期间少食含咖啡因的食物，比如浓茶和巧克力。这些东西中所含的咖啡因会使你神经紧张，从而造成月经期间的不适。咖啡所含的油脂也会刺激小肠，影响正常进餐时的食欲。

十、痛经那几天，不妨喝点葡萄酒

对于现在正在饱受痛经困扰的女人来说，如何在"好朋友"来的那几天让疼痛离自己远一些，是她们最希望实现的生活愿望之一。其实，从饮食上来讲，痛经那几天，不妨喝点儿葡萄酒。从中医角度讲，痛经分为寒凝、湿热、气滞、血虚和血瘀5种，其中除湿热腹痛外，都可以服用葡萄酒缓解疼痛。

葡萄酒味辛甘性温，辛能散能行，对寒湿凝滞的痛经症，可以散寒祛湿，活血通经；甘温能补能缓，对气血虚弱而致的痛经，又能起到温阳补血，缓急止痛的效果。适量饮点葡萄酒能通经活络，扩张血管，使平滑肌松弛，对寒湿凝滞的痛经症有明显的缓解效果，又能起到温阳补血的目的。

如经血量不多可适量地饮些葡萄酒，能缓解症状，在一定程度上还能起到治疗作用。由于葡萄酒含有乙醇而对人体有兴奋作用，所以情绪抑郁的痛经者也可以适当饮用葡萄酒。这样不仅能疏肝解郁，还可以使人保持好心情。

需要注意的一点是，在经期内引用葡萄酒，不要和油腻辛辣的主食搭配进餐，否则不但不会缓解经痛还可能加重不适感。

此外，痛经女性还可适当吃些有酸味的食品，如酸菜、食醋等，酸味食品有缓解疼痛的作用。

十一、多样黑糖，经期佳品

黑糖是甘蔗榨汁后直接熬煮而成，保留最原始的甘蔗天然风味，不经化学过程，富含维生素及矿物质。黑糖里的糖蜜滋味，还带着一般砂糖所没有的炭烧香气，一般的砂糖、白糖、冰糖都经过纯化，营养价值远不及黑糖。

黑糖中不仅包含人体所需的铁质、钙质、维生素B2，还有钠、钾、锰、亚铅、铜等多种微量元素。黑糖有非比寻常的营养价值，所以食用黑糖不只是尝到甜味和获得热量而已，也可以摄取到一些营养素。

黑糖养生最早起源于日本的冲绳，据说，从前的日本妇女在坐月子时，必须天天饮用黑糖，帮助排出恶露。所以，以日本冲绳黑糖为原料制造的黑糖食品种类繁多，占据了大部分的市场份额。最为常见的有普通的黑糖糖块、黑糖姜母茶块、黑糖桂圆糕等几种。只要加上热水冲泡，就是生理期的最佳饮品，可帮助经血加速排出，也可用来代替砂糖，煮些红豆、薏仁等点心。

生理期前后饮用浓稠的黑糖水或用黑糖冲茶，能帮助经血顺利排出，舒缓经期的不适感。因黑糖含有大量的铁质，可补充女性生理期间的耗损，使人保留足够的精力。若你到了经期心情烦躁，不妨喝些黑糖水，可有安神、降低烦躁感的效果。

在选购黑糖时，记得要"选丑不选美"，表面坑坑洞洞、不平滑，越粗越丑的黑糖块，通常是越高级的纯手工黑糖。现在的食物都经过精制，营养专家反而提倡回归自然、粗制的饮食，而黑糖正好就符合这样的天然概念。还是那句话，越是自然的保养品，对身体的毒副作用越小。对于经期这样特殊的日子，身体更加需要天然的保养。

十二、突然闭经,来点川芎茶

我们通常所说的闭经一般有以下两种类型:第二性特征已经发育成熟 2 年以上,但是仍然未有月经初潮的现象;以往有过月经史,但是不明原因的突然停了好几个月。有以上情形的女性,平日里多会气短、胸闷、心口好像有什么东西堵住,非常难受。下面向大家推荐一种调理闭状况的药茶——川芎茶。

川芎具有活血行气、祛风止痛、开郁燥湿等功效,是著名的产后方剂"生化汤"中重要的一味中药。唐朝《日华子本草》中有着很高的评价:"治一切风,一切气,一切劳损,一切血,补五劳,行气开郁,活血止痛,对经闭、难产、产后瘀块阻痛等非常有效。"

这种药茶的制作方法很简单,这也是它受到越来越多女性喜欢的一个原因。

准备川芎 3 克,茶叶 6 克,锅中放两碗水,烧开后,将川芎和茶叶一起放进去,转小火焖一会儿,放点冰糖或者蜂蜜调味,就可以了。川芎茶的做法虽然简单,可是也需要用心。

这里需要注意的一点是,川芎性味偏于温窜,月经过多、有出血性疾病者及孕妇需谨慎使用;川芎不可以单用,要与补气补血药配伍使用。另外若川芎剂量大时常有头晕、欲吐等症状,须多加注意。

十三、当归乌骨鸡,防治月经不调

月经不调表现为月经周期或出血量的异常,或是月经前、经期时的腹痛及全身症状,为妇科常见病。但不能因为常见就忽视不见。

中医一般将月经失调称为月经不调,又将月经不调归纳为月经先期、月经后期、月经过多或月经过少。针对不同时期、不同体质的女性,经期不调的原因也千差万别。对于月经不调,中医一向主张以调养为主。古代医学大家李时珍对此有着自己的见解,他认为乌骨鸡对妇科病的疗效十分理想。他在《本草纲目》中记载:"乌骨鸡味片、微温,治女人崩中带下,一切虚损诸病。"现代研究发现,乌骨鸡具有强壮机体,提高生理机能,特别是对各种妇科疾病有疗效。常与枸杞子、当归配伍,能够调补肝肾,养血调经,适用于肾气不足、精血亏虚所致的月经后期、月经过少者。下面我们来了解一下这种汤的做法。

先准备当归片 20 克,枸杞子 20 克,雌乌骨鸡 1 只。然后将乌骨鸡宰后去毛皮及内脏,当归片及枸杞子洗净后放入鸡腹内,用炖盅盛好,加冷开水 1 碗,炖 3 小时即成,食盐调味。食鸡饮汤,每日 1 次服完。

对于那些经期内血量过多的女性朋友也可采用相应的保养方法。因为这类女性从体质上说多半属于气虚体质。所以，饮食上一定要注意补气，下面几个补气良方，仅做参考：

山药薏仁茶：取淮山药、薏仁各 9 克。水煎代茶用饮。常饮山药薏仁茶可使中气足、精神好、脸色佳。

月季花汤：取月季花 15 克，红糖 100 克，甜酒 2 匙。将月季花加水煎汤，去渣，调入红糖、甜酒服用。每日 1 剂，可活血，养血，调经，适用于女性月经先后不定期。

对于月经量少的女性呢，大都是因为血虚，即我们所说的贫血。血虚的女性，生下来的孩子也会体弱多病，因此女性平时一定要多吃菠菜，因为菠菜可以有效治疗缺铁性贫血。另外，猪血也是补血的好食品。

十四、白带异常，可选食疗

白带不仅是女性的天然屏障、保持阴道的湿润、防止病原体入侵的物质，而且还是健康的一面"镜子"，可以反射出你身体的"危险的敌人"。

如果白带呈糊状而且量多，并且伴随有腰痛的症状，可能出现了慢性宫颈炎，也有可能是服用雌激素过多。如果白带是豆腐渣样或凝乳状一样的小块，同时出现下体奇痒和灼痛，这就是典型的霉菌性炎症。如果白带呈乳白色泡沫状并伴有外阴部瘙痒者，多为阴道滴虫感染所致。如果白带是黄绿色而且还伴有低热、浑身有气无力的症状，常常是急性的阴道炎或宫颈炎的表现。如果白带呈黄色或黄绿色，伴有脓样、臭味，多见于化脓性细菌引起的阴道炎、宫颈炎及子宫内膜炎，淋病球菌引起的感染还伴有小便疼痛。

以下是针对女性白带异常配制的食疗方法，有此类烦恼的你可以选择食用。

（1）墨鱼 100 克，瘦猪肉 200 克，淮山药 10 克，莲子 4 克。将墨鱼、猪肉切碎，与山药、莲子同炖。食肉饮汤。适用于阴道炎引起的白带异常。

（2）鲜马齿苋 200 克，生鸡蛋 2 个。将马齿苋捣烂滤汁，生鸡蛋去黄，用蛋白和马齿苋汁搅匀，开水冲服，每日 1 次。适用于霉菌性白带异常和白带过多。

（3）冬瓜子 90 克，冰糖 90 克。将冬瓜子捣烂，加入冰糖，开水炖服，早晚各 1 次。适用于细菌性白带异常。

（4）藕汁半碗，红鸡冠花 3 朵，水煎，调入红糖服，每日 2 次。适用于白带过多。

（5）韭菜根适量，鸡蛋 1 个，红糖 10 克。将韭菜根洗净，水煎，调红糖煮熟后共食用，每日 1 剂，连服 7 天。适用于脾虚和肾虚引起的白带异常。

（6）白扁豆 250 克。将白扁豆炒黄，研末，每日 2 次，每次 6 克，米汤送服。适用于白带过多。

十五、营养方帮你预防子宫肌瘤

子宫是女性孕育新生命的器官，因此其对于女性和整个人类而言都具有重要的作用。

而子宫肌瘤常常会对女性的这一重要生殖器官造成威胁。子宫肌瘤是指由子宫平滑肌细胞增生而形成的良性肿瘤，也是女性生殖器官中最常见的肿瘤之一。子宫肌瘤有不同的种类，比如有子宫纤维肌瘤、肌纤维瘤或纤维瘤。其中有少量结缔组织纤维仅为一种支持组织而存在，所以不能根据结缔组织纤维的多少来判断是何种类。平时我们所称的子宫肌瘤是一个统称，其确切的名称应为子宫平滑肌瘤。

虽然子宫肌瘤是良性肿瘤，但是会给女性朋友带来很大的痛苦，主要症状有贫血、眼圈发黑、面黄肌瘦、乳房胀痛、小腹部有隐痛、月经量增多或淋漓不尽、子宫出血、邻近器官的压迫症状、白带增多、肛门有下坠感、腰部酸痛、面部有色素沉淀或黄褐斑、心脏功能障碍、子宫体增大和质硬，严重的甚至会造成不孕。子宫肌瘤虽然有很多严重的后果，但是其在日常生活中还是可以预防的。下面就为女性朋友们介绍几个健康营养的预防子宫肌瘤的方案。

1. 宜食和慎食的食物

预防子宫肌瘤在饮食方面应当注意以清淡为主，以新鲜蔬菜及高蛋白、低脂肪的食物为主，坚持每天吃一定量的水果（比如苹果），蔬菜和水果中的植物纤维对人体有很大的好处，其中含有的大量维生素还可以提高人体对于肿瘤的抵抗力。此外还要多吃鸡蛋、鹌鹑蛋、瘦肉、动物肝脏谷类、豆类及其制品、海带、白菜、香菇等。

除多吃上述食品外，还要注意以下方面：忌食辣椒等辛辣刺激性食物；忌食虾、蟹等海鲜发物；忌食大枣、桂圆、蜂王浆等热性、凝血性和含激素成分的食物。

2. 两种预防子宫肌瘤的菜品

桃红鳝鱼汤具有活血化瘀，补肾养血的作用。对于子宫肌瘤、月经不畅者具有很好的疗效。具体的做法是：取鳝鱼丝250克，桃仁12克，红花6克，盐、味精、料酒、姜片、葱段、高汤各适量。将桃仁、红花加清水煎约30分钟，去渣取汁。姜片、葱段入热油锅中爆香，加鳝鱼丝和料酒略爆炒后，加高汤及桃仁、红花煎汁同煮，熟后加盐和味精调味即可。

核桃仁粥具有破瘀行血，通络消瘀的功效，适用于子宫肌瘤，属气滞血瘀，腹中瘀滞疼痛，月经量不多者。具体的做法是：取粳米100克、核桃仁15克、鸡内金12克，将核桃仁、鸡内金捣成粉，加清水研汁去渣，同淘洗干净的粳米煮粥食用。分顿食用，连服10天。

女性朋友要时刻注意自己的子宫健康。尤其是在行经期间，更要注重保护自己的身体，以免伤及子宫。如果子宫出现了问题，一定要及时治疗，以免贻误时机。尤其是对于准备生育的女性而言，一定要保证自己的子宫健康。

第三节 男人饮食养生就是养阳气

一、十全大补汤，让男人全身气血畅行无阻

现在生活好了，工作也体面了，很多人都是在办公室里，电脑前坐着。可是不健康的人却越来越多了，那些才三十出头儿年轻力壮的年轻人，却总是喊"累"。这些人大多都是单位、家两点一线的生活，不锻炼身体，工作又不费体力，但是伤脑筋，心理压力大。慢慢的气血流动就慢了，加上年龄的增长，新陈代谢缓慢，就形成了一种不健康的状态，也就是我们常说的亚健康。这种状况跟气血也有很大的关系。因为日常久坐，气血流通缓慢，瘀滞，造成了血对身体需求的供不应求，疾病也就不请自来了。

对于气血不畅引起的健康问题，要想调理，就得先找出病源，抓住要害，治疗的时候才能取得好的效果。朱丹溪是滋阴养血派的鼻祖，对养气血有很好的研究。他推崇的"十全大补汤"就很不错，尤其养男人。"十全大补汤"具有气血双补的作用，适用于血气俱虚或久病体虚、面色萎黄、精神倦怠、腰膝乏力的人。下面就教你如何在家熬制十全大补汤。

取党参、炙黄芪、炒白术、酒白芍、茯苓各 10 克，肉桂 3 克，熟地、当归各 15 克，炒川芎、炙甘草各 6 克，墨鱼、猪肚各 50 克，猪肉 500 克，生姜 30 克，猪杂骨、葱、料酒、花椒、食盐、味精各适量。

将以上中药装入洁净纱布袋内，扎紧备用。将猪肉、墨鱼、猪肚洗净；猪杂骨洗净，捶破；生姜拍破备用。将猪肉、墨鱼、猪肚、猪杂骨、药袋放入铝锅内，加水适量，放入葱、生姜、花椒、料酒、食盐，置武火上烧沸；后用文火煨炖，待猪肉、猪肚熟烂时，捞起切条，再放入汤中。捞出药袋不用。服用时将汤和肉装入碗内后，加少许味精，食肉喝汤。早晚各吃 1 碗，每天 2 次，全部服完后，隔 5 天再服。

十全大补汤虽好，但风寒感冒者不宜食用。另外，一定要注意时间间隔，不能频繁地使用十全大补汤。有人太心急，连着喝了很长一段时间的汤，结果出现发烧、流鼻血等症状。所以，汤水再好，也不能过量。

二、淫羊藿：一只公羊带来的启示

淫羊藿又名仙灵脾、三枝九叶草、弃杖草、千两金等，它的来历非常有趣。传说，南北朝时医学家陶弘景出去采药，恰好遇到一位老羊倌对旁人说他家的羊吃了一种很奇怪的草以后，公羊的阴茎极易勃起，老是赶着母羊进行交配，一天十来次，还有一只公

羊一天之内竟然击败了24个性对手,非常厉害。陶弘景听了就过去与老羊倌攀谈,得知那种奇怪的草生长在树林灌木丛中,叶青,状似杏叶,一根数茎,高达一两尺。陶弘景暗想:这很可能就是一味还没被发掘的补肾良药。后来,经过反复验证,果然证实这种野草有很强的补肾壮阳的作用,后将此药载入药典,命名"淫羊藿"。

淫羊藿可促进荷尔蒙分泌,提高男女性欲,有壮阳增进性功能的效果。《开宝本草》记载淫羊藿:"味辛,寒,无毒。坚筋骨,消瘰疬,赤痈,下部有疮洗出虫。丈夫久服,令人有子。"《本草纲目》中论述淫羊藿:"仙灵脾、千两金、放杖、刚前,皆言其功力也。"中医认为,淫羊藿味辛、味甘甜、性温,入肝、肾二经,可作为强精、强壮药用。有补肝肾、强筋骨、助阳益精、补肾壮阳、兴奋性机能、祛风寒湿、降血压、抗病毒的功效。主治阳痿、遗精、尿频、腰膝冷痛、腰膝痿弱、筋骨挛急、半身不遂、神经衰弱、健忘症、风湿痹痛、高血压等病,还可治疗健忘症。

现代病理研究认为,淫羊藿的功效主要分为增强性机能、抗衰老、对机体免疫系统进行双向调节、调节心血管系统、镇咳祛痰平喘等。

淫羊藿性温,味辛,能补命门,助肾阳,是临床上治肾阳不足的常用药物。根据临床实践体会,本品性较温和,但感冒发烧、口干舌燥、皮肤干痒、大便干硬者不宜服用。

推荐食谱:

1. 二仙粥

材料:淫羊藿9克,仙茅4克,粳米100克,冰糖20克。

做法:将淫羊藿、仙茅加水煎煮,先后煎、滤两次,将两次药液兑在一起,放入锅内,再加粳米、清水,武火烧混后,转为文火慢煮,待米烂后加入冰糖,几分钟后即成。

功效:温肾阳、补骨精、泻肾火。适用于肾阳不足而致阳痿、早泄、腰酸膝冷等症,但阴虚火旺者不宜食用。

2. 淫羊藿山药面

材料:干面条适量,淫羊藿10克,山药20克,龙眼肉20克,料酒、酱油适量。

做法:将淫羊藿洗净,煎煮取汁,药汁加水、山药、龙眼肉煎煮20分钟后,下面条,面条熟后加料酒和酱油即可。

每日1次,连服1周。

功效:补肾益血,增强记忆,安神定志,养颜美肤。

从赵匡胤大赞羊肉泡馍说起。

相传,赵匡胤早年贫困潦倒,流落于长安街头。一日,他饥寒交迫,求羊肉铺施舍一碗滚烫的羊肉汤泡馍,吃后精神百倍,饥寒全消。十年后,赵匡胤已是宋朝的开国皇帝。一次,他出巡长安,又来到这家羊肉铺,命店主做一碗羊肉汤泡馍。店主连忙让妻子烙饼掰碎,精心配好调料,浇上汤又煮了煮,还放上几大片羊肉端上。没想到皇帝吃后大加赞赏,当即给店主赏银百两。此事很快传遍长安,来吃这种羊肉汤泡馍的人越来越多。由于生意兴隆，店小二来不及给客人掰馍，于是改为客人自己掰馍，此法一直流传至今。

现在，羊肉仍然是我国人民食用的主要肉类之一，其肉质细嫩，脂肪及胆固醇的含量都比猪肉和牛肉低，并且具有丰富的营养价值。因此，它历来被人们当作冬季进补佳品。

《本草纲目》中记载，羊肉"性温，味甘；益气补虚"。中医认为，羊肉性温，味甘，具有补虚祛寒、温补气血、益肾补衰、开胃健脾、补益产妇、通乳治带、助元益精的功效。主治肾虚腰疼、阳痿精衰、病后虚寒、产妇产后火虚或腹痛、产后出血、产后无乳等症。寒冬常食羊肉可益气补虚、祛寒暖身，增强血液循环，增强御寒能力。

羊肉还可保护胃壁，帮助消化，体虚胃寒者尤宜食用；羊肉含钙、铁较多，对防治肺结核、气管炎、哮喘、贫血等病症很有帮助；羊肉还有安心止惊和抗衰老作用。但羊肉属大热之品，故夏秋季节气候热燥，不宜多吃羊肉。另有发热、牙痛、口舌生疮、咳吐黄痰等上火症状的人也应该少吃羊肉，以免加重病情。还有些人不喜欢羊肉的膻味，所以吃羊肉时喜欢配食醋作为调味品，其实这种吃法是不科学的。羊肉与食醋搭配会削弱两者的食疗作用，并可产生对人体有害的物质。夏季有很多人喜欢一边吃着香喷喷的烤羊肉串，一边喝扎啤，感觉很爽，不过这种吃法对身体也不好，烧烤的羊肉很容易产生致癌物，还是少吃为妙。

三、甲鱼，滋阴补阳之上上品

甲鱼又称鳖，俗称水鱼、团鱼、脚鱼、圆鱼，《养鱼经》中称"神守"。其味鲜，性平无毒，营养丰富，是滋补良品，现在越来越多的人开始食用它以滋补身体。

自古以来，甲鱼就是备受人们喜爱的滋补食品，战国时代的伟大爱国诗人屈原在《招魂》中写下了这样的诗句："胹鳖炮羔，有柘浆些；酸鹄脯凫，煎鸿鸧些，露鸡臛蠵，厉而不爽些。"大意是：文炖甲鱼，烧烤羔羊，调味有甘蔗的甜浆，醋烹天鹅，红烧野鸭，鸿雁灰鹤煎得酥黄，蒸凤鸡，焖肥龟，香味浓烈而又吃不伤。

《本草纲目》中记载甲鱼"性平，味寒；滋补肝肾、益气补虚"。中医认为，甲鱼可滋阴补肾、清热凉血、益气健胃，对骨蒸劳热、子宫下垂、痢疾、脱肛等有很好的防治作用。它还有防癌的功效。甲鱼的壳、血都有很大的药用价值，甲鱼背壳可散结消痞、滋阴壮阳，对骨蒸劳热、闭经等功效明显；其血可作为滋阴退热的良方。

甲鱼肉及其提取物能有效地预防和抑制肝癌、胃癌、急性淋巴性白血病，并用于防治因放疗、化疗引起的虚弱、贫血、白细胞减少等症。

甲鱼亦有较好的净血作用，常食者可降低血胆固醇，因而对高血压、冠心病患者有益。甲鱼还能"补劳伤，壮阳气，大补阴之不足"。

食甲鱼对肺结核、贫血、体质虚弱等多种病患亦有一定的辅助疗效。

注意：凡脾胃虚弱、消化功能低下及便溏腹泻之人忌食甲鱼肉。孕妇及产后便秘的人也不宜食用。另外，食用甲鱼时不能同时吃苋菜、薄荷以及鸡蛋、鸭蛋、兔肉等。幼甲鱼有毒，不可食，严重者可致人死亡。

枸杞甲鱼肉：

材料：甲鱼1只，枸杞60克。

做法：将甲鱼放入瓦锅，加入枸杞、水，用小火煮熟，加调料。吃甲鱼肉，每天吃两餐，连服一周。

功效：滋阴潜阳、补虚扶正，对神经衰弱很有疗效。

四、虾，带给肾阳亏者的福音

一直以来，虾被很多人认为是雄性力量的象征。虾主要分为淡水虾和海水虾。我们常见的青虾、河虾、草虾、小龙虾等都是淡水虾；对虾、明虾、琵琶虾、龙虾等都是海水虾。虾的肉质肥嫩鲜美，老幼皆宜，备受青睐。

虾的补益与药用价值极高，中医认为，虾性温，味甘，入肝、肾二经，具有补肾、壮阳、通乳等作用。《本草纲目》中称"虾，性温，味甘，有补肾、壮阳和通乳的功效"。由此可见，虾为补肾壮阳的佳品，对肾虚阳痿、早泄遗精、腰膝酸软、四肢无力、产后缺乳、皮肤溃疡、疮痈肿毒等症有很好的防治作用。因此，凡是久病体虚、气短乏力、不思饮食的人，都可以将其作为滋补珍品，经常食用可以强身健体。虾皮也是儿童保健食品之一。

现代营养学家也一致认为，虾营养价值丰富，脂肪、微量元素（磷、锌、钙、铁等）和氨基酸含量甚多，还含有荷尔蒙，有助于补肾壮阳。在西方，也有人用白兰地酒浸虾以壮阳，鉴于此，便不难知道为何扶阳不可缺少虾了。但有一点需要注意：虾虽然对肾阳亏者有效，但阴虚阳亢者不宜多吃，急性炎症和皮肤疥癣及体质过敏者也应忌食。

吃虾时，要注意虾背上的虾线，这是虾未排泄完的废物，若吃到嘴里，会有泥腥味，影响食欲，所以应去掉；变质的虾不可食，色发红、身软、掉头的虾不新鲜，尽量不吃。虾皮补钙效果最佳，凡骨质疏松症患者、各种缺钙者特别是孕妇、老人及小孩更适宜经常食用虾皮。

吃虾时，还有很多禁忌：不要同时服用维生素，否则可能会危及生命；吃海虾后，1小时内不要食用冷饮、西瓜等食品；食用海虾时，最好不要饮用大量啤酒，否则会产生过多的尿酸，从而引发痛风。

下面给大家推荐几款食谱：

1. 茄酱对虾

材料：对虾500克，番茄酱、黄油各适量，熟精制植物油、麻油各适量，白糖、味精各适量。

做法：先洗净对虾，然后将对虾的长须剪掉。把对虾排列在盘中，加调味料番茄酱、黄油、熟精制植物油、白糖、味精，然后放于微波炉高功率档加热，5分钟后取出，最后淋上麻油即可。

功效：滋阴壮阳、益气通乳。

2. 清蒸龙虾

材料：龙虾600克，香菜、黄酒、麻油各适量，芥末酱、盐、味精各适量。做法：龙虾洗净去须、头、尾后切段。将龙虾段放在碗中，头、尾、须放上面，然后加黄酒、盐、少量味精隔水蒸。蒸好后，将龙虾段摆在盘中，洗净的香菜放在盘中两旁，最后淋上麻油即可。食用时可蘸芥末酱。

功效：养心补肾、滋阴壮阳。

五、珍贵的"水中人参"——海参，真男人的好选择

海参又名刺参、海鼠、海瓜，是一种名贵海产动物，因补益作用类似人参而得名。海参肉质软嫩，营养丰富，是典型的高蛋白、低脂肪食物，是久负盛名的名馔佳肴，是海味"八珍"之一，与燕窝、鲍鱼、鱼翅齐名，在大雅之堂上往往扮演着"压台轴"的角色。中国食用海参有着悠久的历史，有资料记载，早在两千多年前，秦始皇就已食用海参进补养生。明朝时海参进入皇家宫廷的御膳，开国皇帝朱元璋就是位喜食海参的人。

《本草纲目》中记载，海参"性温，味甘、咸；补肾益精、除湿壮阳、养血润燥、通便利尿"。中医认为，海参堪称补肾壮阳的佳品，经常食用海参，对男子肾虚引起的羸弱消瘦、梦遗阳痿、小便频数、腰膝酸软、遗精、遗尿、性机能减退者，能起到较好的食疗效果。

海参的胆固醇含量很低，脂肪含量相对较少，是典型的高蛋白、低脂肪、低胆固醇食物，对高血压、冠心病、肝炎等病人及老年人堪称食疗佳品，常食可治病强身。海参含有硫酸软骨素，有助于人体生长发育，能够延缓肌肉衰老，增强机体的免疫力。海参中微量元素钒的含量居各种食物之首，可以参与血液中铁的输送，增强造血功能。美国的研究人员从海参中萃取出一种特殊物质——海参毒素，这种化合物能够有效抑制多种霉菌及某些人类癌细胞的生长和转移。经常食用海参，对再生障碍性贫血、糖尿病、胃溃疡等病症均有良效。

要注意的是：患急性肠炎、菌痢、感冒、咳痰、气喘及大便溏薄、出血兼有瘀滞及湿邪阻滞的患者应忌食海参。另外，海参不宜与甘草、醋同食。

葱烧海参：

材料：葱白100克，水发海参500克，植物油、酱油、黄酒、白糖、味精、淀粉各适量。

做法：将海参洗净，切成两条，下沸水锅中烫透沥干。把葱白切成4厘米长、1厘米宽的段。锅置火上烧热，加适景底油，下葱段煸炒出香味，烹入黄酒，加酱油、鲜汤、

白糖、味精,放入焯过的海参,武火烧沸,除沫,转用文火烧至入味。见汤汁稠浓时,淋明油,翻炒均匀,出锅装盘上桌即可。功效:滋肺补肾,益精壮阳。

六、男人的"肾之果"——板栗

板栗又称毛栗、栗子、瑰栗、风栗,为壳斗科木本植物栗子的种仁。它是我国的特产,素有"干果之王"的美誉;在国外,它还被称为"人参果"。它对人体有着很强的滋补功能,可与人参、黄芪、当归等媲美,故又被称为"肾之果"。每年八九月间,栗子成熟上市,入秋吃栗,已是民间习俗。栗子甘温,有健脾养胃、补肾强筋的作用。我国医学认为,栗子能养胃健脾,壮腰补肾,活血止血。历代著名中医都认为栗子味甘,性温,无毒,入脾、胃、肾三经,功能为补脾健肾、补肾强筋、活血止血,适用于脾胃虚寒引起的慢性腹泻、肾虚所致的腰膝酸软、腰肢不遂、小便频数以及金疮等症。唐代孙思邈说:"栗,肾之果也,肾病宜食之。"《本草纲目》中指出:"治肾虚、腰脚无力,以袋盛生栗悬干。每日吃十余颗,次吃猪肾粥助之,久必强健。"因而,肾虚者不妨多吃栗子。

栗子中含有丰富的不饱和脂肪酸和维生素、矿物质,能预防高血压、冠心病、动脉硬化、骨质疏松等疾病,是抗衰老、延年益寿的滋补佳品。栗子含有核黄素,常吃栗子对日久难愈的小儿口舌生疮和成人口腔溃疡有益。栗子是碳水化合物含量较高的干果品种,能供给人体较多的热能,并能帮助脂肪代谢,具有益气健脾、厚补胃肠的作用。栗子含有丰富的维生素C,能够维持牙齿、骨骼等的正常功用,可以延缓人体衰老,是老年人理想的保健果品。

但是,栗子含糖分高,糖尿病患者应当少食或不食;脾胃虚弱、消化不良或患有风湿病的人也不宜食用。

板栗煲鸡汤:

材料:鸡肉100克,生姜5克,枸杞10克,板栗15~20粒,精盐和鸡精少许。

做法:先将整鸡拆散,把鸡剁成寸块,选有骨肉100克,把鸡肉在开水中焯一下,然后放入汤锅内。把枸杞、板栗、生姜依次放入锅中,倒入高汤适量,大火将锅烧开后,文火再将汤煲一个小时。出锅时,把精盐、鸡精调入汤中。

功效:益气补血、补肝益精。

七、应当远离的五种败性食物

性功能在很大程度上依靠于心血管系统和神经系统的传送。健康食物让它们保持畅通,而垃圾食品则让"线路"堵塞。所以,选择食物要"上下兼顾"。

1. 要"性"福就别多吃黄豆

黄豆除了富含蛋白质，还有降低胆固醇的功效，对身体很有益。但近期的相关研究证实：黄豆是一种含有雌激素特质的食品，过量摄入会提高机体雌激素水平，因而影响到男性性征。不过不要矫枉过正，要注意是"过量"，只要不是每天大量的摄入，是不会过量的。

2. 油炸食物最会败坏兴致

在植物油中加氢，可将油转化成固态，其所含脂肪即为反式脂肪。要论破坏度，反式脂肪比饱和脂有过之而无不及。薯条和其他油炸类食物、饼干、曲奇中都含反式脂肪。美国食品药物管理局已着手要求所有含有反式脂肪的食品需在标签上注明。这些食物我们还是少吃为妙。

3. 肥肉少吃为妙

大口吃肉也许很阳刚，可事实正相反。红肉（牛肉、熏肉、香肠、午餐肉）让你无法刚强。其中所含的饱和脂肪和胆固醇让血管变窄，包括输送血液至性爱部位的血管，何况这些都是细小的血管，最容易堵塞。

4. 高脂牛奶不是人人都适合喝

牛奶和乳制品堪称最佳蛋白质来源，但它们也有区别。如果是全脂产品，那么还是敬而远之为好。事实上，高脂牛奶及乳制品的危害不亚于肥肉，最糟的是将两者混合，其破坏性效果更大。所以，对于有性生活的女性而言，高脂牛奶并不适合。一般的牛奶就可以了。

5. 精面粉影响性欲

白面包、糖果吃起来味道不错，可如果从营养角度来看，就不是这回事了。在全麦加工成精面包的过程中，锌元素会损失 3/4，而对于性欲的培养和生殖的健康，锌恰恰是至关重要的。

八、遗精日久伤元气，煎汤备药保肾阴

遗精是性功能方面的一种病态。肾藏精，宜封固不宜外泄。发育成熟的男子，未经过性交，每月偶有 1~2 次梦中醒来有精液自行外泄，且无任何不适者，属正常生理现象，若遗精频繁则此病程日久，肾阴亏耗，会导致元气大伤。清代著名医学家徐灵胎认为遗精是精关不固、肾亏或肾虚，虚火扰动而致。凡劳心太过、郁怒伤肝、恣情纵欲、嗜食醉酒，均可影响肾之封藏而遗精。

有遗精病者要注意调摄心神，不要看黄色录像或黄色书刊，婚后应保持正常的性生活。还要注意个人卫生，保持性器官清洁卫生，有包茎、包皮过长者要及时手术治疗。

睡眠不实而多梦，频繁梦中遗精，失眠健忘、头昏耳鸣者、属心肾不交型遗精，可服用交通心肺的药物。取黄连、甘草各 5 克，当归、远志各 10 克，枣仁、生地、茯神、

莲子肉各 15 克，煅龙骨、牡蛎各 18 克。水煎服，每日 1 剂。

梦中遗精，阴茎易勃起，性欲亢进，烦躁易怒是肝火亢盛型遗精，应清肝泻火。取丹皮、龙胆草、山栀、川楝子、黄芩、柴胡各 10 克，生地、白芍各 15 克，甘草 6 克。水煎服，每日 1 剂。

遗精频作，或尿时少量精液外流，小便赤热混浊，或尿涩不爽，口苦口渴，心烦少寐，是温热下注型遗精，治疗的重点在清热利湿。取茯苓、石韦、车前子、灯心草、石菖蒲、黄檗、苍术、龙胆草各 10 克，生牡蛎 15 克，甘草 6 克。水煎服，每日 1 剂。

九、不是伟哥，胜似伟哥的淫羊菟丝酒

去年刚入冬时候，林雷新婚。没过多久，林雷就去瞧医生了说："我这结婚才多久，最近同房一次就感觉好几天都缓不过来，白天工作都没精神，身体怎么就虚了呢？"看他郁闷的样子，医生呵呵一笑："就因为你是新婚，才容易虚。房事太频繁，得控制一下。"

古人有两个月是要分房睡的：农历 11 月和 5 月。11 月，精液稠如浆，5 月薄如水，这是两个极端，都是身体消耗比较大的时候。尤其是这刚过去的 11 月，正是精液最浓稠的时候，同房一次相当于平时的好几次。现在的人又都不注意这些，自然虚得快。

医生对林雷说："这肾精主要靠养，一共就那么点，所以您要省着点用，细水才能长流。如果不加以节制，年轻时您可能不觉得怎样，一上年纪，这毛病就都来了，早早地脱发、白发、耳聋、耳背、腰直不起来，腿走不动，提早进入老年期。因此，补肾第一条就是节制房事。适当的房事是可以的，可控制在一周 1~2 次；另外，雷雨天、大醉、大饥大饱、大怒大悲等情况下都要尽量避免同房，否则消耗更大。"朋友听后吐了吐舌头说："原来要注意这么多啊！那是不是只要注意这些就可以啦？"

"能做到节制，你这肾虚就好了一半，那剩下的就要靠一个方子来补了。"医生后来给了他个方子：30 克淫羊藿和 60 克菟丝子，用这两样东西泡酒，两周以后就可以喝。每天 1 小杯，一直喝到第二年立春。

过了一个多月，林雷已是满脸的阳光灿烂，连连竖起大拇指说："这个方子真灵，现在的我精神十足，身体也一天天好了起来，同事们都夸我年轻了好多呢。"

淫羊藿有一个外号叫"植物伟哥"，它富含锰，可以防止男性睾丸退化，壮阳补肾，提升性功能，而菟丝子能平补肾阳。这两样放在一起可谓是壮阳补肾的黄金搭档。像肾阳虚导致的腰腿痛、高血压、咳喘、尿失禁、不育不孕等都可以用这个酒来调养，更年期的女性也可以用它来保健。另外，它还可以改善骨质疏松、四肢乏力、精力下降、记忆力减退等症状。

十、利尿通闭是治疗前列腺增生的王道

男人在慢慢步入老年的时候，很多人都要遭受到前列腺增生的困扰。据报道，老年男性前列腺增生症，50岁以上的国内发病率约50%，欧美国家高达75%。前列腺增生是随着男人年龄的增长，自然发生的退化行为。当男人过了35岁后，多多少少前列腺都会出现增生的现象，只要没有外在的尿频、尿急等症状，一般不需要治疗。不过，在发现此症时就应避免久坐、抽烟、喝酒、多食辛辣之物的恶习，以免使前列腺继续增大。

宋老伯已经72岁了，5年前，他起夜就开始变得频繁，先是一晚上三四趟厕所，那时还没有太注意，想想，老了，正常。后来次数慢慢增加，最多的时候10次，每次都要在厕所里站上半天才尿得出来。宋老伯起几次夜，老伴也得跟着醒，老两口基本上没什么时间睡觉。一向爱干净的老宋，最受不了的就是每次上完厕所，未净的尿液都会滴到裤子上。到医院检查，就查出了前列腺增生的毛病。

医院里的医生说需要开刀，他说开就开呗。可他的老伴不愿意，年纪一大把了，怎么也不让宋老伯开刀。但是不开刀不等于放弃治疗，否则尿长时间地憋在膀胱里，最后可能还会导致尿潴留、尿毒症。

后来，宋老伯老伴经多方打听找到一个治疗前列腺增生，不动手术的方法。黄芪20克，莪术15克，泽泻15克，肉苁蓉15克，熟地15克，当归15克，穿山甲12克，盐知母12克，盐黄檗12克，仙灵脾12克，木通9克，肉桂9克，地龙9克。水煎服，每日1剂，服2次。

另外，我国民间有吃什么补什么的说法。买猪肾1只，洗净、剖开，洗净切成小片，沸水中浸泡10分钟，去浮沫，再沸水煮开1分钟，调入白醋20克，再加入适量葱、姜，拌匀即食。此菜鲜香脆嫩，可温肾利尿，尤其适合怕冷肢寒者食用。

十一、小小秘方，告别"一分钟先生"

早泄主要表现为性交时阴茎尚未插入阴道，双方未接触或刚接触，动念即泄；或阴茎刚插入阴道即行射精，抽动不足15次，时间不足1分钟即泄。常伴有头晕耳鸣，腰膝酸软，五心烦热，心悸失眠，胆怯多疑等症。

从传统中医角度看，造成早泄的主要原因是肝肾双虚，肾虚则不能很好地濡养肝脏，肝经系统受损，而肝经"绕二阴"，肝气被郁则生寒，阳气不能固摄，则产生早泄，治疗方法以驱寒补肾为主，补肾则能破除肝经的瘀滞，同时也就起到补肝的作用。民间流传着一些治疗早泄的偏方，这里筛选了几款安全无副作用的治病又养生的小偏方，介绍给大家。

偏方1：鸡睾丸适量，白酒、醋、蒜泥适量。选择鸡冠红大、毛色浓艳、翅大身高

的公鸡，宰杀后，取出睾丸浸入白酒中 3 小时左右，再取出烤黄备用。食用时可蘸酒、醋和蒜泥，隔晚服 1 次，每次 1 对。

偏方 2：取公鸡 1 只、糯米酒适量。鸡宰杀后去肠杂，切碎加油盐炒热，与糯米酒 500 毫升同入大碗中，隔水蒸热服。

偏方 3：鲜虾 250 克，清爽韭菜 100 克，醋适量，植物油、黄酒、酱油、生姜丝各半点。虾洗净取仁，韭菜洗净切段；先用热油锅煸炒虾仁，然后入醋等余下调味品，稍烹即可；将韭菜煸炒至嫩熟为度，烩入虾仁即成。每日 1 剂，经常食用。

偏方 4：取金樱子 500 克，党参、续断、淫羊藿、蛇床子各 50 克，白酒 2500 毫升。将上述材料浸泡在酒中，半个月后服用。

偏方 5：取韭菜子 50 克、米酒 2500 毫升。浸泡 7 天后服用，每次饮 2 匙，每日 2 次。

十二、不射精，酸枣仁能让你尽情

一般男人觉得性生活是幸福的享受，也有一部分男人虽然也向往性生活，但是真正经历的时候却可以用"煎熬"一词来形容。为什么？因为他们尽管也能正常勃起和性交，但就是不能射出精液，达到性高潮。

郭光是一名网站记者，他新婚已经七个月了，与妻子一直比较恩爱。不过，在夫妻生活中有个困扰他很久的问题，每次他虽然也能勃起正常，但不论怎么就是不射精。真是乘兴而来，败兴而归。由于工作需要，他经常有外出采访的任务，一次在采访完一个老中医后，悄悄向他讨教是否有些简便的偏方治疗不射精症。老中医问过他一些问题后，了解到郭光的工作压力比较大，性生活时通常较为紧张。他虽不能射精，但有过遗精史，所以不是器质性的疾病，多半跟精神因素有关。于是，便介绍他服用酸枣仁散，此方能够补肝胆，宁心神，适合曾经有遗精史的不射精症。郭光用后效果不错。

酸枣仁散的做法：准备枣仁 30 克，细茶末 60 克，人参须 6 克。把酸枣仁和细茶研细，每次用 6 克，服用时，用 6 克人参须煎汤送服，每日 2 次。

不射精可以分为功能性和器质性两种，郭光的症状就属于功能性不射精，也就是说在同房时不射精，但睡眠中多有遗精现象。器质性不射精者，大多既没有射精，也没有遗精。本书中所介绍的偏方，适用于功能性不射精，对于器质性不射精无效。

如果一个人长时间地忧虑过多、妄想过多、消耗过多，最后会影响到男性功能，导致不射精、无精或少精的出现。那是因为当人压抑自己的情绪，不得宣泄时，势必就会影响到肝的疏泄功能。肝经有一段是围绕着男人生殖器的，如果这条通道不通，精液在经过时就会被阻挡，所以男人在性交的时候会出现类似不射精的情况。另外，中医认为君相之火相交，肾精才可按时而泻，倘若过于紧张、胆怯、心神虚怯，不能下启相火，加上肝胆疏泄失司，即便肾气不衰也不能射精。

偏方中的酸枣仁能够补益肝胆，宁心安神；茶叶才能醒神利下窍。二药合用有调和阴阳之妙，再加上参须补心气，令人精气十足。不过，这种病的根本毕竟是情志不畅，所以在内服此方的同时，也要注意调节情绪。尽量做些自己能力之内的事情，保持开朗、乐观的心情。

十三、精子太少，蒸碗蛋羹吧

大多数人对于精子的数量没有一个确切的概念，甚至毫不关心。张贤亮先生写过一本《一亿六》的小说，乍看之下，书名有点儿费解。书中描述的其实是关于一个拥有一亿六千万精子的男人（每毫升精液）所展开的人种争夺战和保卫战。遗憾的是，除了小说里的，现实中身体里能够拥有如此庞大"军队"的男人寥寥无几。

男人如果能在每毫升精液中拥有1亿的精子数量，他会拥有相当的健康水准和极强的生殖能力。不过，目前的医学家，已经将正常男子的精子数量降到了每毫升精液中最低有2千万只精子。一个健康的成熟男性，每次的精液排出量大约有8毫升，如果数日未排精或精液量少于1.5毫升，就是精液过少症。

32岁的岳先生是从事于IT行业的职员，结婚一年多了，老婆的肚子一直都没动静。这可急坏了这对夫妻，他们二人本来结婚就晚，想赶紧生一个宝宝，可偏偏怀不上。岳先生焦急万分，认为是妻子的问题，双方就一起去了医院。后来，经过医生的检查，岳先生才知道原来问题并不在妻子那里，而是在自己身上。医生认为，岳先生的精子属于少精症造成的不育。这个结论让他很意外，自己的精液并不少，怎么会有少精症呢？医生解释说，精液中的主要组成物质是精浆，60%来自精囊腺，30%来自前列腺，还有一部分来自尿道球腺和其他腺体，精子只占极小一部分，大约只有0.1%。所以，只要这些腺体的分泌功能正常，即便睾丸生精功能很差或没有，精液量也可能是正常的。

后来食用了医生介绍的蛋羹后，岳先生精子的数量终于有所提高。岳先生食用的是鹌鹑蛋羹，它能养血滋阴壮阳，适用于男人的少精症。做法也比较简单，先准备必需的材料：阿胶粉8克，蛤蚧粉3克，黄酒5克，味精1克，精盐1克，鹌鹑蛋10个。制作时，将鹌鹑蛋去壳，蛋汁入碗，用竹筷搅散，加入阿胶粉、蛤蚧粉、黄酒、味精、精盐，再用竹筷搅匀，将蛋碗入蒸笼，放在中火沸水蒸5~20分钟，取出即成。可以佐餐食用。

男人还要注意在平时养成良好的个人卫生习惯。因为一些传染性疾病也有可能让少精症死灰复燃，如流行性腮腺炎、性传播疾病等；此外，还要戒烟戒酒，不要吃过于油腻的食物，内裤不宜过紧，从干洗店拿回来的衣服最好放几天再穿，因为干洗剂会影响男性的性功能。总之，生活中多留心一些，对于少精症的预防很有好处。

十四、锁阳，男人的"不老药"

提到锁阳，首先要说的应该是它的外形，锁阳的外形非常类似男性的阳根，其名称也是因此得来。依照中国人以阳补阳的观点，锁阳补肾壮阳的功效应该是毫无疑问了。

锁阳是一种神奇而名贵的天然野生植物，自古有"金锁阳、银人参"的美誉。它生于沙漠戈壁地带，自身无根系，寄生于蒺藜科植物白刺的根上，至今难以人工栽培，有沙漠"不老药"之称，锁阳富含多种活性成分和对人体有益的17种氨基酸、糖、有机酸类、黄酮类、柑橘类、留体类、三花类、聚酯类、矿物质元素等，油性足，味道鲜美。

锁阳可以滋阴壮阳，对于中老年尿频和阳痿早泄、便秘、腰膝酸软、失眠、脱发有着非常神奇的功效，故为历代名医所珍重。早在明代《本草纲目》中就有"锁阳性温、补肾、润肠通便，用于骨蒸潮热、腰膝痿弱、筋骨无力、肠燥便秘"的记载。

现代研究发现，锁阳能够促进人体细胞再生和新陈代谢，增强免疫调节能力，具有抗胃溃疡、抑制血小板聚集、抗艾滋病病毒蛋白酶和抗癌等作用。锁阳生长之地，环境非常恶劣，但是生活在那里的人们的健康水平和平均寿命都大大高于其他地方，这就是锁阳的功劳。

锁阳的食用方法很多，可泡酒、煲汤、炖肉、做菜、泡茶、入药等。药膳的制作方法如下：

锁阳壮阳粥：取锁阳10克，精羊肉100克，大米100克。将羊肉洗净切细；先煎锁阳，去渣，后入羊肉与米同煮为粥，空腹食用。大便溏泻及早泄者慎用。可温阳补肾，适用于平素体阳虚、腰膝酸软、肢冷畏寒、阳痿、老年便秘等症。

锁阳酒：取锁阳30克，白酒500克。将锁阳洗净，切片，放入白酒瓶内浸泡，每日摇1次，7日后即可饮用。此款药酒补肾助阳，用于肾虚火衰、阳痿、早泄、滑精、腰膝酸痛等症。

第四节 老年人饮食养生固守精气神

一、固守精气神，是中老年健康长寿的秘诀

古人认为，天有三宝"日、月、星"，地有三宝"水、火、风"，人有三宝"精、气、神"。养生，主要养的就是人的"精、气、神"。古代养生家遵循正确的修炼方法，往往能够获得健康和高寿。中医有"精脱者死""气脱者死""失神者亦死"的说法，可见"精、气、神"三者，是人体生命存亡的关键所在。只要人能保持精足、气充、神全，自然会祛病延年。《灵枢·本藏篇》云："人之血气精神者，所以养生而周於性命者也。"（人体血气精神的相互为用，是奉养形体，维护生命的根本。）可见古人对这三方面的调护、摄养极为重视。那么，精、气、神到底是什么呢？"精"就是食物的精华，说明

养生首要在于良好的饮食、充沛的营养；"气"可以当作是外在之气，如"地气""清气"等，代表了人们生存的外在环境，"气"还可以当作是人体的元气；而"神"则代表了人的思想、心灵、精神和灵魂及其表现。

精、气、神，构成中国传统养生和生命学说的重要部分。那么，我们如何来养护我们的精、气、神呢？可以说方法有很多种，而食补则是其中极为重要的一环。

所谓"食补"，就是根据身体的需要，调整膳食结构，科学配餐。注重蛋白质、碳水化合物、脂肪、矿物质、维生素、水、膳食纤维等营养素的比例，粮食、果蔬和动物性食物的合理搭配。"五谷宜为养，失豆则不良，五畜适为益，过则害非浅，五菜常为充，新鲜绿黄红，五果当为助，力求少而数，气味合则服，尤当忌偏独，饮食贵有节，切切勿使过。"这是中华民族对传统膳食结构的精辟论述。

此外，膳食应结合四时气候、环境等情况，做出适当的调整。比如，夏季暑热兼湿，肌腠开泄，出汗亦多，因此，炎暑之季，宜食甘寒、利湿清暑、少油之品，如西瓜、冬瓜、白兰瓜等，常饮绿豆汤，并以灯芯、竹叶、石膏、酸梅、冰糖煎水代茶饮，取其清热、解暑利湿、养阴益气之功。盛夏季节，平素为阳虚体质，常服人参、鹿茸、附子等温补之品的人，也应减少服用或暂停服用。

另外，人到中年后感觉人生好像进入了一个不断失去的过程，健康的退化、子女的成家、婚姻的冷漠、时代的变迁，这些使中年人心情长期处于郁闷之中，感到灰色，也影响了健康。中年人要保住健康还要有个良好的心态。

二、长寿饮食十一点

人到老年，体内会发生一系列的变化，各种内脏器官的机能下降，免疫力也随之降低，此时健康合理的饮食至关重要。

因为老年人消化功能降低，心血管系统及其他器官都有不同程度的变化，因此对老年人的饮食应有特殊的要求。为保持身体健康，应注意以下11个方面：

1. 饭菜要香

老年人味觉、食欲较差，吃东西常觉得缺滋少味。因此，为老年人做饭菜要注意色、香、味。

2. 质量要好

老年人体内代谢以分解代谢为主，需用较多的蛋白质来补偿组织蛋白的消耗。如多吃些鸡肉、鱼肉、兔肉、羊肉、牛肉、瘦猪肉以及豆类制品，这些食品所含蛋白质均属优质蛋白，营养丰富，容易消化。

3. 数量要少

研究表明，过分饱食对健康有害，老年人每餐应以八九分饱为宜，尤其是晚餐。

4. 蔬菜要多

新鲜蔬菜是老年人健康的朋友，它不仅含有丰富的维生素 C 和矿物质，还有较多的纤维素，对保护心血管和防癌防便秘有重要作用，每天的蔬菜摄入量应不少于 250 克。

5. 食物要杂

蛋白质、脂肪、糖、维生素、矿物质和水是人体所必需的六大营养素，这些营养素广泛存在于各种食物中。为平衡吸收营养，保持身体健康，各种食物都要吃一点，如有可能，每天的主副食品应保持十种左右。

6. 菜肴要淡

有些老年人口重，殊不知，盐吃多了会给心脏、肾脏增加负担，易引起血压增高。为了健康，老年人一般每天吃盐应以 6~8 克为宜。

7. 饭菜要烂

老年人牙齿常有松动和脱落，咀嚼肌变弱，消化液和消化酶分泌量减少，胃肠消化功能降低。因此，饭菜要做得软一些、烂一些。

8. 水果要吃

各种水果含有丰富的水溶性维生素和金属微量元素，这些营养成分对于维持体液的酸碱度平衡有很大的作用。为保持健康，每餐饭后应吃些水果。

9. 饮食要热

老年人对寒冷的抵抗力差，如吃冷食可引起胃壁血管收缩，供血减少，并反射性引起其他内脏血循环量减少，不利健康。因此，老年人的饮食应稍热一些，以适口进食为宜。

10. 吃时要慢

有些老年人习惯于吃快食，不完全咀嚼便吞咽下去，久而久之对健康不利。应细嚼慢咽，以减轻胃肠负担促进消化。另外，吃得慢些也容易产生饱腹感，防止进食过多，影响身体健康。

11. 晚餐早一点

"胃不和，夜不安"，晚餐吃得太晚，不仅影响睡眠、囤积热量，而且容易引起尿路结石。人体排钙高峰期是在进餐后的 4~5 小时。晚餐吃得过晚或经常吃夜宵，排钙高峰期到来时老人已经睡了。老年人晚餐的时间应在下午六七点，最好不要吃宵夜。

三、老人食不香，可能缺锌了

经常有老人说自己没有食欲，即便再想吃的饭，到了嘴边也吃不了两口。其实这胃口变差的罪魁祸首很可能是缺锌了。

现代医学研究表明，动物性食物的含锌量比植物性食物的含锌量高。然而，现在不少老人都主张吃素，自然而然，锌的摄入量就少了。

那么该怎么补锌呢？我们没有必要非得吃含有锌元素的营养品，完全可以从食物中得到。也许有人觉得,通过饮食什么时候才能补全啊?而服用含锌的药物很快就能补上来。这种想法可是大错特错了。要知道,即便是医生,也只能检查出您是否缺锌,却不能判断出您到底缺多少锌,而这就出现了一个问题,吃多少锌才算够量,是两片还是一瓶?每个人缺锌的量不同,自然吃的标准也就不同了。而食物大多含有多种维生素和微量元素,人体会有目标地吸收选取身体所需的营养成分,从而保持身体的平衡。

如果吃纯含锌的药物还可能一不小心把锌给补多了,以致身体不吸收而将其当成垃圾堆积在体内。所以,对于补锌,还是从食物中摄取比较好。哪些食物含锌呢?比如海产品、牛奶、花生、芝麻、莲子、核桃、杏仁、芹菜等含锌都比较丰富。适当饮酒对补充锌也是有好处的。那些六七十岁的老人们,每天二两白酒,即便是天天以素为生,他们的食欲照样不减。为什么呢?因为喝酒有助于锌的吸收。其实不仅是白酒,啤酒、葡萄酒也有促进锌吸收的作用。老人喝太多白酒不好,但可以适当喝些葡萄酒,除了可以防止缺锌外,对于预防心血管疾病也是有好处的。

四、食疗有法宝,老年痴呆症"束手就擒"

老年痴呆症与脑萎缩密切相关。人到老年,全身各系统器官都有不同程度的退化性萎缩改变,大脑尤其明显。80岁老人脑重与青壮年相比可减少6.6%~11%。老年性痴呆的症状主要表现为:最初多从健忘开始,严重的记忆力减退是其主要症状,如迷路、不识家人、不能进行简单计算等智力下降现象。然后出现精神症状和性格改变,如自私、性情暴躁、吵吵闹闹、打骂别人、毁弃衣物等反常行为,最后发展到缄默、痴呆、生活不能自理,以致卧床不起。

针对老年痴呆症患者,要让他们多进食含维生素C、维生素E、胡萝卜素和富含微量元素硒的抗氧化食品,含维生素C较多的食物如柑橘、柚子、鲜枣、香瓜、西兰花、草莓等,含维生素E较多的食品如麦芽制品、葵花子油、甜杏仁等,含有胡萝卜素的食物如胡萝卜、甘蓝、菠菜等,含硒较多的食物如洋葱、卷心菜、海鲜等。又如鲜豌豆、豇豆、紫苜蓿嫩芽等,都含有较多的过氧化物酶,也能对抗自由基。此外,一些发酵食物如发面馒头、酿造醋中均含氧化酶较多,也有益于延缓脑衰老。

老年痴呆症患者还要多进食能合成胆碱的食物,从而加强神经细胞功能,有益于老年痴呆症的防治,故宜多食豆制品。人体缺铜可引起贫血、皮肤毛发异常(如白癜风)、骨质疏松,也可引起脑萎缩。故缺铜者宜适当补充含铜丰富的食物,如坚果类、叶菜类、甲壳类水产品。如病人胆固醇不高,也可进食动物肝、肾等肉食品;同时多补充维生素B2和叶酸,多吃豆类、奶类和蔬菜,增强免疫球蛋白生成率和抗病毒能力,避免对神经细胞的损伤,缓解病情。

患有老年痴呆症的患者应忌甜食过量,因过量的甜食会降低食欲,损害胃,从而减少对蛋白质和多种维生素的摄入,导致机体营养不良,影响大脑细胞的营养与生存;忌食含铝食品，比如油条等加铝的膨化食品；忌嗜酒，少量的乙醇利于老年痴呆症的防治，但嗜酒就极大损害了身体，加快脑萎缩。

下面为这类患者推荐一些保健作用比较好的食物：

核桃：含丰富的不饱和脂肪酸——亚油酸，吸收后成为脑细胞组成物质。

芝麻：补肾益脑、养阴润燥，对肝肾精气不足、肠燥便秘者最宜。

莲子：养心安神，益智健脑，补脾健胃，益肾固精。

花生：常食可延缓脑功能衰退，抑制血小板凝聚，防止血栓形成，降低胆固醇，预防动脉硬化。

大枣：养血安神，补养心脾，对气血两虚的痴呆病人较为适宜。

桑葚：补肾益肝，养心健脾，对肝肾亏损、心脾两虚的痴呆病人尤为适宜。

松子：补肾益肝，滋阴润肺，对肠燥便秘、干咳少痰的早老性痴呆病人尤为适宜。

山楂：活血化瘀，富含维生素 C，适于早老性痴呆并高脂血、糖尿病、痰浊充塞、气滞血瘀患者。

鱼：痴呆病人脑部的 DHA 不饱和脂肪酸水平偏低，而鱼肉中这种脂肪酸含量较高。

此外，桂圆、荔枝、葡萄、木耳、山药、蘑菇、海参等，对痴呆症患者均有益。除了饮食外，防治老年痴呆症，老年人可以试试"九个一分钟"养生法：

（1）手指梳头一分钟。用双手手指由前额至后脑勺，依次梳理，增强头部的血液循环，增加脑部血流量，可防脑血管疾病，且可使发黑又有光泽。

（2）轻揉耳轮一分钟。用双手手指轻揉左右耳轮至发热舒适。这是因为耳朵布满了穴位，这些穴位通向全身。这样做可使经络疏通，尤其对耳鸣、目眩、健忘等症有防治之功效。

（3）转动眼睛一分钟。眼球可顺时针和逆时针运转，能锻炼眼肌，提神醒目。

（4）叩齿卷舌一分钟。轻叩牙齿和卷舌，可使牙根和牙龈活血并健齿。卷舌可使舌活动自如且增加其灵敏度。

（5）伸屈四肢一分钟。通过伸屈运动，使血液迅速回流到全身，供给心脑系统足够的氧和血，可防急慢性心、脑血管疾病，增强四肢关节的灵活性。

（6）轻摩肚脐一分钟。用双手掌心交替轻摩肚脐，因肚脐上下是神厥、关元、气海、丹田、中脘等各穴位所在位置，尤其是神厥能预防和治疗中风。轻摩也有提神补气之功效。

（7）收腹提肛一分钟。反复收缩，使肛门上提，可增强肛门括约肌收缩力，促使血液循环，预防痔疮的发生。

（8）蹬摩脚心一分钟。仰卧以双足根交替蹬摩脚心，使脚心感到温热。蹬摩脚心后可促使全身血液循环，有活经络、健脾胃、安心神等功效。

（9）左右翻身一分钟。在床上轻轻翻身，活动脊柱大关节和腰部肌肉。

五、如皋老人长寿膳食四字诀：淡、杂、鲜、野

分析如皋长寿老人的膳食习惯，综合起来有四个原则，那就是淡、杂、鲜、野四个字。不要小看这简单的几个字，里面蕴含的养生之道值得我们好好思考。

（1）淡。如皋人的饮食习惯是粗茶淡饭，以素为主，拒绝大鱼大肉、重油重糖，拒绝大吃大喝、暴饮暴食。青菜、萝卜、豆腐是如皋人的当家菜、家常菜，通过采访如皋100位百岁寿星，发现他们爱吃的蔬菜依次是青菜、韭菜、菠菜。如皋人无论多忙，天天都要有个"下锅菜"，鱼、肉不一定天天有，但绿叶蔬菜则是一天不缺的。其实，自古人们就提倡清淡饮食，现代医学更明确指出：酸辛太过，会诱发或加重溃疡病；食用糖过多，与心血管疾病、糖尿病、肥胖病、近视、龋齿都有关系；食用盐过多，是引起冠心病、高血压、动脉硬化等心血管病的重要原因。多吃肉，特别是肥肉，容易引起心血管系统的疾病，而少吃肉，多吃些蔬菜、水果是很有益的。如皋俗语道："鱼上火，肉生痰，豆腐青菜保平安。""冬吃萝卜夏吃蒜，生姜四季保平安。""大麦糁儿加把米，吃了活到九十几。""青菜清火，豆腐定心，萝卜化痰，芹菜生津。"如皋人将这些谚语身体力行，真正形成了自己的健康饮食特色。

（2）杂。如皋人的饮食非常丰富，什么都吃，不单一，因此摄入营养比较全面、均衡，能够满足身体各部位的需要。如皋百岁寿星93%以上既吃大米、面粉等细粮，又食玉米、大麦、元麦等粗粮；他们吃的稀粥主要是粳米、玉米面、大麦糁。粗粮、细粮、蔬菜、水果、花生、白果等，既有正餐，又有小吃，还有零食，花生、蚕豆之类炒货，人们口袋里往往不缺，随时取食。"样样都吃不拣嘴"是如皋寿星的长寿之道。

（3）鲜。如皋地区田畴平旷，河港交错，是一座新鲜食品的天然仓库，如皋人吃东西有条件讲究个"出水鲜"。所以，如皋人吃东西崇尚一个"鲜"字：肉要当天宰的，虾要当天捞的，鱼要活蹦乱跳的，文蛤要现劈的，蔬菜要带露的，毛豆要早上剥的，豇豆要早上摘的，芋头要当场刮的，豆腐、茶干绝对要当天做的！这样原汁原味的新鲜食物营养成分破坏的才最少，也许如皋人并不明白太多关于膳食营养方面的科学知识，但是他们祖祖辈辈传下来的就是最健康的最令人羡慕的科学膳食之道。

（4）野。俗谚说：如皋人，生得怪，有菜不吃吃野菜。其实这是大自然为如皋人采吃野菜回归自然提供了优越的条件，皋滨江临海，四季分明，气候湿润，日照充足，无霜期长，适宜野菜蓬勃生长，所以如皋人饭桌上一年四季都有新鲜碧绿的野菜佐餐。春天的香椿头、枸杞头、榆树头、马齿苋、野苋菜，夏天的芦笋、小蒜，秋天、冬天采之不尽、食之不竭的胡萝卜缨、荠菜、毛老虎、鹅儿头、紫花草、家灰条等，都是甘之如饴的自然美味。

特别受如皋人普遍欢迎的黄花（苜蓿），炒则碧绿碧绿，腌则金黄金黄，吃起来赏心悦目。黄花富含氨基酸，吃起来鲜而且香。它含有蛋白质、碳水化合物及各种维生素。

如皋人还喜欢吃一种蕈子，一种黑褐色的"土蘑菇"，一丛丛地生长在老树根、草丛、坟堆里，不仅口感上比人工培育的蕈子好吃，营养也丰富，除含蛋白质、脂肪、钙、铁等微量元素和尼克酸、抗环血酸外，磷的含量尤其充沛，每100克达66毫克，可谓是补脑健身的美食佳品。

归纳如皋人的膳食四字诀，我们可以体会到如皋人亲近自然、舒适惬意的生活状态和悠然自得的心境，这是最可贵的也是最能让人贴近健康的生活方式。

六、人老腿先老，养好双腿人不老

俗话说"人老腿先老"，指的是一进入老年，腿部的运动机能较之手臂运动器官早衰，常表现为腿的行为不利索，发软无力。那为什么"人老腿先老"呢？因为人开始步入老年以后，腿部肌肉就开始减少，骨质逐渐疏松、软化、弹性韧性降低，如果再不注意锻炼，很多器官就会加快退化，迅速衰老。还有专家认为，腿部肌肉紧实的人必然也有颗强壮的心脏。所以，一个老人如果腿脚很利落，走路很稳健，这样的老人必然高寿。有的老人头发花白、耳聋眼花，这都不能预测他寿命的长短，只有腿部肌肉结实才是长寿的标志。

那么，老年人怎样来养腿呢？饮食、运动、保暖缺一不可。

饮食上要注意清淡，尤其是盐不要多吃，平时多吃一些茎菜如芹菜、蒿子秆和瓜菜，如西葫芦、西红柿、丝瓜等。在这里，向大家介绍几个强健双腿的食疗方法。

（1）羊肝炒韭菜：取熟羊肝100克，春韭菜200克。将羊肝切成片；韭菜去杂质，洗净，沥干水，切成段。炒锅内加植物油适量，烧热，将羊肝与韭菜一起入锅，炒熟，加精盐、味精调味即成。

（2）海参木耳炒鱼片：取海参30克，黑木耳10克，黄花鱼1条（约250克），料酒、生姜、精盐、胡椒粉适量。将海参、黑木耳泡发好、洗净，海参切块，木耳撕成小片；黄鱼去头和内脏，洗净，鱼肉切成片；炒锅加适量植物油烧热，将海参和鱼片一起入锅煸炒，再加入木耳、姜片、料酒、精盐、胡椒粉，同炒至熟即可。每日或隔日1次，佐餐食用。

要想养护好双腿，还要禁忌久坐。人老了，腿脚不利索了，人就不爱动弹。气血本来就不畅，再加上久坐，就更不通了。这里给大家介绍几种老年人养腿的运动方法：

（1）扭膝：两足平行靠拢，屈膝微向下蹲，双手放在膝盖上，顺时针扭动数10次，然后再逆时针扭动。此法能疏通血脉，治下肢乏力、膝关节疼痛等症。

（2）揉腿肚：以两手掌紧扶小腿，旋转揉动，每次揉动20~30次，两腿交换揉动6次。此法可以疏通血脉、加强腿的力量、防止腿脚酸痛和乏力。

（3）甩腿：手扶树或扶墙先向前甩动小腿，使脚尖向前向上翘起，然后向后甩动，将脚尖用力向后，脚面绷直，腿亦伸直，两条腿轮换甩动，每次甩80~100下为宜。可防半身不遂、下肢萎缩、小腿抽筋等症。

（4）蹬腿：晚上入睡前，可平躺在床上，双手紧抱后脑勺，由缓到急进行蹬腿运动，每次可达 3 分钟，然后再换另一条腿，反复 8 次。这样可使腿部血液畅通，尽快入眠。

（5）按摩腿：用双手紧抱一侧大腿根，稍用力从大腿根向下按摩直至足踝，再从足踝往回按摩至大腿根。用同样的方法再按摩另一条腿，重复 10~20 遍。这样可使关节灵活，腿肌力增强，也可预防小腿静脉曲张、下肢水肿及肌肉萎缩等。

（6）搓脚：将两手掌搓热，然后搓两脚各 100 次。经常搓脚，可滋肾水、降虚火、舒肝明目，还可防治高血压、眩晕、耳鸣、失眠、足部萎缩酸疼、麻木水肿等。

（7）暖足：暖足就是每晚用热水泡脚，可使全身血液流通，既有利于身心健康，还可有效预防心绞痛。

第七章　安顺地方特色菜肴介绍

第一节　安顺概况

安顺位于贵州省西部,距省会贵阳90公里,建于明代,地处滇黔要道,素有"滇之喉、黔之腹"之称。且"商业之盛,甲于全省"。自古为黔中商业重镇,1985年国务院批准为甲类开放城市。

地处长江水系乌江流域和珠江水系北盘江流域的分水岭地带,是世界上典型的喀斯特地貌集中地区。东邻省会贵阳市和黔南布依族苗族自治州,西靠六盘水市,南连黔西南布依族苗族自治州,北接毕节地区,素有"黔之腹、滇之喉、蜀粤之唇齿"之称。全市国土面积9264平方公里,有汉、布依、苗、回、彝等民族,以汉族为多,其中布依、苗、回、仡佬等少数民族人口占全市总人口的39%,下设1个市辖区、2个县、3个自治县,即西秀区、平坝县、普定县、关岭布依族苗族自治县、镇宁布依族苗族自治县、紫云苗族布依族自治县。

安顺市海拔高度在1102~1694米之间,属中亚热带湿润气候,年均气温14℃,1月均温4.3℃,7月均温23℃,气候温和宜人。

安顺市气候变化存在较明显的季节性差异。除春季外,年和各季平均气温呈上升趋势,秋、冬季升温明显,但未出现突变现象,夏季和冬季降水有增加趋势,而春季和秋季降水呈减少的趋势,秋季降水存在由多到少的突变现象。

安顺是多民族聚居的地区,仡佬族、苗族、布依族等少数民族在这片古老的土地上繁衍生息,形成了独特的文化习俗。民族民俗风情点遍布各地,有安顺市娄家庄、平坝马场乡烂坝村、安顺蔡官等十余个,由石瓦、石墙、石门窗构成的石头村落比比皆是,与高原风光融为一体,充满异域情调。

民族头饰、服饰做工精细、色彩斑斓,蜡染、刺绣、挑花等传统工艺图案精美,工艺独特。民族节日丰富多彩,古风犹存。布依族的赛马、赶表,苗族的跳花、对歌等表现出特别的民族情趣。还有被称为"戏剧活化石"的地戏,明代以来经久不衰,造型奇特的彩绘木雕面具具有较高的观赏价值,古朴粗犷的地戏表演格外精彩。

一方水土造就一方美食，以本地丰富的地域文化为背景，安顺菜传承了贵州黔菜的精髓，并在其基础上结合本地饮食文化进行改良。

安顺菜具有较大的包容性，在食材选用上更大程度地选用当地绿色食材，在制作方法上广泛吸纳其他地方烹制手法，进而烹制出较多的色香味俱全，同时充分考虑膳食养生及绿色安全等理念，满足广大食客的不同需求。

安顺旅游资源丰富，是首批国家全域旅游示范区创建单位，近年来"中国瀑乡·秀美安顺"品牌也不断提高安顺的知名度，由于来安旅游的人数不断增加，这也使越来越多的人对于安顺菜的了解不断增加，当然接受程度也越来越高。通过各种美食节的举办，推动当地旅游业的发展，同时众多旅游资源也对安顺菜肴的发展和创新带来了不小的影响，旅游文化与饮食文化在发展的过程中相互影响、相互促进。

第二节　旧州特色美食

西秀区隶属安顺市，位于贵州省中部腹地，贵阳市以西90公里，为安顺市政府所在地，是安顺市政治、经济、科技和文化中心，这里是世界喀斯特风光旅游优选区，是贵州西线旅游中心，1985年，被国务院批准为中国甲类旅游开放城市，有"旅游线上的明珠""蜡染之乡""地戏之乡""屯堡文化之乡"之称。

西秀区旧州镇距安顺市区32公里，是一个黔中古镇，国家4A级景区，著名的屯堡古镇，明初1381年来自江淮一代的汉族军队屯居于此，江淮一带徙与此的汉民自称为屯堡人，他们最早以今旧州（古称普定）为军事政治文化中心与周边的苗布等少数民族杂居，逐渐形成今天的屯堡文化。因旧州是一个群山环绕的山间坝子，面积有限，随着经济社会的发展，随于明成化3年迁于今安顺城，当时安顺称为安顺府，故作为原来的军事政治文化中心的普定则被称为"旧州"，故得此名。

旧州历来山清水秀，自然风光优美，旅游资源极其丰富。同时，优越的环境也孕育了丰富的物产，例如山药，为薯蓣科多年生植物，原为野生作物，旧州人民经多年实践将其变为主要栽培的农作物，变成今天餐桌上的一道菜。据《本草纲目》和《神农本草经》记载：其性平、味甘且有补脾补胃、生津益肺、补肾涩精之功效，其性不寒不热，作用缓和，既能补气，又可滋阴补而不滞，滋而不腻，是健脾补胃、性质平和的保健药物。

旧州以老汉族（汉族，又自称为屯堡人）为主，服饰语言有典型的屯堡特征房舍布局雷同于江淮的三合院或四合院，后入乡随俗也有唱山歌的习俗。民间信仰受江淮文怀影响深远，主要祭拜土地神、汪公、五显等民间英雄人物。大部分屯堡妇女有信佛，当地特有的"跳神"（又名地戏），被列为国家非物质文化遗产名录。饮食清淡或微辣，比较有代表性的屯堡菜有鸡辣子（鸡辣酱）、血豆腐、酸豇豆炒肉末等。

一、旧州鸡辣子（鸡辣酱）

主要产于西秀区旧州镇、大西桥镇、七眼桥镇及西秀区城区

主要原料：旧州镇产土鸡（鸡的脚是黑色的）、旧州镇当地产干辣椒（做成糍粑辣椒如下图）食盐、花椒、甜酒酿、蒜瓣、葱段、姜片、花椒、菜籽油。

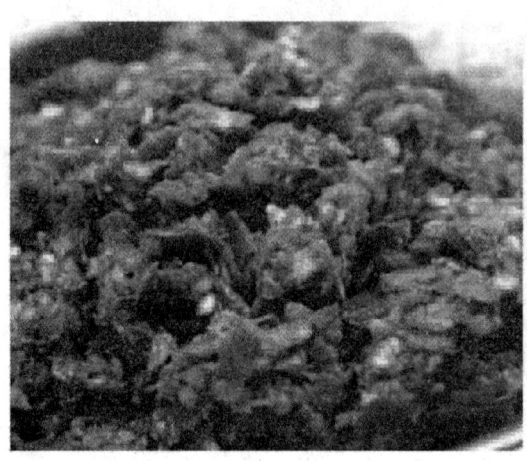
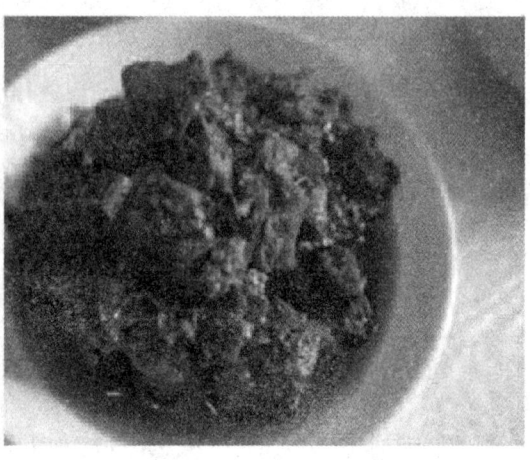

做法：

1. 将鸡肉切成1.5~2厘米见方的小块。姜切片，葱切细丝，干辣椒切开（传统做法是将辣子洗净后放入石臼中捣烂、碎，俗称粑粑辣子）。

2. 将鸡肉放到碗中，加酱油、料酒、味精、盐、姜片、花椒、甜酒酿，拌匀，腌制25~30分钟。

3. 锅里倒入300g油。烧热后（烧至高温，几乎燃烧），下鸡块炸。炸至姜黄色以后，盛出放置一会儿后，再次下锅炸。然后出锅沥油，待用。

4. 在锅中留少许油，大火烧热。下葱姜、泡椒及麻辣酱爆香，然后下炸好的鸡肉块翻炒，直至鸡块均匀地沾上酱。2~3分钟后，将干辣椒和花椒下锅。2分钟后转中火不断翻炒。待锅中的油汁被吸收得差不多，辣椒花椒焦香时，即可出锅。

旧州鸡辣子有一种菜油的清香，辣椒只香不辣，鸡肉入口即化的感觉，充分体现了在潮湿高原山区人民的饮食习俗。

二、血豆腐

主要原料：

老豆腐、食盐、王守义十三香（五香粉）、新鲜猪血（进行凝固）、肥膘肉等。

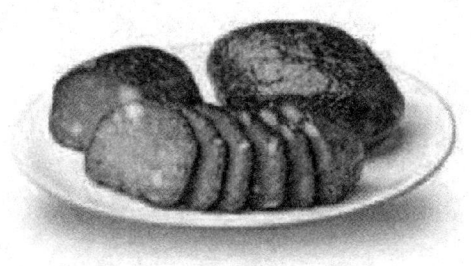

做法：

1. 白豆腐放进大盆里用双手用力搓成细绒后，顺一个方向搅打成泥；

2. 再加入猪血、食盐、五香粉；

3. 肥膘肉切成 7 毫米粗的条；

4. 取约 50 克重的豆腐绒用手团成椭圆形的坨；

5. 再将三条肥膘肉对称地竖直贴在豆腐索上；

6. 另取约 150 克重的豆腐绒包裹在外面，稍稍团紧；

7. 如法全部团完，逐个放在烧箕内；

8. 将装有豆腐索的烧箕放在 25℃的温暖处使之"收汗"，再用手捏 1~2 次，使之完全成形；

9. 然后全部挂在柴灶上空熏烤，约 20 天后表面呈黑色时即可食用；

10. 食用前，用温水将血豆腐表面洗净，上笼用猛火蒸约 1 小时取出，切片装盘。

血豆腐不肥不腻，薄片的食材松软而有弹性，充分体现了西南山区有制作烟熏食材的习俗，使富含高蛋白的食材有果木烟熏的香味。

三、酸豇豆炒肉末

主要原料：

1. 酸豆角 250 克，猪肉 200 克（肥瘦各半），蒜泥 10 克，干椒末 2 克，熟猪油、精盐、味精、酱油各适量。

2. 酸豆角、猪肉馅、蒜、姜、生抽、胡椒粉。

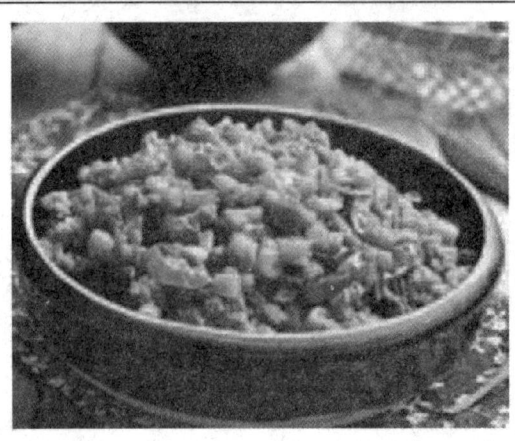

做法：

1. 猪肉切成末状，加入生抽、油、淀粉、少许白糖搅拌均匀腌制 15 分钟。
2. 蒜、姜分别切碎，辣椒切成小段。
3. 炒锅烧热下油，倒入肉末快速滑散，炒至肉末变色后盛出。
4. 炒锅重新下油，倒入蒜姜末及辣椒段爆香，将酸豆角倒入，翻炒至出味。
5. 将肉末倒入与酸豆角翻炒均匀。
6. 加入适量的生抽和胡椒粉翻炒均匀即可。

酸豇豆炒肉末是一道地道的开胃菜，当地叫下饭菜，食材虽简单，但是酸香开胃，令人胃口大增，这也体现了古代云贵缺盐，以酸代盐的习俗。

四、茨菇炒肉片

原料：旧州当地产小茨菇 200 克、瘦肉 200 克、大蒜少许、青辣椒少许。

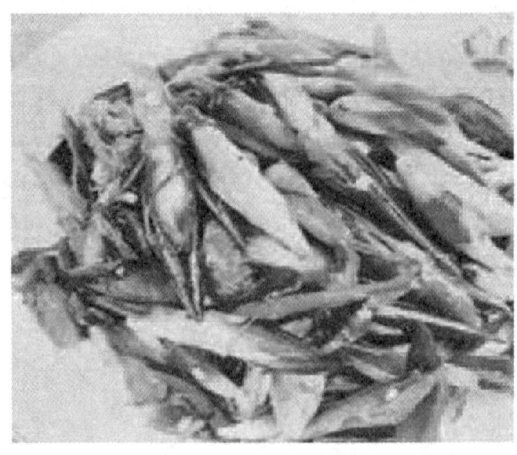

做法：茨菇开水煮至 7 成熟，捞起。油下锅。油开后，红辣椒下锅。生姜下锅。油爆下。肉片再下锅。放酱油、料酒，大火翻炒。翻炒待肉片 6 成熟时下茨菇，翻炒片刻即可出锅。

茨菇口感香绵，有生津润肺、杀菌消炎、清热凉血的功效。

五、青椒炒阳藿（季节性蔬菜）

原料：

旧州当地阳藿 300 克、青椒 70 克、蒜 10 克、盐 2 克、食用油 10 克。

做法：

洋荷、青椒用淡盐水泡 5 分钟，蒜切丝或细丁，清水冲洗青椒、洋藿并且切丝。

青椒热锅，倒入适量食用油。下蒜，炒出香味。

青椒下锅，翻炒片刻。切好的洋藿下锅，与青椒一起翻炒 3 分钟。

加食盐调味即可。

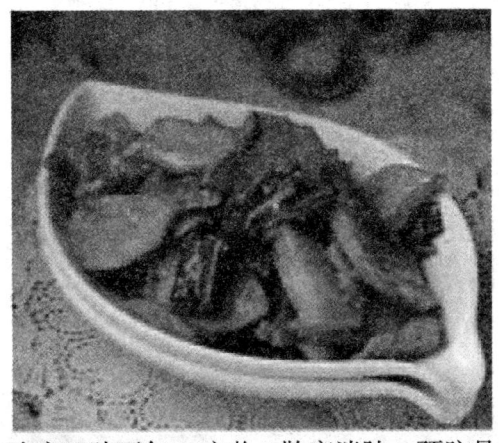

阳藿可健胃开脾，治疗四肢不仁、咳嗽、散瘀消肿，预防骨质疏松等都有良好的效果。可使用部分是洋藿的嫩芽，也被称为洋藿笋，口感类似于鱼腥草，难以入口。这道菜充分体现了中国文化的食即药。

第三节　西秀区小吃

一、安顺麻饼

制作食材：揽豆、食用碱、红糖、猪油、煮熟的糯米面、冰糖、去皮芝麻、冰糖、精粉、烹调油等。

制作方法：将适量食用碱及清水加入揽豆中，大火煮软后将其捣成泥状，榨干水滤去豆皮，炒锅下猪油放入红糖，将泥状的豆沙炒至不沾手发亮，加入碎冰糖，成喜沙馅心，饴糖放入锅中搅拌起泡加入碱，下水有及精面混合拌匀成皮料，将馅心沾上糯米面，包制成圆形压平,芝麻事先用水泡后滤水平铺,将压平的饼正反面沾上芝麻,上烤炉,上火180°,下火200°烤8分钟取出,将月饼面层翻转,接着烤25分钟。

口感:色泽金黄,外酥香,内甜糯。

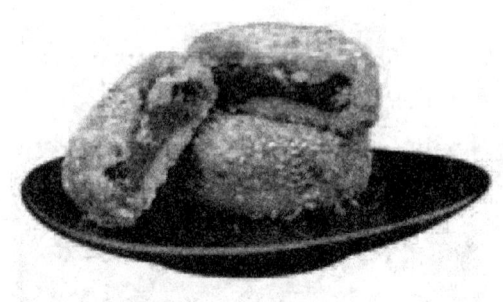

二、安顺荞凉粉

制作食材:甜荞米、菜籽油、辣椒、花生、黄豆、豆腐乳、酱油、陈醋、葱、姜、味精。

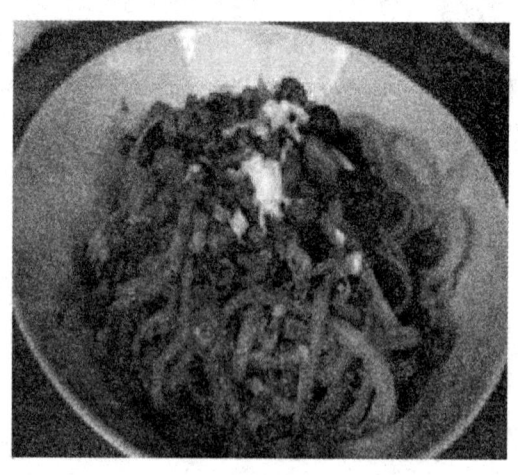

制作方法:凉粉制作:荞米打磨后加水煮沸冷却,菜籽油上火烧至160°左右,放入姜片,冷却至50°放入辣椒面,中火炒三分钟关火,将表面上红油取出,将黄豆、花生用油炸熟,将荞面粉刮丝或切成薄片放入碗中,浇入豆腐乳汁、酱油、红油、葱花、姜水等拌匀即可。

口感特点:微辣鲜香、红油红亮、开胃健脾。

三、安顺破酥包

制作食材：面粉、酵母、食用碱、猪油、瘦猪肉、肥膘肉、香油、葱花、精盐、味精等。

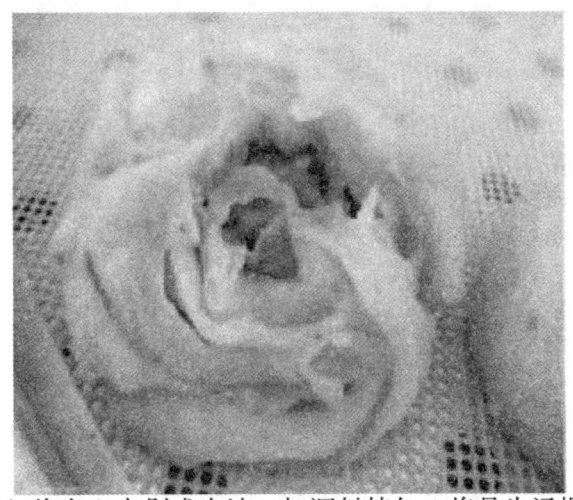

制作方法：（1）将夹心肉剁成肉沫，加调料拌匀，将骨头汤慢慢加入。用劲搅至起黏性成为鲜肉馅；（2）将酵面用温水化开，加入面粉揉成稍软的面团，发酵好后加碱揉匀。

然后将发酵面团擀开成面皮，刷上猪油，撒少许熟粉，卷成长条状，扯成85克重的剂子，逐个用手心压成中间厚、周边薄的圆皮，包入35克的馅心，边包边捏褶皱、收口成包子状，入笼用旺火蒸约10分钟即成，因内有层次，故称为破酥。

口感特点：色泽洁白、皮子入口松软、馅心鲜香。

四、冰粉（水晶凉粉）

制作食材：主料：冰粉籽60g、纯净水2500ml、石灰水280g；辅料：适量蔬果佐料、红糖水、玫瑰糖、花生适量。

制作方法：

1. 称出60克冰粉籽，用纱布包裹。

2.2500ml纯净水倒入桶中。

3. 在水中，使劲搓冰粉籽大约10分钟。

4. 用纱布或者滤网过滤一遍。

5. 将过滤好的石灰水倒入桶中，使劲搅拌至凝固，放入冰箱冷藏一个小时。

7. 冷藏好的冰粉已经成形，全部倒入碗里。

8. 浇上全部的红糖水或玫瑰糖水。

9. 再根据个人口味添加蔬果辅料少许，即可食用。

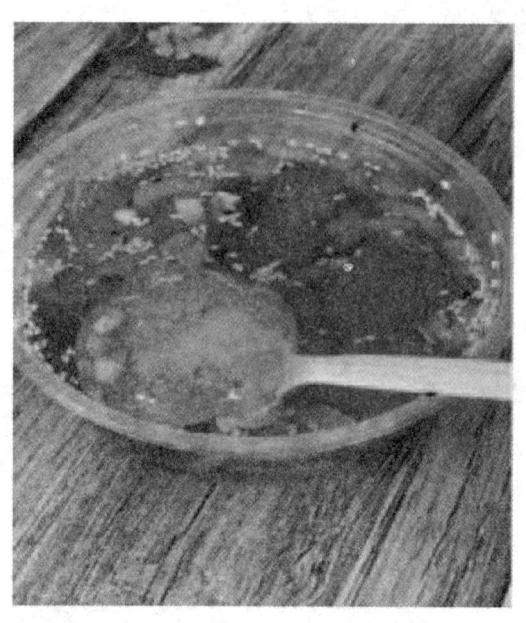

口感特点：Q弹顺滑、香味突出，夏季解暑良品。

五、安顺裹卷

安顺裹卷又称杨武裹卷，是贵州省安顺市的一道特色小吃，该菜品起源于90年代的安顺市杨武乡，店铺已遍布安顺各个地方；它有独特的多种口味，这样的小吃在安顺到处可见。

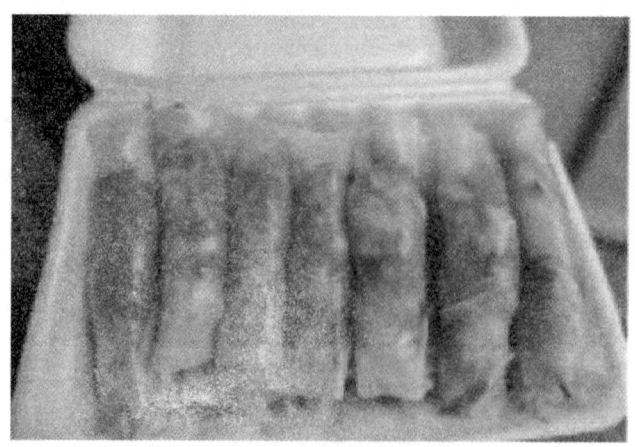

制作方法：

1. 萝卜切丝放入碗中，加入盐和白糖适量，白醋以萝卜的三分之一的量加入碗中，放入一旁腌制15分钟左右。

2. 将绿豆芽放入开水中煮熟．捞起来沥干．海带同样方法．

3. 将海带切碎和萝卜、香菜、绿豆芽、葱花，放入一个大一点的碗中拌匀备用。

4. 将青椒剁碎，西红柿煮到脱皮，剁蓉备用，姜蒜剁蓉，热锅，放油到 7 成热放入姜蒜爆香，放青椒和西红柿爆炒 2~3 分钟，加入蚝油，再小火抄 3~5 分钟，放盐起锅。

5. 将粉皮剪成掌心大小，先将炒好的辣椒酱均匀抹在上面。

6. 放入拌匀的绿豆芽等，放点炸黄豆，卷上即可。

口感特色：清凉可口，香辣爽口，口味多变。

第四节 安顺经济技术开发区美食小吃

安顺经济技术开发区是 1992 年 8 月 8 日经贵州省省委、省政府批准成立的省级经济技术开发区。开发区地处安顺老城区西部，与老城区紧紧相连，是安顺市正在建设的现代化新城区，下辖幺铺镇、宋旗镇、西航街道。区域内的美食具有地方特色突显、兼容并包的特点。这种特点得益于 20 世纪 60 年代大规模的三线建设，随着全国各地支援三线建设一同到来的还有他们家乡的美食，在多年的发展变化中融入了贵州的调味特色，双阳大饼就是一道为人熟知的面食小吃，以镇为名的幺铺毛肚火锅则是安顺的名火锅。

一、幺铺毛肚火锅

制作食材：毛肚、脊髓、黄喉、牛筋、牛脑、牛肉、猪骨、鸡骨、老姜、八角、香草、砂仁、花溪辣椒、二荆条、小辣椒。

制作过程：首先是以猪骨、鸡骨为调汤主材，再配以老姜、八角、香草、砂仁等辅料，熬制 3 小时以上，并把浮沫全部打干净，使之汤清少油，清汤锅底就熬好了，红汤锅底则以花溪辣椒为主、二荆条和小辣椒为辅，二荆条它调节香味，小辣椒调节辣味，辣椒的比例炒制好后，加入适量清汤煮开就得到了油而不腻、红而不辣、鲜香浓郁的红汤锅底。

二、将毛肚、脊髓、黄喉、牛筋、牛脑、牛肉等食材和蔬菜配盘上桌，依食客喜好涮着不同锅底，蘸以特质蘸水食用

口感特点：红而不腻、辣香可口、毛肚爽脆、牛肉细嫩

文化内涵：20 世纪 80 年代，幺铺为西南最大的牛产业集散地，牛肚资源丰富，当地烹饪厨师利用丰富的食材结合当地人们的饮食口味研制出具有独家特色的毛肚火锅，幺铺毛肚火锅最大的特色是以毛肚为主、牛肉与牛系列为辅。火锅店名则是由镇名、店铺门牌号、主食材毛肚得来，其中"幺铺 78 号毛肚火锅店"成了安顺火锅美食的代表之一，

延续至今，成为安顺人家喻户晓的美食，深受大众欢迎，成为安顺特色的火锅品牌。

风味小吃

双阳大饼

制作食材：面粉、老面、猪前腿肉、小葱、盐、胡椒粉、酱油

制作过程：

面粉加入适量清水揉成面团，然后与老面混合揉匀，放入不锈钢盆盖上湿布醒发1小时。

猪前腿肉剁成肉末、小葱切末，二者混合调入盐、胡椒粉、酱油拌匀。

醒发好的面团揪成100克左右的剂子，用擀面杖擀成圆形0.3厘米左右的薄片，在饼皮的一半均匀地铺上肉馅，再用另一半盖上饼，把饼皮边沿压实。

平底锅烧热加入适量的植物油，待油温烫手时下入做好的肉饼，煎至两面金黄酥脆，起锅沥干油。

将肉饼改刀成块，装盘即可。

口感特点：饼皮酥脆，肉馅嫩滑多汁，咸鲜可口。

文化内涵：20世纪60年代轰轰烈烈大规模的三线建设中，一大群人从全国各地来到安顺，同时，也把他们的美食手艺带到了安顺。以安顺双阳厂（现在合并为中航贵州飞机有限责任公司）为代表，他们的面食做得十分出色，双阳大饼就很具代表性。

第五节　镇宁布依族苗族自治县特色美食

一、区域概况

（一）建置沿革

镇宁布依族苗族自治县在商、周以前为荆州西南域，春秋属牂牁郡属。蜀汉建兴十一年（233）起，为卤氏大宗（普里大宗）所有。宋代以前，今县境为土著方国所踞，历代中央王朝所建之郡县，仅是一些政治、军事据点，"大都无城壁，散部落而居"。

元代正式在县境内建中层行政机构，镇宁之名始于元代。元至正十一年（1351），今镇宁地为和宏州属地，隶属云南普定路；同年九月，和宏州改为镇宁州，仍属于云南布政司之普定路（后升普定府）所辖，至洪武十八年（1385）起普定府废而改隶四川布政司。

明、清两朝的行政机构基本袭元制，所不同的是实行屯军，增设卫所，形成府州县、卫所、土司三种建制。它们各有领地，互相制约，府州县管民户，卫所管军户，土司管

土著民族。明洪武二十三年（1390），建卫制于纳吉堡（今镇宁县城），因堡中有一奇石名安庄而命名为"安庄卫"，是年改隶贵州布政司。明嘉靖十一年（1532），知州张邦洙徙镇宁州治所于安庄卫城，州卫同城。清康熙十年（1671）裁安庄卫并入镇宁州，隶安顺府。明、清两代镇宁一直是州卫治所驻地。

民国三年（1914）改镇宁州为镇宁县，其时废府设道，隶属黔西道；九年（1920），废道，全省81个县直隶于省；二十四年（1935），贵州实施《行政督察专员公署条例》，全省划为11个专员督察区；二十五年（1936），并为8个。设专员公署分管各县，镇宁隶属贵州省第二行政督察区，区署驻安顺；二十七年（1938）划归第三行政督察区，区署驻兴仁。

1949年11月21日，镇宁解放，29日成立县人民政府，隶属于安顺专署。1956年，划入黔南自治州管辖。1958年，关岭、镇宁两县合并为镇宁县，复归安顺行署管辖。1961年，两县分开复置。1963年9月11日，成立镇宁布依族苗族自治县。1964年，镇宁自治县木岗乡划入六枝特区。1981年，镇宁四旗公社的四旗等8个大队划入安顺市。

（二）行政区划

截至2013年，镇宁布依族苗族自治县辖4个镇12个乡、4个社区、2个居委会、365个行政村、1750个村（居）民组。辖江龙镇、城关镇、丁旗镇、黄果树镇、沙子乡、募役乡、六马乡、良田乡、简嘎乡、革利乡、打帮乡、扁担山乡、本寨乡、朵卜陇乡、马厂乡、大山乡。

2016年1月14日贵州省人民政府黔府函〔2016〕25号批准镇宁自治县部分乡镇行政区划调整，调整后，镇宁自治县辖白马湖街道、环翠街道、双龙山街道、丁旗街道、黄果树镇、江龙镇、六马镇、扁担山镇、马厂镇、募役镇、本寨镇、良田镇、沙子乡、简嘎乡、革利乡，共4个街道、8个镇、3个乡，其中黄果树镇由黄果树管委会管辖。

（三）地理环境

1. 地理位置

镇宁布依族苗族自治县位于贵州省西南部珠江水系与长江水系分水岭，隶属安顺市。地理位置处东经105°35′至106°1′，北纬25°25′至26°11′，自古以来素有"黔滇锁匙"之称。东与安顺市西秀区、紫云苗族布依族自治县相邻；南濒北盘江与黔西南自治州望谟、贞丰两县隔江相望，西同关岭布依族苗族自治县接壤；北与普定县、六枝特区毗邻。县人民政府所在地镇宁，距省会贵阳119公里。

2. 地形

镇宁布依族苗族自治县境内地势北高南低，坡度变化较大。县境东北部的茅草坡山主峰为全县最高点，海拔1678米，南端良田乡北盘江出县界处为最低点，海拔356米，相对高差1322米。镇宁是一个典型的山区县，山地面积1098平方公里，丘陵面积

157.8平方公里，分别占全县总面积的63.91%和9.19%。岩溶地貌分布广，占全县总面积60%以上，是贵州省岩溶地貌发育最典型的地区之一。

3.气候

镇宁布依族苗族自治县域南片区海拔350~800米，以亚热带气候为主，属南亚热带湿润季风气候区。镇宁布依族苗族自治县全年平均气温17.4℃~19.7℃，≧10℃始于2月23日—3月13日，终于12月7日—次年1月。

县境属亚热带湿润季风气候，跨南亚热带、中亚热带、北亚热带及南温带等多个气候带，具有冬无严寒、夏无酷暑、雨热同季、湿暖共节等特点。地域性温差较大，自北而南，气候随海拔降低而升高，降水量则相反。全年平均气温16.2℃，最冷月（元月）平均气温6.5℃，最热月（7月）平均气温23.7℃，年无霜期长达297~345天，年日照时数为1142小时，年平均降水量1277毫米。全县温度适中，雨量充沛，气候宜人。

4.人口、民族文化

镇宁自治县共辖4个街道7个镇3个乡，总人口38万，其中少数民族占总人口的60%以上，是贵州省11个民族自治县之一，也是全国唯一的三个布依族土语区俱全的县。

境内有千年布依古寨高荡村、毛主席点赞过的马鞍山村、红军长征结盟的弄染寨。布依族蜡染、织锦，苗族刺绣等独具特色，被文化部评为"中国民间文化艺术（蜡染）之乡"。布依族"铜鼓十二调""勒尤"先后被列入国家级非物质文化遗产名录，蒙正苗族"竹王崇拜"列入省级非物质文化遗产代表作名录。

二、美食介绍

（一）热炒类菜肴

1.镇宁布依鸡八块

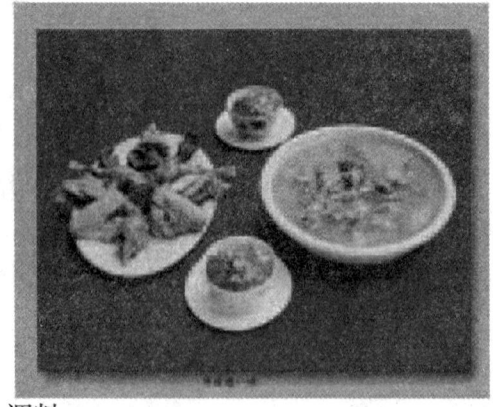

制作食材：公鸡、调料。

制作过程：将鸡下锅炖煮，熟后将鸡头、脚、翅分成八块，摆盘整形，余下鸡汤与鸡块装入汤碗中，小红椒加调料制成蘸水食用。

口感特点：汤清香，肉鲜嫩。

文化内涵：布依鸡八块是布依族招待客人的一道传统的民族风情菜。鸡八块是指鸡身上的八个主要部位，即头、脚（又称大腿）、小腿（大腿的上节、布依族称为"卦"）、爪、翅、尾、肠、肝。布依族办红白喜事或是过年时，都要看"卦"，测算办的喜事是否吉祥，来年五谷丰登、六畜兴旺等，称之为"吃鸡看卦"。吃"鸡八块"时最为讲究的有两点：一是须由主人分配，得"头"的人号召后，方能开席。二是对好"卦"、吉祥"卦"，主人都将其放在自家神堂上，以示四季平安、吉祥如意。

"布依鸡八块"对于吃"头"，有很多说法：第一种说法是头给主人，称为"头不出外"；第二种说法是给客人，表示尊敬；第三种说法是布依族青年男女订婚时，吃头的人要把鸡脑先剥取出来给大家看，称为"吃鸡还鸡"（因为一个完整的鸡脑就活像一只小鸡娃），"卦"两只，原则上是主、客人各一只，称为主客平等，表示友好往来。

2. 六马狗肉

制作食材：1~2 年的农村放养的黄色土公狗，调料。

制作过程：狗去毛后用稻草烧皮至黄，使肉皮带有滋滋的稻香，加香料炖煮，用狗的骨头和肉来熬制汤。然后将狗肉切片，配上浓汤以火锅形式上桌，上桌后配上狗灌肠、狗肺、狗肝和六马朝天椒蘸水，融色、香、味于一锅。狗灌肠是将狗肠、狗软骨、脑髓、血肺、糯米、狗肉、香料等拌在一起，灌在狗肠里煮熟而成；狗爪也是一道上好的菜，用火钳烧烙，洗净烹熟。

口感特点：肉皮脆，肉质鲜嫩细腻，汤浓，香辣。

文化内涵：就餐时狗爪要先夹来敬长者，然后敬客人。布依族认为狗爪最有营养，把它誉为"熊掌"。六马辣椒辣而香，用作狗肉蘸水，是镇宁狗肉的一大特色。本草纲目云食狗有去病、滋补提神、减压等功效，六马布依狗肉更是壮腰健肾滋阴壮阳，对胃寒、尿床、风湿等都有食疗特效。

（二）风味小吃

1. 油炸鸡蛋糕

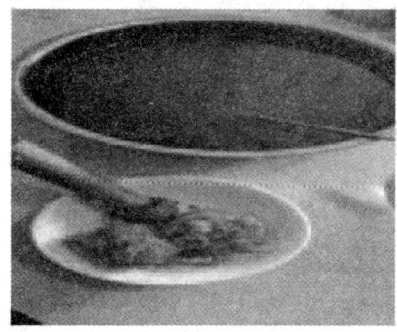 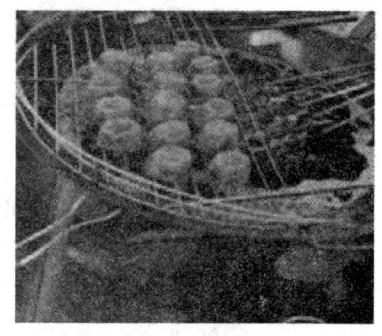

制作食材：大米，黄豆，猪肉，调料。

制作过程：大米、黄豆涨发后，磨成浆，装入模具至半，再加入调味猪肉馅，复装浆至满，炸成金黄色取出压破，淋上辣酱或折耳根即食。

口感特点：形似蛋糕，外脆内软，味美色鲜。

2. 剪粉

制作食材：大米，调料。

制作过程：将大米磨成浆后与水混合，然后盛一勺米浆倒入粉盘使其自然流动铺满底，放入蒸笼中，三分钟即可取出，将已熟的米粉从盘中取下叠起，再用剪刀剪装碗里（这就是"剪粉"名称的来历），加以辅料即可食用。此外，剪粉还有一种吃法是将整张剪皮裹上作料，叫裹剪粉。

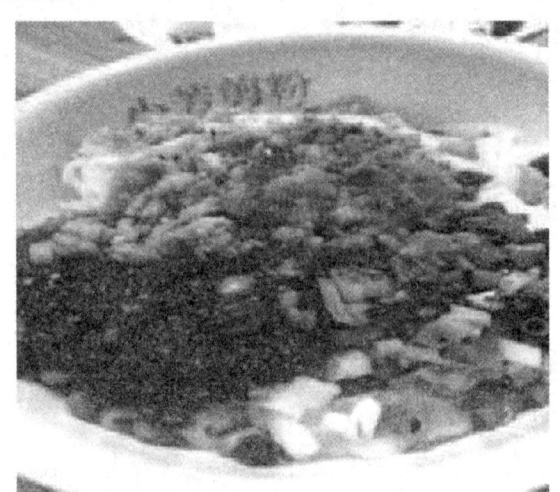

口感特点：剪粉软糯，口味咸香，风味独特。

3. 镇宁布依族油团粑

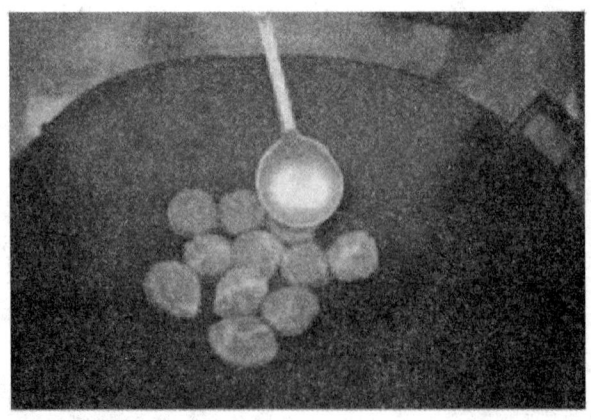

制作食材：糯米面、大米面、玉米面、小麦面、黄豆面、红薯面、香粑花。

制作过程：用一定比例的糯米面、大米面、玉米面、小麦面、黄豆面、红薯面等材质混合和水制成，再用天然野生的"香粑花"来染色，染成黄色，捏成鸡蛋大小放在铁锅内用菜油炒制而成。

文化内涵：制作油团粑的风俗，在布依族已经流传了600多年。相传明朝洪武年间"调北征南"和"调北填南"时，母亲为了给长途远行的儿子筹备干粮，用糯米面捏成团加油在火上炒熟，既可口又经饿，还便于携带，便是今天的"油团"。布依族的节日"了年"，布依山寨家家户户都要制作并食用油团粑，这天炒的油团粑非常讲究，上午出锅的第一锅，一定要用来祭祀祖先和敬牛，意味着来年的农忙即将开始，人和牛同样勤苦，过完小年就要迎接农忙的到来。

4.丁旗烤小肠

制作食材：猪小肠。

制作过程：将小肠清洗干净，去除骚味，用面粉、醋、姜揉搓，清水洗净。下锅煮熟，后用炭火烤去部分肠内脂肪，切成小段，用调料腌制。食用时，用碳火再次烤成焦黄，蘸辣椒面即可。

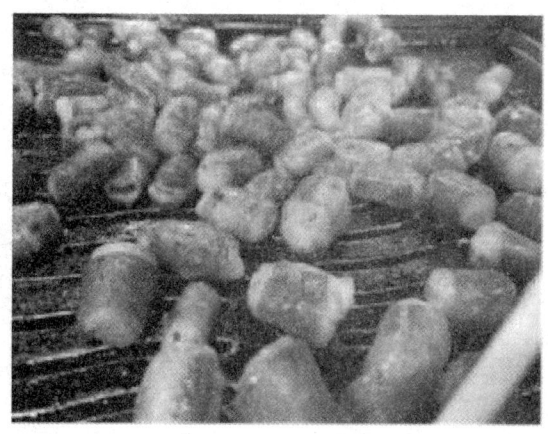

口感特点：柔韧有嚼劲，油香满满。

（三）地方特产

1.六马蜂糖李

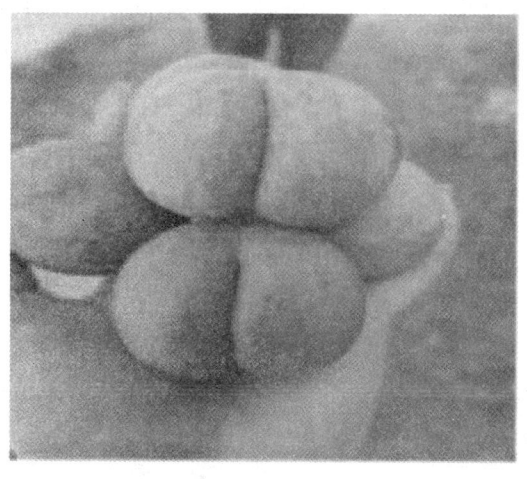

蜂糖李，起源于镇宁自治县六马镇打帮乡夹道村磨也组，相传蜂糖李母本之树上方有蜂巢一个，长年有蜂蜜溢出顺树干滴于树根，根系将蜂蜜之精华吸入转换，其果大似当地油桐，称为桐壳李，更因为果味甜如蜂蜜，后被誉称为"蜂糖李"。此后，附近村民挖取根蘖苗逐渐种植李子树，20多年前经移栽嫁接至弄袍村后发扬光大。镇宁蜂糖李果个大，果形扁圆形，果顶平；果被蜡粉，缝合线深，果皮浅黄绿色，果肉淡黄色；核小，可食率高，离核，味甘甜；果肉致密酥脆，有香气。

2017年9月1日，中华人民共和国农业部批准对"镇宁蜂糖李"实施国家农产品地理标志登记保护。2019年11月15日，入选中国农业品牌目录。每年6~8月成熟。

2.镇宁樱桃

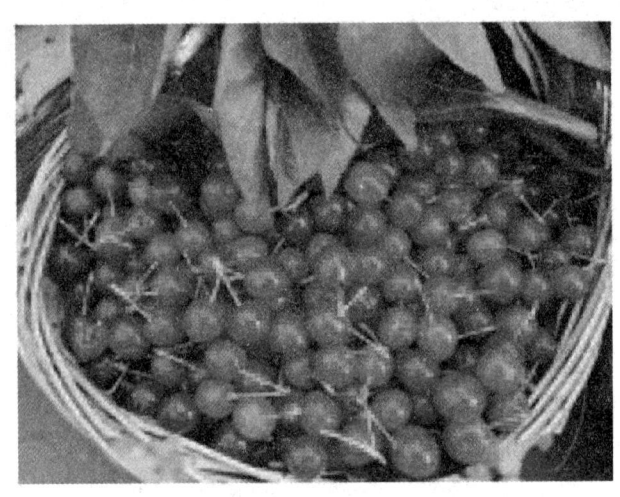

镇宁樱桃肉多，表皮主要是黄色和红色，甜中带酸，味道可口。因一句"甜得像初恋"而红遍大江南北。

2017年9月1日，中华人民共和国农业部批准对"镇宁樱桃"实施国家农产品地理标志登记保护。镇宁大部分区域的光照和雨量均很充沛，因此樱桃成熟时间早于其他地区。除了保护发展本地优质红水樱桃和白水樱桃之外，近几年引进了玛瑙红、黑珍珠、黑玫瑰等新品种，品种的多样性及其成熟时间早晚不同，使采摘期得到延长。镇宁樱桃"皮薄肉嫩"，但是难以长途运输，当地品尝最为新鲜。镇宁县的马厂镇、募役镇的樱桃成熟期早，3月底4月初便开始采摘，有早春第一果的美誉，每年樱桃产地都会举办大型的采摘活动，深受游客欢迎。

3. 镇宁波波糖

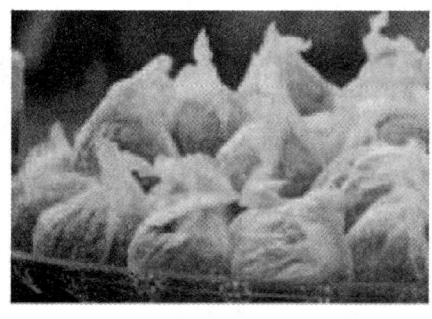 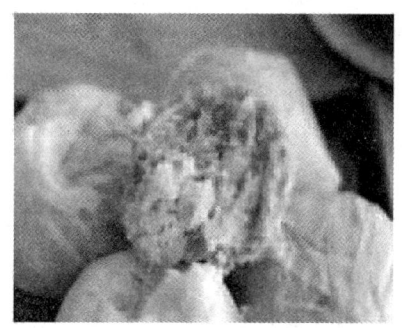

波波糖是镇宁布依族苗族自治县颇具特色的一种民族传统食品。始于清朝咸丰年间，当时的贵州安顺镇宁州知州，为在当地发展糖食，广向民间征集糖食制品。这时在钟鼓楼脚的刘家老曾祖刘兴汉认为镇宁六马盛产芝麻、糯米、麦子，于是决定以这几种农副产品为主要原料试制糖食，经过多次试验、几度失败，终于制成了酥、脆、香、甜、味美可口，别具一格的"饽饽糖"。几百年来，波波糖一直为人们所喜爱，被誉为"地方糖食佳品"。

波波糖是用糯米加工的饴糖和去皮炒熟的芝麻粉末为主要原料，将饴糖加温至40℃时，加入芝麻末，这时饴糖就能层层起酥，再将起酥的糖皮卷成扁圆形状，一个个洁白的酥糖就像春风拂荡的层层波澜，故名为波波糖，它香甜、易化，所以又叫"落口酥"。

第六节　普定县（区）特色美食

一、区域概况

普定县地处黔中腹地，东与安顺市西秀区、开发区、平坝区毗邻，南与镇宁县接壤，西与六枝特区相连，北抵毕节市织金县，行政辖区面积1091平方公里，辖3个街道办、6个镇、3个民族乡、162个行政村、10个居委会，总人口47万人。

物华天宝，资源丰富。普定气候宜人，冬无严寒，夏无酷暑，有穿洞古人类文化遗址、夜郎湖、普屯坝、丰林火焰山等旅游资源；有煤、铁、铅锌、大理石、硅石、石灰石等10余种矿产资源和Ⅰ类开发价值的风能资源，其中，煤矿储量53.28亿吨、铁矿储量50万吨、铅锌矿储量33.34万吨、大理石储量2亿吨，有朵贝贡茶、白旗韭黄、梭筛桃等农特产品。

普定县贵州西线旅游中心，境内山川秀美，旅游资源丰富。境内的古迹、名胜、洞穴与红枫湖、黄果树、龙宫、织金洞等一批国家级风景名胜区连成一片。省级风景名胜区夜郎湖蜿蜒42公里，水域面积21平方公里，湖光山色让人流连忘返，集山、水、林、洞、民族风情为一体，已成为旅游休闲的好地方。"讲义一号营"景点为全国农业旅游示范点，还有"云中大草原"——猴场乡普屯坝草场、重荫山杜鹃湖、原始森林丰林火焰山等景点。境内16000多年历史的穿洞古人类文化遗址被誉为"亚洲文明之灯"，城关莲花古洞、化处空山、马官玉真山寺、马场西堡古屯、猴场"平讼摩崖"石刻、东华山"大明定南所"石刻等景点饱含厚重的历史文化元素。汉、苗、布依、仡佬等民族和谐共存，共同缔造了普定丰富多彩的多元文化形态。

普定气候宜人，属于亚热带高原季风湿润气候，全年气候温和，冬无严寒，夏无酷暑，春干秋凉，无霜期长，雨量充沛，日照少，辐射能量低。年平均气温15.1℃，年平均日照时数1164.9小时，无霜期301天，年平均降水1378.2毫米，属全省三大降雨中心地区之一。农业气候具有春长、夏短、秋早、冬暖的特点。适宜的气候、优越的地理环境造就了物产丰富的普定。

朵贝茶．朵贝茶的原产地在今普定县化处镇的朵贝，朵贝当然不是现今的朵贝那个寨子，是一个片区，那个片区出产煤炭，年日照少，雾多，最适合茶叶的生长。朵贝茶的历史很长，今天化处镇的朵贝片区还留存有很多古老的茶树，张家寨村后的贡茶坡上还有一片，据专家考证，已经有近千年的历史了，这样的古老茶树，在贵州省是不多见的。第三次文物普查的时候，普定县已经把其普查进去，还申报成功为县级和市级的重点文物保护单位，这充分说明当地不仅高度重视朵贝茶的生产，还注意到了朵贝茶文化的挖掘和宣传。

朵贝茶是贵州省著名的历史文化名茶之一。据了解，生长在化处镇张家村贡茶山上一株古茶树已有上千年的历史，经专家考证，被认为是目前全国小叶茶树品种中最古老、最大、保护得最好的古茶树。2007年，贵州省委、省政府出台《关于加快茶产业发展的意见》后，普定县以朵贝贡茶为知名品牌打造掀起该县茶叶产业发展热潮。

白旗村位于普定至安顺市的中界地段，白旗韭黄是普定县白岩镇白旗村的特产。白旗村成立了"白旗韭黄种植专业合作社"，打造"白旗韭黄"无公害绿色品牌。普定县白岩镇依托得天独厚的种植业资源优势，一门心思做好蔬菜文章，全镇多村一品经济发展迅速，其中南部片区以白旗为中心的韭黄生产基地所生产的韭黄占领了贵阳、安顺90%以上的市场份额，远销广州、深圳等地，"白旗韭黄"四处飘香。

为了做大做强韭黄种植产业，当地已向国家申请注册"白旗"韭黄商标，并积极申报地理标志保护。该镇党委、政府正在积极采取措施探索韭黄深加工路子，进一步完善韭黄的中介组织，以推广销售市场，推进韭黄基地的种植规模。

二、美食介绍

（一）热炒类菜肴

1. 过桥排骨

制作食材：连在一起的猪肋骨三根，土豆，红椒，青椒，葱，老姜，大蒜，草果，香叶，八角，桂皮，白蔻，香果，小茴香，山奈，干花椒，干海椒，香茅草，郫县豆瓣酱，盐，鸡精，白糖，老抽，香油，花椒油，老干妈，香辣酱，孜然粉，海椒面，花椒面。

制作过程：

（1）用水把排骨洗干净放入锅中，加入适量的水、葱姜、胡椒、料酒，用大火烧开，在煮的过程中会出现很多浮沫，要时不时地撇掉浮沫，煮熟之后把排骨捞出来。

（2）先把锅用火烧热，然后加入适量油，等油加热到七八成熟，加入姜、葱，煸香之后，加入点豆瓣酱，也煸香，然后加入香料，煸炒一下，倒上适量的水，放上鸡精、花椒，倒上点老抽，最后炒匀。

（3）把排骨放进调好的汤汁里面，慢慢炖煮两个小时，两个小时之后把排骨捞出来。

（4）再准备一个锅，烧热之后倒入适量的油，把油烧到五六成熟之后放入花椒面、海椒面、干花椒，然后加上姜，撒上点孜然粉，快速翻炒几下，等炒出香味之后，就可以盛出了。

（5）把锅重新刷干净，烧热之后再倒上适量的油，等油烧热到七成熟之后，把煮好的排骨放进去，翻炒几下，然后捞出。

（6）排骨炒完之后，赶紧趁热把排骨上的肉撕下来，切成小块，放到骨头上面。

（7）再重新烧热锅，锅中加入适量油，然后放入老干妈、大蒜、姜还有香辣酱，炒香之后加入点海椒面、白糖、香油、鸡精还有花椒油，翻炒一会之后把调味料倒在撕好的排骨上。

口感特点：外酥里嫩，麻辣鲜香。

2. 韭黄炒三丝

制作食材：韭黄、三花肉、豆腐丝、糟辣椒、姜、蒜末、盐。

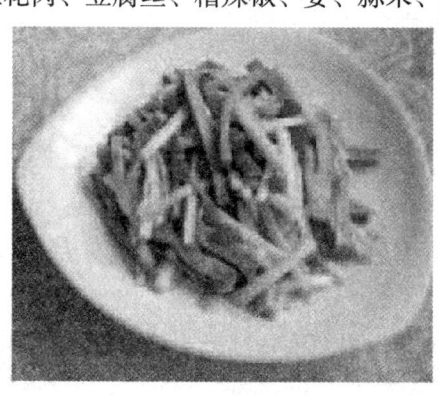

制作过程：

（1）把韭黄洗净切段，猪腿上的三花肉切丝。

（2）锅中放适量油，加热放姜、大蒜煸香，随之倒入糟辣椒，可多翻炒几下减少水分辣味炒香。依次放入肉丝、韭黄段、豆腐丝等，翻炒几下。

（3）随后加适量的盐、味精、花椒面，快速翻炒几下，等炒出香味之后，就可盛盘。

口感特点：口感丰富，酸辣清脆可口。

3. 糟辣鱼

制作食材：糟辣椒，鲤鱼，葱，姜，蒜。

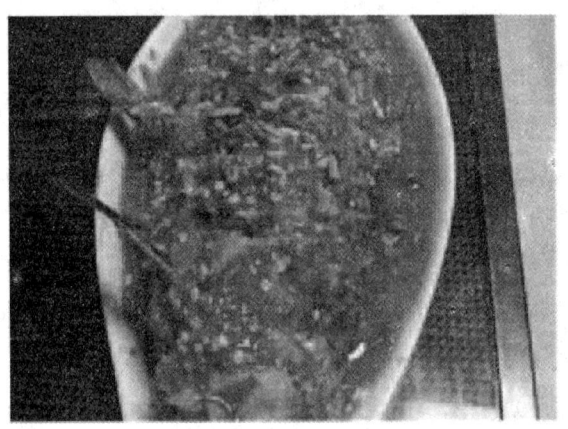

制作过程：

（1）姜蒜切成末备用，葱切成段。鲤鱼杀好处理干净取出内脏，放置一旁备用。

（2）把鲤鱼的两边打上花刀（花刀太浅不入味，太深鱼的形状容易散），然后取适量的盐撒在鱼的两边，用手把盐均匀地涂抹在鱼的两面，放置十分钟腌入味。

（3）锅烧热，加入适量的菜籽油，油要没过鱼，油烧至七八成热，放入腌好的鲤鱼，不要一直搅动，待鱼炸至金黄脆捞出放入盘中备用。

（4）另外起锅烧油，油热放入姜蒜末爆香，接着放入300克的糟辣椒，多翻炒几下使其减少水分煸出辣味，加一点点的水、适量的盐、花椒面、酱油，翻炒出香味就可以起锅均匀地舀淋在炸好的鱼上面。

（5）最后均匀地放上葱段即可食用。

口感特点：酥脆、酸辣开胃地

4. 五花肉蒸鸡枞菌

制作食材：野生鸡枞菌、五花肉、新鲜红辣椒、蒜、西红柿、胡椒粉、盐。

制作过程：

（1）把洗好的鸡枞菌用手撕成丝，新鲜的红辣椒切成丝，五花肉切薄片，大蒜切片，西红柿切片。

（2）取一个大的容器，把五花肉片均匀地铺好在碗底第一层打底，第二层均匀地铺上鸡枞菌丝,第三层放上切好的新鲜的红辣椒丝,第四层放少量的西红柿片、蒜片。

(3)最后放上适量的胡椒粉、盐等调料,再加入一小碗冷水就可以放入蒸锅了。大火蒸至25分钟即可食用。

口感特色:味道鲜美,营养丰富,老少皆宜。

5.鸡汁排骨

制作食材:排骨8段、上汤5碗,进口鸡汁100克,生粉10克,鸡粉1茶匙。

制作过程:

(1)选用新鲜排骨剁8段,每段8厘米长,放进高压锅中,注入烧滚上汤,猛火煮约12分钟再慢火煮3分钟;

(2)将排骨捞起,放进另准备的盛器中,倒入少许原汤,加1茶匙鸡粉,调匀后微火煨至收汁,将排骨取出,码放盘中;

(3)将砂锅烧热,倒入进口鸡汁,调入生粉水勾芡,再加少许食用油,然后淋在排骨上面,盘边用香菜点缀即成。

特点:粗菜精做,色泽鲜艳,酸辣开胃。

6.家常菜豆腐

制作食材:豆腐200g、肉末150g、油麦菜100g,辅料:油、盐、鸡精、蒜末适量。

制作过程:豆腐、肉末、蒜末、油麦菜、豆腐用手捏碎、油麦菜洗净、剁成菜碎、锅内下油,烧热,下蒜末煸炒出香味,下肉末煸炒肉,颜色变白下豆腐碎,翻炒均匀,煮出一点点汤,下适量的鸡精和盐调味,下剁碎的菜,煮到菜熟,即可出锅。

7.连渣闹

制作食材:黄豆、白菜、葱姜青椒末。

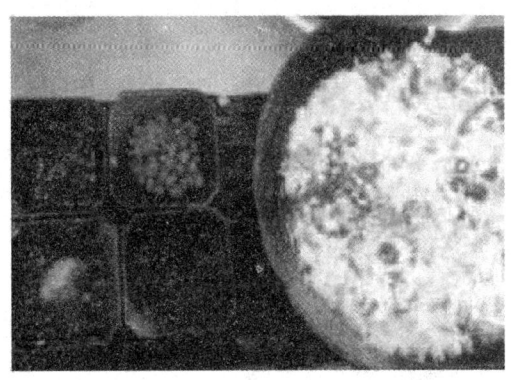

制作过程:

(1)黄豆洗净后清水泡6小时以上。

(2)泡好的黄豆倒入果汁机或破壁机都行,加水蔓延过黄豆,打成浆后倒入漏网筛里分离豆渣,白菜用手撕碎备用。

(3)锅内倒入豆浆煮沸,期间要不停搅动,以免糊锅。

（4）待豆浆滚开后放入适量的豆渣、白菜碎，一定要多煮一会儿，豆腐渣不易煮熟。

（5）另用一个盆，倒入有一定酸度的酸菜汤，再加入一点开水。

（6）锅里菜豆腐汁乘热倒入盆里，盖上锅盖，十分钟左右即成形。

（7）一盆新鲜、香滑的菜豆腐就完成了，配上特制的蘸料，或者用番茄末炒成酸辣菜豆腐，绝对是味蕾大开。

7. 韭黄炒蛋

制作食材：鸡蛋2个，韭黄250克，油、盐、葱姜适量。

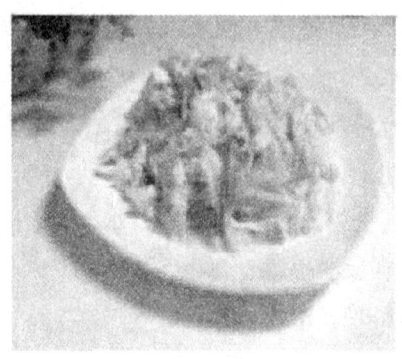

制作过程：

（1）鸡蛋加少许盐打匀，韭黄冲洗干净切成段。

（2）锅里热油，把打匀的鸡蛋倒入摊平。

（3）将煎熟的鸡蛋用锅铲弄碎后盛起待用。

（4）油锅放油，把韭黄放进锅里煸炒。

（5）煸炒到韭黄变软，将炒好的鸡蛋倒入锅中一起煸炒。

（6）加入少许盐和味精就可以起锅了

（二）凉菜类

1. 凉拌荞皮

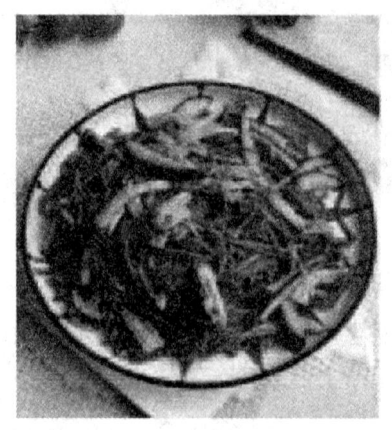

制作食材：荞皮，小米辣，葱花，姜、蒜，香油，香醋，酱油，胡辣椒，食盐，花椒粉。

制作过程：荞皮切丝，小米辣切成颗粒，放调料搅拌均匀即可食用。

口感特点：弹牙爽口，集酸、辣为一体。

2. 金针菇拌菠菜

制作食材：金针菇50g，菠菜100g，香油、盐、醋、鲜贝露适量。

制作过程：金针菇切去老根洗净，菠菜择去老叶洗净，蒜切碎成蓉、锅置火上加入水烧开放入金针菇淖烫至熟，捞出的金针菇控水后切寸断，锅置火上加入水烧开放入菠菜淖熟，捞出的菠菜冷凉略微捏去水分，切成寸断，把烫好的金针菇、菠菜放入盘中加入蒜蓉和醋。加入鲜贝露，最后加入香油搅拌均匀。

（三）风味小吃

1. 酸菜饵块粑

制作食材：酸菜、饵块、猪油、盐、味精、姜末、火腿、葱花。

制作过程：酸菜切成细节，饵块粑切成0.5厘米宽、5厘米长的条，锅内烧沸水，将酸菜放入水中煮2~3分钟，加入猪油、盐、味精、姜末，然后放入饵块粑煮熟，加入熟火腿搅匀稍煮，撒上葱花即成。

口感特点：汤酸味鲜，清香绵软。

2. 荷叶粑粑

制作食材：糯米面粉，猪油，核桃仁，花生仁，芝麻，白糖。

制作过程：

将糯米面粉倒入盆中，加入适量清水开始搅拌均匀，后用双手按压面粉直到成为团状放置一旁待用。

将核桃仁、花生仁、芝麻、白糖、猪油放入盆中搅拌均匀备用。

取发酵好的面粉揉搓成团，然后压成饼状，在面饼中心放入搅拌均匀的馅料，放入后将面饼对折捏出荷花样式。

口感特点：皮薄汁甜。

3. 乌米倒提粽

制作原料：黑糯米500克、粽粑叶250克、稻草芯25克、白糖适量。

制作过程：

黑糯米淘洗干净，滤干水。

粽粑叶、稻草芯洗净用开水烫软。取两张粽粑叶卷成一头尖的筒状，用草芯1棵在一头打个结穿过尖角部，草结部留在筒中，舀入糯米25克并用筷子舂紧，将粽粑叶折拢封口成三角形。

用草芯1棵把封口处捆牢,剪去草芯多余部分,把穿过粽子的草芯提起来10个捆在一起。

用冷水浸泡2小时后入锅煮1小时至熟,吃时去掉粽粑叶用糖蘸食即可。

口感特色:软糯清香,外形美观。

第七节　平坝县特色美食

一、区域概况

平坝区隶属于安顺市,位于安顺市东部,因"地多平旷"(很平的坝子)而得名,在山地面积占比较大的安顺市,该区为最为平坦的区域。该区北邻毕节市织金县,东邻省会贵阳、西靠西秀区,沪昆高速公路、厦蓉高速、沪昆高铁等国家交通大动脉横贯全境,是贵州省乃至中国西南地区重要的交通枢纽,素有"西部黄金通道,黔中文化走廊"之称。平坝区东北面贵州省省会城市贵阳48公里,西南与安顺市西秀区相隔38公里,是安顺的东大门,同时也是贵阳与安顺之间的中间站。

提到平坝,大多数人对于它的印象更多的是全球最大的樱花种植基地,除此之外,特殊的地理位置及优越的气候条件造就了平坝丰富的风物特产。

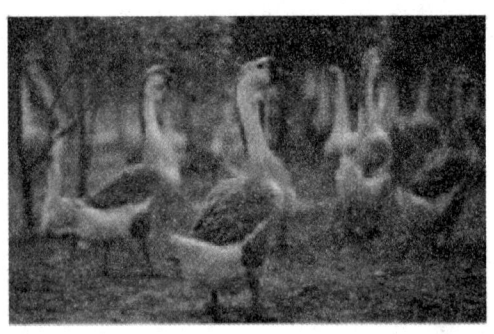

平坝灰鹅:平坝灰鹅体型紧凑。头清秀。颈长,呈弓形。眼睑淡黄。喙和额瘤黑色,额顶有一宽窄不等的灰白色毛圈。颈背毛色灰褐。全身羽毛呈不同程度的灰色,腹羽两端灰白,中段银灰。背羽、尾羽和主翼羽、副翼羽灰色,边缘色浅,形似镶边。公鹅体长,喙长且宽,颈粗壮,胸宽大,胫粗长。母鹅清秀,体长而深,骨盆稍宽大。胫、蹼橘红色。据记载,平坝灰鹅于明朝洪武年间引入饲养,当时称为雁鹅,县志里作为六畜之一。经过500多年繁衍进化,形成了现在这个品种。1981年该县做调查报告,定名为平坝灰鹅,平坝县地势平坦,水田大坝多,河流多,平坝灰鹅一直是全省产量最多的地方。平坝灰鹅具有抗病力强,适应性广,肉质鲜嫩、清爽细腻且营养丰富等特点,能为人体提供多种营养。

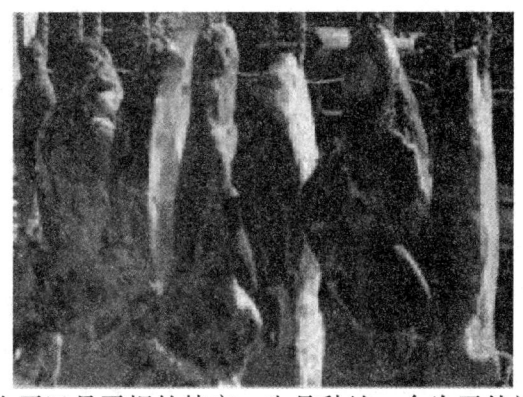

牛干巴：平坝牛干巴是平坝的特产，牛品种纯，全为天然放牧，所制成的牛干巴营养丰富。牛干巴的制作是在每年秋冬时节选取肥壮肉牛的后腿等部位的优质牛肉，辅以适量食盐、花椒等调料，采用搓揉、腌渍、晾晒、风干、煎炸等工艺，加工制作而成的一种牛肉食品。汉族人每年冬季宰杀肥猪，供过年食用，号称"年猪"。回族人因伊斯兰教规禁食猪肉，故只宰杀牛、羊等作为肉食来源。回族人于冬季宰杀肉牛之后，为保留方便，便将部分牛肉加盐，搓揉、风干，以供陆续食用，久而久之，便形成了牛干巴的腌制传统，鲜牛肉制成牛干巴后，可保存一年时间。

高峰葡萄：平坝高峰镇王家院村气候土地适合种植葡萄，该地葡萄果实表皮有银灰色果霜，色泽鲜亮，果香味浓郁，总糖含量 14.7% 左右，具有质地优、口感好、无污染的特点，产品在市场上供不应求，有着极大种植前景和市场开发潜力。

二官蔬菜：二官村位于平坝县天龙镇西北部，该村人多地广，因地理环境及土壤条件的原因，大力发展无公害蔬菜种植，2011 年该村种植蔬菜面积达到了 1 万多亩。

川心大蒜：川心大蒜是平坝县马场镇川心村的特产，由于产于马场镇川心而得名，川心大蒜蒜头大且均匀，并含多种微量元素，是加工大蒜罐头制品的上好原料。

平坝除汉族以外，境内还分布着回族、布依族、苗族、彝族、仡佬族、瑶族、蒙古族、穿青族等民族。便捷的交通、丰富的民族资源，为这里饮食的提供了发展的必要条件，尤其是回族的清真饮食独具特色，尤其受人青睐。据记载，回族是在元末明初从云南等地迁徙进入平坝，他们将自己独特的饮食文化也一起带了过来，历经 700 多年，平坝的回族在传统饮食的基础上，不断吸收新的的烹调方法和菜点品种，不断创新和改进菜品，结合贵州当地人的口味喜好，创造出清真全牛宴、清真全牛火锅、清真小吃等独具特色的系列清真名饮食。2008 年，首届中国安顺·平坝清真饮食文化节的举办，让更多的人了解了平坝的美食，"中国清真美食之乡"的美誉更让平坝成为游客心目中的美食天堂。

二、美食介绍

（一）热炒类菜肴

1. 全牛宴

全牛宴指从牛吻到牛尾从牛眼到牛蹄，从牛肉到牛骨直到下水等；以各有特点的部位为原料，然后根据色、香、味、型、名、烹、器、序进行富有创意的编排，整桌宴席全部由"牛"加工而成，再辅以五谷杂粮精制而成的精美面食，突出一个"牛"字和一个"全"字，寓意"牛气冲天，五谷丰登"。

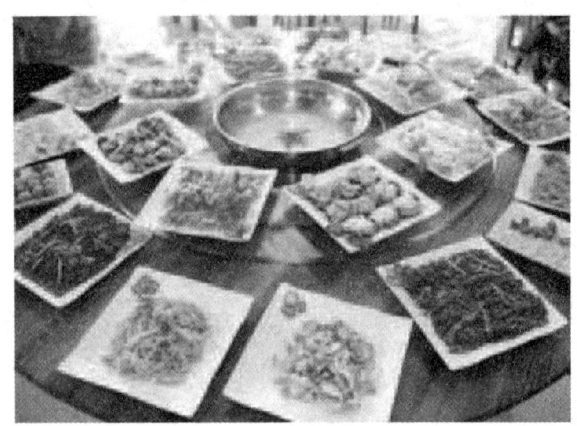

制作食材：牛干巴、牛脑、牛舌、牛筋、牛鞭、牛皮、牛肚、牛肉；配料：土豆、萝卜、香菜、干辣椒、蒜苗、葱、姜、盐、味精等。

制作过程：用牛骨炖清汤加盐，并用胡椒粉、葱姜调味，牛肉、牛肚切片，牛皮、牛筋等洗净上锅煮软，盐、味精、酱油等调味，将切好摆盘的食材放入牛骨汤中涮或煮。

口感特点：口感多样，从脑花牛舌到内脏，品种齐全，风味各异。

2. 清炖鹅肉火锅

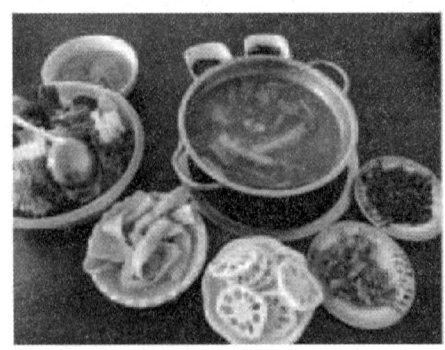

制作食材：主料为平坝灰鹅、银耳；调料：姜、葱、蒜、胡椒、花椒、茴香、盐、料酒、麻油、猪油、酱油、胡椒面、花椒面、糊辣椒面、味精等适量。配菜：豆腐、金针菇、冻菌、小白菜、莲花白菜、绿豆粉皮、绿豆芽等。

制作过程：鹅宰杀剖内脏洗干净，内脏切成块，鹅切成3厘米块用料酒、盐稍稍腌渍一会，锅加水烧开下鹅块煮开打去血沫，加香菇（用温水发开）、姜块，葱，胡椒、花椒、茴香（用纱布包好）改小火炖煮1个小时待用。豆腐切片，金针菇、冻菌撕散，小白菜切段，莲花白菜切片，绿豆粉皮（温水发软）切块，绿豆芽洗净待用。葱花、姜末、蒜蓉、麻油、酱油、花椒面、糊辣椒面、味精调配成蘸水。鹅汤锅捞去姜块、葱结、胡椒、花椒、茴香，加入胡椒面、猪油、盐、味精煮开即可煮配菜蘸蘸水食用。

口感特点：色泽洁白，汤清油亮，鹅肉嫩滑，香菇鲜美，营养丰富。

鹅肉含有丰富的氨基酸，其组成接近人体所需氨基酸的比例，同时鹅肉中的脂肪含量较低，仅比鸡肉高一点，比其他肉要低得多。鹅肉不仅脂肪含量低而且品质好，不饱和脂肪酸的含量高，特别是亚麻酸含量均超过其他肉类，对人体健康有利。鹅肉脂肪的熔点亦很低，质地柔软，容易被人体消化吸收。

3. 平坝野生菌火锅

制作食材：主料为乌鸡、野生菌；辅料：盐、尖辣、葱、姜叶、水。

制作过程：乌鸡、尖辣、葱、姜叶、水一起放入电压锅内12分钟切块放入锅内，野生菌摘洗干净备用，炖好的鸡与汤分离，捡去尖辣、葱和姜叶，菌子入汤锅煮开15分钟，可多煮会，不能少于15分。加入适量的盐，加入煮好的鸡，用葱花、少量盐加肉汤做个沾水，放在电滋炉上，边煮边吃边加进你想吃的疏菜。

口感特点：火锅保留了天然的菌香味，食用后齿颊留香，同时结合了贵州人喜辣的特点，让人回味无穷。

野生菌具有低脂肪高蛋白的特点，还富含维生素、磷、钾、钙等元素，同时具有一定的药用效果，补益提气。这些特定的菌类对预防高血压、心脏病等有一定效果，所以近年来野生菌成为养生一族追捧的养生健康菜肴。

（二）凉菜类

1. 卤鹅掌

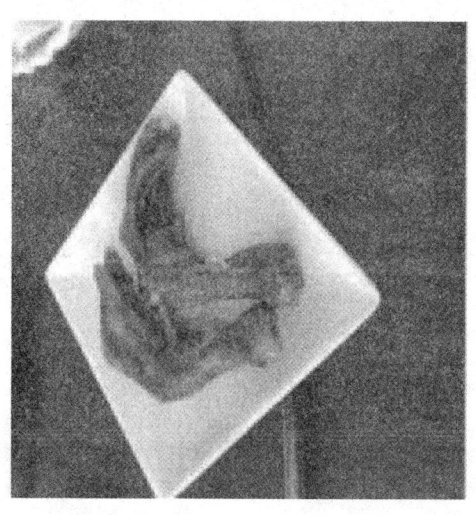

制作食材：鹅掌、桂皮、大料、姜片、葱段、冰糖、料酒、盐、生抽、老抽。

制作过程：

（1）将鹅掌用热水泡软，刮去外层黄膜，再用清水洗净。

（2）锅内放入清水，放入鹅掌烧沸烫透捞出，投凉。

（3）锅内放入桂皮、大料等辅料，烧开后打净浮沫，加入冰糖、盐、生抽、老抽调好口味，加入葱、姜和鹅掌，旺火烧开后转入小火，卤约25分钟捞出即可

（三）小吃

1. 清炖鹅肉粉（面）

制作食材：平坝灰鹅、米粉（面）、姜、葱、盐等调味料。

制作过程：鹅宰杀剖内脏洗干净，内脏切成块，鹅切成3厘米块用料酒、盐稍稍腌渍一会，锅加水烧开下鹅块煮开打去血沫，加香菇（用温水发开）、姜块、葱结、胡椒、花椒、茴香（用纱布包好）改小火炖煮1个小时待用。将米粉（面）煮熟后捞入汤汁中，加入炖好的鹅肉、葱花、盐等即可。

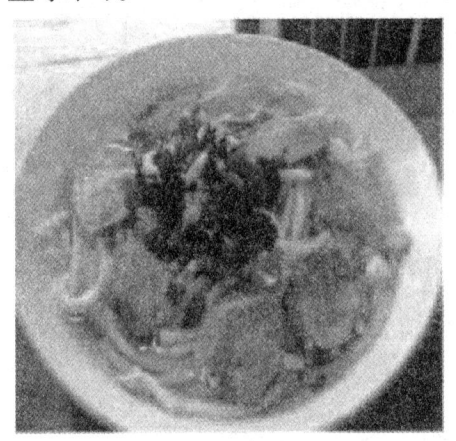

口感特点：其肉质清爽细腻鲜美，汤浓郁，味美清香，吃过之后只觉齿颊留香。清炖鹅肉粉（面）是平坝回族人民在长期的生活中利用平坝本地特有的优良鹅品种——平坝灰鹅开创出的一道极具地方特色的清真小吃之一。

2. 清真牛肉粉（面）

制作食材：牛肉、辣椒、米粉（面）、盐、花椒等调味料。

制作过程：清真牛肉粉（面）原料主要采自平坝本地散养的本土黄牛，经回族阿訇宰杀后作为主要原料，在回族传统手艺的基础上，配以独家密制的配料加工而成。

口感特点：色、香、味俱全，风味独特。

3. 油炸粑稀饭

制作食材：油炸粑、米糊、热油、酥麻。

制作过程：首先是制作油炸粑，利用本地种植的优质糯米浸泡10小时，将糯米蒸熟，

用木锤击打而成糍粑，再包上提前炒好的豆沙馅料，用手将其按成圆饼状，投入热油锅里炸至金黄起锅便可。其次，稀饭制作则是直接将米面搅熟成糊，并对其进行加热直至熟，盛入碗中，再从滚油中将炸得黄脆的糯料豆沙粑捞起切块，随后放进去，然后舀上一勺黔中特产"引子"（酥麻为主料），浇上一瓢滚油便可。

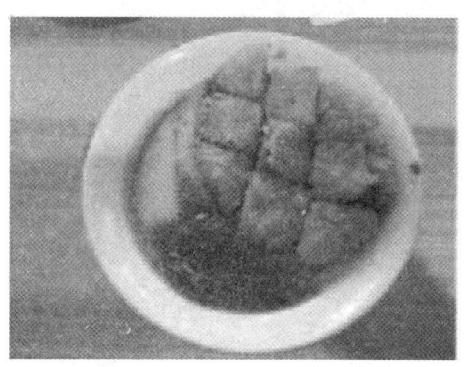

口感特点：香喷软糯，干、稀搭配，油而不腻，内酥外软，十分可口。

油炸粑稀饭是地地道道平坝人的早餐记忆。

4. 铁板烧

制作食材：菜籽油、牛肉、鸡皮、土豆、辣椒面、花椒等。

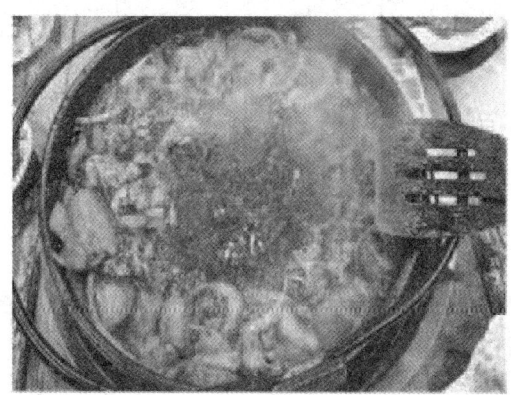

制作过程：把辣椒面、红油、调味粉等调料拌进食材里腌拌均匀，在平底铁锅中放入菜籽油，随后将拌好的食材放上去，上中小火翻炒几分钟后便可配上相应的蘸水食用。

口感特点：食材丰富，辣中带麻，芳香四溢。

5. 刺梨干

刺梨原产我国西南部，以贵州最多最好，是平坝野生特产之一，因其果皮上长满了小刺，故称为"刺梨"。刺梨果实肉质肥厚，富于营养，是贵州人民所喜爱的果品之一，含营养相当丰富，有多种维生素、氨基酸与微量元素，其中含维生素C最为丰富，人称"维C之王"。果肉脆，成熟后有浓芳香味。果实内含有丰富的维生素C，每百克鲜果含一般含维生素C2000毫克；含酸1~2克；总糖量一般4克左右。经研究证明，刺梨具有有效的防癌作用。此外对治疗铅中毒、心血管疾病、肠胃炎、缺铁性贫血等有很好的疗效。用植物资源，开发了许多疗效神奇的产品，将刺梨经过加工制成的刺梨干，能够更长时间的保存。

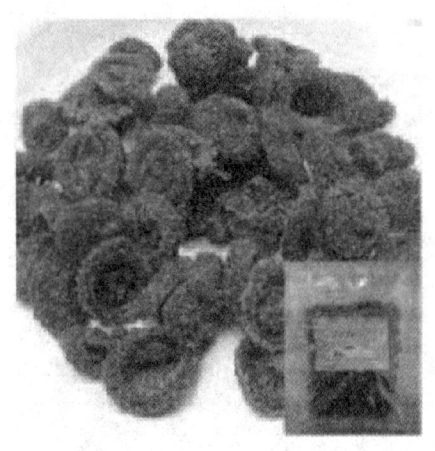

第八节　关岭县特色美食

一、关岭县区域概况

关岭，关索岭之简称。相传三国时关羽之子关索随诸葛亮南征孟获曾屯兵于此，县以岭为名。关岭自治县位于贵州省中部，隶属安顺市，属国家新阶段扶贫开发重点扶持县。全县总面积1468平方公里，辖4个街道、9个镇、1个乡，2020年年末户籍总人口41.02万人。县内居住着布依族、苗族、仡佬族、彝族等35个民族。境内最高点位于永宁的旧屋基大坡，海拔1850米，最低点在打邦河注入北盘江的三江口处，海拔370米，全县大部分地区海拔高度在800~1500米之间。境内山脉属乌蒙山系，地貌具有高低起伏大、类型复杂多样的特征，碳酸盐岩分布广泛，是一个典型的喀斯特山区。

关岭历史文化底蕴及旅游资源十分丰厚。有中国八大神秘文字之一，史称"千古之谜"的"红崖天书"，有散布在花江大峡谷两岸岩壁上的马马崖壁画、牛角井壁画、关索古驿道、花江铁索桥、顶营司城垣、上关灵龟寺无梁殿6处省级文物保护单位。有被世界古生物专家誉为"晚三叠世独一无二的海洋生物化石宝库"，被列为贵州省第一批非物质文化遗产的"盘江小调"，还有第二次世界大战历史遗迹"北盘江二战钢桥"等，众多的历史文物古迹记载着关岭发展变迁的历史。目前关岭拥有1个国家地质公园（关岭化石群国家地质公园），1个省级风景名胜区（花江大峡谷），1个国家农业旅游示范点含国家水利风景区（木城河乡村旅游区），1个贵州省生态体育公园（黄果树奇遇岭），9个国家3A级景区（黄果树奇遇岭、岗乌上甲布依古寨、板贵火龙果生态园、关岭化石群国家地质公园、永宁明清古镇、落叶康养旅游景区、贵州九仙旅游景区、木城丽水旅游景区、花江大峡谷旅游景区）；1个贵州省乡村旅游扶贫示范基地（断桥镇木城村）；1个省级乡村旅重点村（岗乌中心村）、1个贵州省乡村旅游甲级村寨（永宁镇中兴村）；3个贵州省乡村旅游乙级村寨（断桥镇木城村、岗乌镇中心村、顶云石板井村）。通过完善基础建设、提升服务质量，推动了旅游产业结构转型升级，全域旅游深入人心，旅游产业持续呈现"井喷式"增长态势。

特殊的地理位置及气候，使得关岭物产丰富，例如板贵火龙果。板贵火龙果标准化生产示范园，是贵州面积较大的原生态火龙果种植基地之一。地处花江大峡谷岸边，典型的喀斯特地貌和全年无霜、光照充足的气候特点，形成新型高效，以精品水果为主的产业观光基地。"板贵火龙果"是关岭自治县板贵乡引进培育出的具有优良品质的珍稀水果。由于板贵乡具有典型的喀斯特地貌和全年无霜、光照充足的气候特点，加上地处"雄、奇、峻、秀"的花江大峡谷岸边，自然地理条件比较特殊，培育出的"板贵火龙果"具有独特的品质。板贵火龙果营养丰富、功能独特，含有一般植物少有的植物性白蛋白及花青素，丰富的维生素和水溶性膳纤维，集"水果""花卉""蔬菜""保健""医药"为一体，堪称无价之宝。每100克火龙果果肉中，含水分83.75克、灰分0.34克、粗脂肪0.17克、粗蛋白0.62克、粗纤维1.21克、碳水化合物13.91克、维生素C 5.22克、果糖2.83克、葡萄糖7.83克、钙6.3~8.8毫克、磷30.2~36.1毫克、铁0.55~0.65毫克和大量花青素（红肉果品种最丰≥14.3毫克）、水溶性膳食蛋白、植物白蛋白等，可溶性固性物含量12%-13%。

断桥煳辣椒：传说三国蜀汉建兴三年（公元225年）丞相诸葛亮奉命南征，"五月渡泸，深入不毛之地，并日而食"。关羽之子关索随诸葛亮南征，驻兵于关岭县断桥镇断桥村，由于战事时常发生，千里行军是不可避免的，然而新鲜的食品极容易变质，由此断桥人就把煳辣子经过手搓好，不仅达到长期储存、食用方便的目的，而且味道香辣可口。断桥煳辣椒自投放市场以来，远销国内外，成为贵州土特产中的上好佳品。过往关岭的游人都会带上几包，馈赠亲友。

板贵花椒：板贵花椒产自关岭县板贵乡低热河谷地带，与花江大峡谷近在咫尺。板贵花椒接受光照时间长，穗茂粒多、大而均匀、饱满结实；其色鲜油润，椒油含量高，香味持久，余味悠长，久负"地方名椒"盛誉，是花椒中的王中之王。板贵花椒是炒菜、火锅等食品烹调不可缺少的调味佳品，产品以"板贵花椒香料食品有限公司"为代表，曾获贵州省无公害产品产地认证。

二、美食介绍

（一）热菜类

（1）花江狗肉

制作食材：选择原料必须按照"头黄二黑三虎斑，白狗最平淡"的经验来选择，也就是说，黄狗是采购原材料的首选对象。同时，为保证狗肉质味，还要严把"三关"，即不买有病症的狗、不买过肥过瘦的狗、不买过老过嫩的狗。

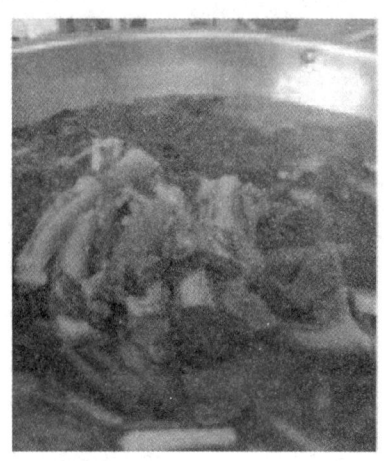

制作过程：首先宰杀、洗净之后，剔除骨头，然后加入生姜、砂仁、食盐，用文火烧炖。炖到皮软后即可捞出，改刀后用猪油和菜油（豆油也可）放姜与蒜苗和狗肉一起炒上1~2分钟。放到煮好狗肉的原汤里；再放砂仁、（汤料粉）盐、狗肉香、木姜花粉、胡椒、味精、鸡精、转转香、鸡肉精粉起锅。里面再放葱花、香菜、大枣。

花江狗肉之所以香，还在于佐料——"蘸水"讲究。它是用十多种食用材料精制而成，主要有特制辣椒面，食盐、姜末、葱花、大蒜、花椒粉、薄荷（狗肉香）、芫荽、胡椒、狗油等，使人吃了觉得气鲜味美。

营养价值：花江狗肉之所以备受青睐，除了味美之外，还因为它有祛病、滋补、提神之功效。《本草纲目》载：常食狗肉可以安五脏、温补壮阳、轻身益气、健胃补肾、暖腰温膝、补血脉、治痨伤。狗爪，可治半身不遂；狗肾，可治阳痿、遗精、早泄、肾虚；狗肉汤能祛风除湿、通气止前；狗骨泡酒，可治风湿关节炎、风湿、腰腿无力、四肢麻木等，狗的胃、肠等亦是食疗两用。

（2）断桥青椒鱼

制作食材：以当地的河鱼为主。

制作过程：

将河鱼去内脏，清理干净切块，用青花椒、姜片、盐、酱油腌渍备用；

青椒切段备用；

热锅烧油，放花椒、辣椒、生姜炒香；

放入青椒，进行炖煮；

青椒汁做好后，放入鱼块，进行炖煮；

调适量盐和生抽，鱼肉煮熟即可出锅。

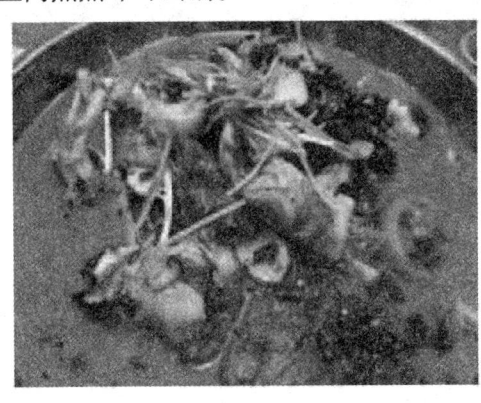

营养价值：河鱼含有丰富的蛋白质，同时脂肪含量很低，河鱼中还富含各种无机盐和维生素，其中的维生素 D、钙、磷，能有效地预防骨质疏松症。

（3）上关辣子鸡

制作食材：上关辣子鸡是关岭县上关镇的特色美食，选取当地的土鸡进行制作。

制作过程：首先将土鸡剁小块，过油炸一下收水分，鸡肉水分收干，但不能太干，然后炒糖色。另起锅放入油，油要多些，将大蒜和姜先炒一下，然后放糍粑辣椒炒香，放入料酒、酱油蚝油炒香，最后放入鸡肉翻炒，翻炒两分钟后，加少许热水，煮 20 分钟即可。

文化内涵：上关辣子鸡是上关人热衷的家常菜。相传三国蜀汉建兴三年（公元 225 年），丞相诸葛亮奉命南征，率三路大军"五月渡泸，深入不毛之地，并日而食"，对南方部落首领孟获进行征战，开疆拓土，取得了重大胜利。当时贵州地区百十里难见人烟，军队为满足连年征战的后勤保障，需要既方便携带又可驱寒祛湿、长期存放的食物，经过长期摸索，用山林间散养土鸡、红辣椒，佐以生姜、大蒜等多种调料制成的"辣子鸡"就此诞生，成为关岭各种宴席中的上乘佳肴。上关镇是正宗"辣子鸡"的诞生地，素有"贵州小吃看关岭，关岭小吃源上关"之说。上关辣子鸡被智慧的上关人做成膳食经典，成为拜年贺节走亲访友的礼品。

（4）永宁油豆豉火锅

制作食材：永宁油豆豉火锅之所以好吃，秘诀在于油豆豉的制作。当地人用豆豉、排骨或者鸡肉，再加入盐、酒、五香调料后搅拌均，用坛子密封发酵而成，一般发酵期在一年以上，时间越久越香。

制作过程：锅中下入肥肉，炒出猪油，然后下入糍粑辣椒、姜蒜片、油豆豉，炒香后加入水，调白糖、盐、酱油、鸡精，煮开后撒上蒜苗段即可制成锅底。火锅主料通常搭配排骨、腊肉、猪脚等，辅料可搭配土豆、豆芽、魔芋、白菜等。成品豆豉味浓郁，闻着臭吃着香，口感香辣，油香味十足，极其下饭。

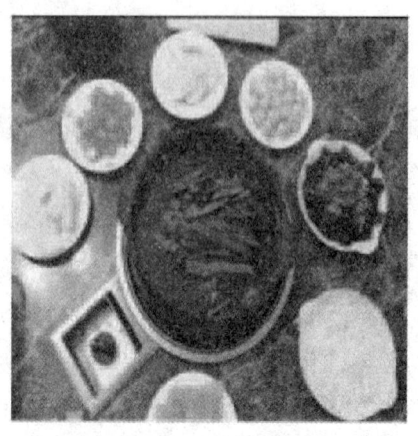

营养价值：豆豉含有丰富的蛋白质、脂肪和碳水化合物，这些营养物质对于我们人体的健康都是非常有好处的，并且豆豉中还含有人体所需的多种氨基酸，以及多种矿物质和维生素等营养物质。适当地食用一些豆豉，更是可以起到非常不错的预防冠心病的作用，另外，豆豉中的钼元素还具有非常不错的抗癌作用。

（二）小吃类

（1）花江剪粉

花江剪粉是关岭自治县传统食品之一，也称"花江一绝"，可以同"花江狗肉"媲美。

制作食材：花江剪粉的制作工艺很精细，是用关岭、花江一带生产的上等籼米制作而成。首先拣去籼稻中的砂、石、稗子等杂质，再用打米机脱掉杂谷，然后用水掏洗浸泡，即推浆、舀浆、上盘、蒸熟，取出冷却后，形成长约1尺5寸、宽约1尺的粉皮，按素粉蒸得薄，烫粉、炒粉蒸得厚的规格操作。吃时用剪刀剪，故称"剪粉"。

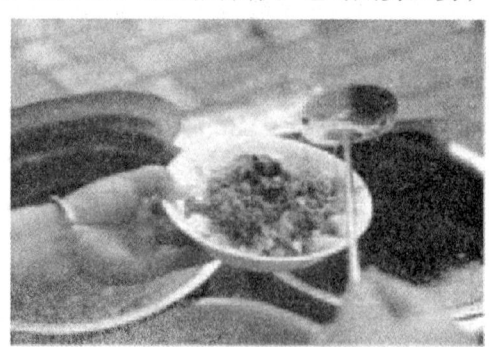

制作过程："花江剪粉"有4种吃法：一是素吃，将粉皮剪成筷子大小的长条，放上西红柿、醋、麻油、红油、姜水、香葱、蒜水、油辣椒、油炸黄豆（或花生米）、味精、酱油即可吃；二是吃烫粉，将剪好的粉下锅烫热，放上肉末、脆哨等佐料即吃；三

是吃炒粉，将剪好的粉，猪油、肉丝为主料，再配其他佐料炒成而吃；四是"狗肉粉"，将剪好的粉在锅里头烫热，放上狗肉汤、狗肉和各种佐料而成。

（2）达尔粑

达尔粑，又叫"尔块粑"，是贵州省关岭县人民的传统年品佳食。

制作食材：达尔粑是用自种的山毛米、粳米，加上关岭特有的水质制作而成。旧时用碓舂米法制作，花工大，产量低。现在，人们把传统的民族工艺和现代技术结合起来，既保持原产品的特质，又快速简便产量高。

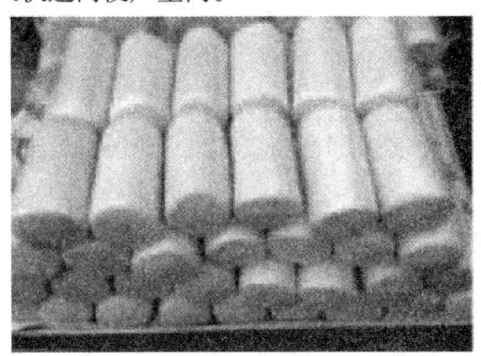

制作过程：达尔粑，有烧、烤、煮、炸、炒等几种吃法。烧、烤是将粑粑切成片，放于炭火上或炉盘上，烧、烤来吃，味美香脆；煮，是将粑粑切成细条，配上香肠、腊肉或鲜瘦肉、菜薹、豌豆尖、酸辣椒和筒筒辣，用猪油猛火炒熟，加葱、蒜、姜、酱、味精等佐料来吃，味道更为鲜美，人们称为"炒尔块"。炸，是将粑粑切成薄块或细条，用菜油炸成嫩黄色，取出蘸酥麻粉或水豆豉来吃，真是别有风味。

文化内涵：据传，达尔粑产生于清朝嘉庆年间。布依族少女王仙（又名王仙达）发动和领导了规模浩大的"南笼起义"，严重威胁清王朝的生存。嘉庆皇帝派两广总督、云贵总督进剿。当其他起义军将领被擒后，王仙达、韦阿尔、王阿尔继续带领起义部队，在永宁、镇宁、郎岱等地转战，对抗清军。当地各族人民为了支持起义军作战，开始送饭上山，送一餐，吃一餐，转移了不好带走。军队无粮打不起仗，怎么办呢？百姓们用自己种的籼米，做成一块一块的粑粑送上山给起义军，既方便好带，又随时可吃，使起义队伍又坚持抵抗了数个月，后因寡不敌众，三位起义将领遭擒被杀。百姓为了纪念他们，又不敢用真名，只好取了三人名字的最后一个字，将这种支持起义军作战的粑粑，称作"达尔粑"。

第九节 紫云县特色美食

一、区域概况

(一)地理概况

紫云苗族布依族自治县,隶属贵州省安顺市。紫云苗族布依族自治县位于贵州省西南部,东邻长顺、罗甸两县,南与望谟县交界,西北与镇宁县接壤,北靠西秀区。属中亚热带湿润季风气候,冬无严寒、夏无酷暑。年均气温15.3℃,无霜期288天,年日照时数1440小时,年降水量1337毫米,雨热同季,冬春干旱严重,对农业生产有较大影响。

(二)历史背景

紫云历史沿革变化较大,殷周时属鬼方,春秋属牂牁国,战国属夜郎国,秦代属夜郎郡,汉代属谈指县,隶牂牁郡。唐贞观四年(公元630年),在今紫云县境罗黎寨(火花乡属)置隆昆县,南宋置和武州,元代置和宏州(一作和弘州),至正十一年(1351年)改和宏州为镇宁州。明洪武十九年(1386年)置康佐长官司,嘉靖十一年(1532年)徙镇宁州治于安庄卫城(今镇宁县城)。清雍正八年(1730年),于镇宁州属威远营(今紫云县城)置归化厅,移安顺府通判驻其地。民国二年(1913年)改厅为县,因与福建省、绥远之归化重名,遂以城西有紫云硐而改名为紫云县,属贵州黔西道,列为三等县。民国十二年(1923年)直属省政府,二十四年(1935年)属贵州省第二行政督察区,二十六年(1937)后属贵州省第三行政督察区。

1949年10月1日,中华人民共和国成立。11月18日安顺解放,建立安顺专员公署。是年11月23日,国民党紫云县民众自卫总队起义,紫云和平解放。12月5日,中共安顺地委和专署派李育民等11人和平接管紫云县,建立紫云县人民政府。16日,又派吕瑞林等30余人到紫云,组建了中共紫云县工作委员会。1950年3月18日紫云发生土匪暴乱,1000余名土匪武装围攻紫云县城,守城部队中国人民解放军十七军警卫营一连及60多名政府机关干部奉命撤往安顺,紫云为土匪盘踞。同年11月,中共贵州省委、省军区做出"长(顺)紫(云)惠(水)合围剿匪"的决定,11月9日,人民解放军从镇宁县本寨乡羊蹄关直插紫云,武装收复了紫云县城。

（三）风物特产

紫云十大特产：

1. 紫云红心红薯

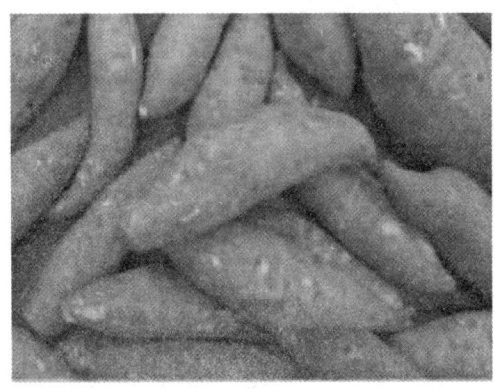

紫云红心红薯产于贵州省紫云自治县黄色土壤，肉质细嫩酥油软，个体适中均匀，无洞无虫，蒸熟后通体晶莹，香甜感好，远销省内外，是游客馈赠亲友的的佳品。"紫云红芯红薯"原产地域自然地理范围在该县的松山镇、白石岩乡、猫营镇、板当镇、坝羊乡5个乡镇。年种植面积约10000亩，年产量13000吨，年总产值3000万元。该产品黄皮红芯，含糖量高，水分较少，鲜食具有板栗香味，口感好，风味独特，是营养最平衡的保健食品之一。

2. 紫云花猪

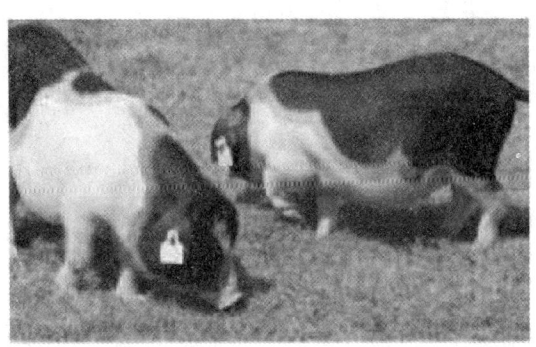

紫云花猪主产于贵州省紫云县宗地乡，紫云花猪体型中等偏小，被毛以黑色为主，肩胛延伸至腹部、额心、四肢、尾尖呈白色，头中等，多为鼠头，嘴筒短、微翘，腰背平直，四肢直立，腹较大松弛下垂。肉色正常，肉香皮糯。据访问调查，早在民国初期，宗地乡及周边乡镇的群众就有养殖紫云花猪的习惯，至今已有近百年的历史。紫云花猪来源于土猪，传说它系野猪驯化而成，群众称为"六花猪"或"宗地花猪"。因其被毛颜色为黑白花，即额心、四肢、腹部、尾根等处被毛为白色，被毛其余部分为黑色，外地人食之肉香皮糯，逐传名为"宗地花猪""紫云花猪"。过去因交通信息闭塞及"不借种"的封建思想影响，群众一直采用留仔配母的闭锁繁殖方式进行高度的近亲繁殖，经过几百年的时代相袭，造就了这么一个体貌别致、肉质独特的优良品种。由于紫云花猪尚保存一定的野性同时还是一个早熟品种，人们在如今的生产实际中为保持其独特的体型外貌、生产和肉质性能，依然采用本交和一定程度的近亲繁殖。该产品肌肉鲜红细嫩、肉香皮糯、肌纤维细嫩、高蛋白、低脂肪、低热量、卵磷脂、谷胺酸等多种微量元素含量丰富，味道鲜美。

3. 紫云薏仁米

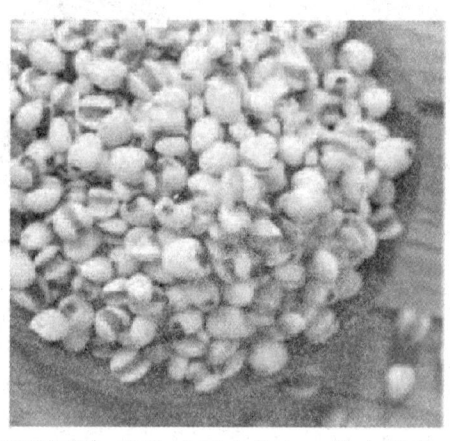

贵州省紫云自治县板当镇薏仁米种植历史悠久，粒大色白、饱满浑圆，具有糯、甘、稠等特点，并含丰富蛋白质，被誉为"珍珠米"，具有极高的药用和食用价值，极具开发潜力。板当薏仁米年种植面积超过4000亩，单户种植20亩以上的农户就有100余户，以硐口村为中心的薏仁米年种植面积达20000亩以上。该镇现有加工户30户，高峰时期加工量可达8000吨以上，已成为促进该镇农业增效、农民致富的支柱产业。板当薏仁米品质优良，粗加工产品远销广东、上海和日本、香港、新加坡等国家和地区，目前已成宴席的名菜和保健食品中的重要原料。形成了种植、加工、销售相配套的产业格局，成为紫云自治县农业主要产业之一。

4. 火花冰脆李

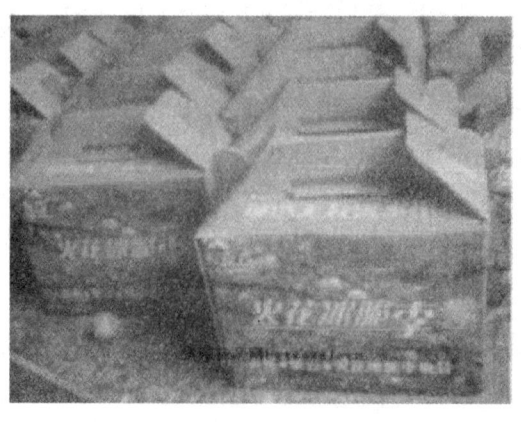

紫云苗族布依族自治县火花乡地处低热河谷地带，最高海拔850米，最低海拔650米，

年均温度 17.9℃，年日照 1400 小时，年降雨量 1300 毫米左右，全年无霜期 320 天以上。火花属低山河谷，岩溶不甚发育，地面切割较深，形成峡谷长带，峡谷从纳容至洗鸭河地段长 30 余公里，平均宽 1.3 公里，统称"火花槽子"，素有"天然温室"之美称。该种气候下，出产的李子质量好、颜色鲜艳，其中火花冰脆李以其色泽金黄、皮薄肉脆、清爽甘甜的纯正口味在省内外市场享有很高声誉。

火花冰脆李粒粒饱满圆润，色泽金黄，玲珑剔透。它内腹空心，核肉分离，皮薄肉脆，芳香、多汁、清爽甘甜。它营养丰富，含糖、酸、蛋白质、脂肪、碳水化合物及多种维生素，极有利于人体健康，是夏季清暑解凉的上上佳品，深受省内外广大消费者的喜爱。

二、美食介绍

（一）热炒类菜肴

1. 紫云火花马料鸡

制作食材：本地饱满的马料豆（小黄豆），火花土乌鸡。

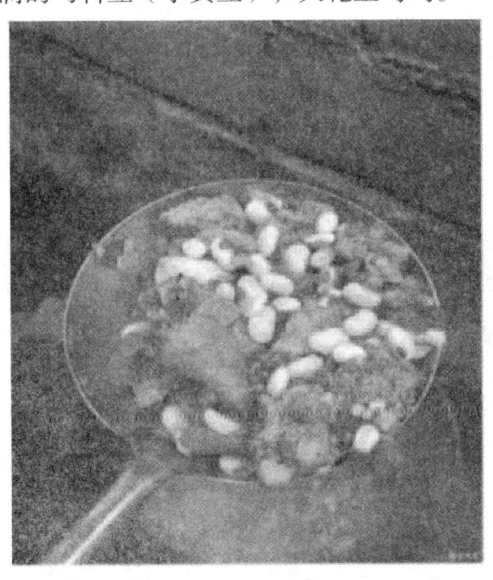

制作过程：浸泡马料豆 2 小时，等马料豆泡得差不多的时候，洗净切成小块，大火菜油炒鸡肉，炒到油干锅时，中火加火花山泉水煮炖（水富含碱，火花地处低热河谷地带，气压高），待鸡肉煮到 8 成熟时，再把马料豆放里面，加入适量食盐就可起锅。

口感特点：一口咬去，又酥又脆，肌肉软嫩，清炖的汤味纯鲜香，营养丰富，有保健美容功效。

文化内涵：马料豆鸡，顾名思义，马料豆，还有鸡。紫云人称的马料豆，其实就是黄豆，位于五谷杂粮三宝之一，营养价值高，被称为"豆中之王"；紫云人还有另一个称呼是滚豆。马料豆鸡也叫滚豆鸡。马料豆鸡最先是从紫云一个叫火花的乡镇传出来的，关于马料豆鸡的由来，火花有一个极为有趣的说法。火花是一个布依族人聚居的地方，早年，这个地方的布依族人很穷，可是他们偏又特别好客，有客来家，端出"便当酒"，就炒一盘马料豆做下酒菜，之所以用马料豆佐喝，是因为客人拈一颗豆，喝一口酒，等喝足了酒，这盘中之物还总是拈不完，马料豆经得起拈。后来，人们的生活好了，主人在下酒菜中加了鸡肉，于是，马料豆和鸡就结下了不解之缘。

紫云火花顺口溜"好朋好友，马料豆下酒"，但在紫云，无论哪个地方做的马料豆鸡，都不及火花人做得香，就像茅台酒不能易地生产一样，极为神秘。火花人做马料豆鸡没有别处那么费功夫，鸡肉炒好后放进水里，只要水一开鸡肉就好了。而那马料豆，任你煮，它就是不烂，是硬心的，一口咬去，又酥又脆，比鸡肉还香。火花之所以做的马料豆鸡独一无二，源于火花特殊的水质和特殊的气压，说那水富含碱，那儿地处低热河谷地带，气压高。

2. 紫云炒狗肉

制作食材：狗肉、白萝卜、五香配料、陈皮、红辣椒、生姜、蒜子、香菜、陈醋、酱油。

制作方法：

将"狗肉"洗净。

然后将洗净狗肉装进"高压锅里"加入"五香配料"，放入适量"水"。接下来将高压锅盖盖好。从冒气开始，炖十五分钟为宜。炖好狗肉后，打开高压锅盖。分别将红椒、蒜子、姜、白萝卜切成片。油热后，放入白萝卜片炒熟，接着放入狗肉、红椒、蒜子、姜片一起翻炒。翻炒片刻后，加入陈醋、酱油、食盐、味精边炒边翻。最后，加入洗净的香菜，清甜美味的营养狗肉就完成了。

（二）凉菜类

紫云三烧

制作食材：茄子、辣椒、西红柿、干豆豉。

制作过程：在草木灰中烧好的茄子、辣椒、西红柿，洗净后与干豆豉搅拌，加入适量盐、酱油即可。

口感特点：清凉，酸辣爽口。

参考文献

[1] 蔡向红. 中国居民膳食指南大全 [M]. 天津：天津科学技术出版社，2019.

[2] 霍洪涛. 膳食的革命 [M]. 拉萨：西藏人民出版社，2009.

[3] 李春深. 食疗与养生 [M]. 天津：天津科学技术出版社，2018.

[4] 李元春，甘克超. 现代家庭膳食营养 [M]. 成都：四川科学技术出版社，2000.

[5] 罗增刚. 中医食养保平安 中医饮食养生 [M]. 北京：中国中医药出版社，2018.

[6] 牛亚莉. 养生与健康 [M]. 兰州：甘肃人民出版社，2008.

[7] 孙丰雷，田林. 中医养生经 [M]. 济南：山东科学技术出版社，2009.

[8] 王世豪. 黄帝内经养生要诀 [M]. 上海：复旦大学出版社，2013.

[9] 王文举. 中医养生保健素养常识 [M]. 石家庄：河北科学技术出版社，2016.

[10] 吴玲. 食疗养生 [M]. 合肥：安徽科学技术出版社，2017.

[11] 徐凤. 膳食与健康 [M]. 合肥：合肥工业大学出版社，2018.

[12] 徐洪涛，张宝和，田光. 膳食营养与健康保健 [M]. 北京：军事医学科学出版社，2014.

[13] 许宜进. 养生歌诀 [M]. 北京：人民军医出版社，2014.

[14] 杨祥全. 中国传统养生学 [M]. 太原：山西科学技术出版社，2015.

[15] 杨治彪. 中国膳食密码：解码营养与食品安全 [M]. 西安：陕西科学技术出版社，2020.

[16] 张民生. 现代养生学 [M]. 西安：陕西科学技术出版社，2014.

[17] 张清华，罗伟凡. 饮食养生 [M]. 北京：中国社会出版社，2007.

[18] 张诗军. 中医养生文化与方法 [M]. 广州：广东科技出版社，2017.

[19] 朱西杰，牛阳. 中国膳食方法指南 [M]. 银川：宁夏人民出版社，2007.

[20] 左铮云，刘志勇. 中医养生药膳学 [M]. 南昌：江西高校出版社，2013.